JN085977

テストステロン

ヒトを分け、支配する物質

キャロル・フーベン 著
Carole Hooven

坪井貴司 訳
Tsuboi Takashi

The Story of Testosterone, the Hormone that Dominates and Divides Us

化学同人

T : the story of testosterone, the hormone that dominates and divides us
by Carole Hooven

Japanese translation published by arrangement with Brockman,Inc.

グリフィンに捧ぐ

目次

1章　テストステロンを巡る冒険　1
2章　内分泌とは　35
3章　テストステロンをひとさじ　65
4章　頭の中のテストステロン　99
5章　優位性　133

6章　角と攻撃性　175
7章　暴力的な男たち　207
8章　性行動　247
9章　性転換とテストステロン　287
10章　さあ、テストステロンの話をしよう　329
謝　辞　363
訳者あとがき　373
索　引　381

注釈は、化学同人のウェブサイトに掲載。
https://www.kagakudojin.co.jp/book/b632974.html

1章　テストステロンを巡る冒険

採尿

夜が明ける。その時刻までに、チンパンジーの寝床の下で待ち構えていないと、チンパンジーの尿を採りそこねてしまう。採尿に失敗すると、チンパンジーのテストステロンを測れない。そのため私は、チンパンジー研究に取り組んでいた八か月間は、ほぼ毎日、夜明け前のジャングルを歩き回っていた。

生物は進化のすえ、太陽の光（と熱）をきっかけに一日をスタートさせるという、非常に洗練されたしくみを手に入れた。つまり、私たちの睡眠—覚醒サイクルは、地球の自転と同じ二四時間周期になっている。昼行性動物（昼間のほうが活動的な、私たちヒトも含まれるグループ）では、網膜にある視細胞が朝陽を浴びると、その情報が脳の中心にある〝まつぼっくり〟のような形の松果体へと伝達され、松果体は自身が分泌する睡眠ホルモン〝メラトニン〟の量を減らす。こうして私たちは〝目覚める〟というわけだ。

灯りを手に入れるまで、人間もチンパンジーも陽の光に従って睡眠と覚醒を繰り返していた。しかし、現代に生きる私のように、灯りに慣れきってしまうと、まだ体内のメラトニン濃度が高いのにもかかわらず、ベッドからはい出さなければならなくて、非常につらい。そこで私は、ジャングルへプロパンガス式コンロを持ち込み、汲み置きの雨水でカフェインたっぷりの濃いコーヒーを淹れ、グロッキー状態から抜け出そうとするのが常だった。

その後、私はいつものように長靴をはき、懐中電灯と長刀を手にして、現地アシスタントを迎えに行く。長靴は、グンタイアリやブラックマンバヘビ、そして泥穴から身を守るため、長刀は藪をかき分けるためだ。これが西ウガンダでチンパンジー研究をしていた頃の日課だった。私はキバレ国立公園のジャングルに分け入り彼らの生活を観察する日々を送っていたのである。

一時間ほどジャングルを歩き回ったすえ、チンパンジーが昨晩のうちに樹上に作った寝床の下でやっと休憩することができた。そして森の劇的な変ぼうにひたっていた。ジャングルに夜通し響いていた虫の鳴き声は、周囲が明るくなるにつれ、鳥や猿の鳴き声へと置き換わる。濡れた葉の上に朝陽が差し込むと、雫はまるで黄金色のビーズのごとく輝きだす。

チンパンジーの寝床から聞こえてくるガサガサという音を私は待っていた。音がするや否や、すぐさま採尿の準備に取り掛かった。

チンパンジーも人間も朝一番にすることに違いはない。人間は、朝起きるとトイレ（屋外のトイレや単に穴の場合もあるかもしれないが）に向かうが、チンパンジーは、自分の寝床からお尻を突き出して用を足す。つまり、約九メートルもの高さがある樹の上の寝床から放尿する。そのため、チンパンジーの尿をフレッシュな状態で採るには、できるだけチンパンジーに近づかなければならない。さまざまな方法を試したが、最終的には、先が二又に分かれた長い棒にビニール袋をかけたものが一番うまくいった。

キバレ・チンパンジー・プロジェクト（チンパンジーの行動学的および生理学的研究）の採尿や行動観察を私は担当し、このプロジェクトにわずかばかり貢献できた。研究者たちが記録した行動学的および生理学的データは、動物の行動原理を解明するための非常に貴重な資料となった。それらの中でも私がとくに興味を持ったのは、本書のタイトルでもあるテストステロン（研究者の間では、〝T〟と呼ばれる）が、動物の性や攻撃性そして支配性に与える影響についてであった。人間を相手にした研究であれば、試験管に唾液を採るだけでテストステロン濃度を測れる。しかし、野生のチンパンジーは、人間のように協力的であるはずもなく、唾液の代わりに尿や便を採り、そこからテストステロン濃度を測る必要がある。

私はビニール袋採尿装置で回収できたわずかばかりの尿を、その場で慎重に試験管へと移し、ハーバード大学の内分泌学研究室へと輸送できるようにした。その数分後、チンパンジーたちは木から降りてきて、彼らの一日を開始した。研究アシスタントと私は、急いで彼らの後を追った。

ドメスティックバイオレンス

チンパンジーは、通常五〇頭前後で形成されるコミュニティで生活する。コミュニティは、小さな町のようなもので、境界線がはっきりしていて、隣町とは敵対関係にある。イモソは、カンヤワラというコミュニティの長、つまりボスザル（ナンバーワンの地位にあるオスで、アルファオスとも呼ばれる）だった。カンヤワラは、コンゴ民主共和国との国境近くに位置する数あるコミュニティの一つである。イモソは気性が荒く、独裁的で、慕われるというよりは恐れられていた。彼らは毎日、遊動集団（パーティー）と呼ばれる小グループで過ごす。そこで私は、イモソが参加した遊動集団の一つを尾行した。遊動集団に参加すると、イモソはうなり声や叫び声だけでなく、威嚇や平手打ち、棒を引きずったり、投げたり、胸を叩き鳴らしたりした。さらに遊動集団を盛り上げるため、発情期のメスがメンバーに加えられることもあった。その結果、さまざまな場所で交尾がなされ、オスたちは交尾の相手を巡って争いをはじめ、攻撃性が増した。

一方、ボスザルのいない子育て中の遊動集団では、子どもたちがじゃれあっていた。餌場から別の餌場へと移動する際、子どものチンパンジーたちは、母親にしがみついたり、兄弟や友人たちと転がりあったり、追いかけっこをしたり、なかには母親の背中に馬乗りになることもあった。

一月のある日、イモソは、普段よりも穏やかな表情をしていた。イモソにしては珍しく、アウタンバと呼ばれる一匹のメスと彼らの子どもたちと一緒に過ごしていた。高いイチジクの木にもたれながら、私は観察記録をつけていた。アウタンバは、イモソの毛づくろいをしていた。まだ赤ん坊のキリミと姉のテンケレは、草むらではしゃいでいた。赤道直下のジャングル、正午の太陽は真上から照りつけ、鳥や虫がけたたましく鳴き競っていた。

そのとき耳をつんざくようなアウタンバの叫び声に、私は我に返り、鼓動が速まった。棒立ちになった私が目にしたのは、イモソがアウタンバを殴り、蹴っている瞬間だった。イモソは、倒木に飛び上がり、拳でアウタンバを殴り、蹴りをいれていた。アウタンバは、倒木から地面へ転がり落ち、まだ小さいキリミはすぐさまアウタンバの腕の中に逃げ込んだ。アウタンバは、イモソに背を向け、子どもを抱きかかえて守っていた。私はとにかく、誰が誰に何をしているのか、どのくらいの時間、何が起きているのかを正確に記録しようと試みていた（幸運なことに、経験豊富な研究アシスタントであるジョン・バルウォゲザが、私が見落としていたことを後に事細かに報告してくれた）。数分の暴行後、イモソは手に大きな棒を持ち、今度はその棒でアウタンバの頭や背中を殴り始めた。まだ三歳で身長が六〇センチもないテンケレは、イモソの周りを走り回り、巨体のイモソが母親のアウタンバを殴っている間、その非力なこぶしでイモソをたたき続けていた。イモソは、拳や棒でアウタンバを蹴ったり叩いたりするだけでは気が済まなかったのか、さらにエスカレートし、枝にぶら下がって、勢いをつけてアウタンバを踏みつけたり、蹴り倒したりを繰り返した。結局、暴力行為は、九分間も続いた。

　暴力を受けたアウタンバは、体毛で覆われていない臀部（でんぶ）に出血が見られたが、幸いなことに子どもたちは無傷で、彼女は子どもたちと一緒にその場から逃げ出すことができた。

　長時間にわたる暴力行為、それも殺人的な暴力行為をほかの研究者から聞いたことはあったものの、実際に目にしたのは、私自身、初めてのことだった。胸が張り裂けるほど強烈な出来事だったが、科学者としては非常に興味深いものとなった。オスは日常的にメスに嫌がらせをしたり、叩いたりすることはあった。しかし、ほとんどの場合は短時間かつ軽いもので、今回のような激しいものではない。

　チンパンジーの研究施設はハーバード大学が設立・運営しており、偶然にもその週は、当大学の霊長類学者であるリチャード・ランガムが視察に訪れていた。私はジャングルの中を約三キロ近く走って研究室に戻り、今みてきたことを一息にランガムに報告した。感情的になっていたと思うし、疑問点も交えて話したのだが、彼の返答はがっちりとした握手だった。今回の事例は、ヒト以外の霊長類が武器を使った初の観察例で、その功労者が私だという。この件は「キバレのDV夫」という見出しで、ランガム、私、そして暴力を振るったときに使った棒（研究アシスタントが回収してくれていた）の写真が添えられ、『タイム』誌に掲載された。私は、記事のタイトルが擬人化されていることにがっかりしたが、イモソの行動と人間のドメスティックバイオレンスとの類似性について否定することはできなかった。なぜイモソは、暴力を振るったのだろうか？ その疑問に対する答えは、思いつかなかった。しかし、テストステロンと生殖に関する研究が、そのヒントをくれるのではないかと、ふと思った。

『男の凶暴性はどこからきたか』

ウガンダでのチンパンジー研究に従事するまでの道のりは、決して平坦ではなかった。私は、人間の行動に興味を持っていたので、大学では心理学を専攻した。大学では、「フロイトとユング」、「異常心理学」、「性格の個人差」などの講義を受講した。大学四年に受講した、ジョセフィーヌ・ウイルソン教授が担当だった生物心理学の講義に非常にのめりこんだ。ウイルソン教授は、ニューロンと神経伝達物質がどのように機能し、それがどのように行動へ影響を与えるかということを説明した。ウイルソン教授は、全身を使ってニューロンと樹状突起（ほかのニューロンと情報をやり取りするための非常に小さな枝のような部位）のはたらきを説明してくれた。背の高い彼女が腕を頭上に伸ばし、指をひらひらさせてニューロンに扮していた様子が、今も脳裏に焼き付いている。というのもその講義内容は、行動の起源を理解するための新しい理論が突然私の目の前に現れ、腑に落ちるものだったからだ。この知的興奮をさらに味わいたかったが、卒業が迫っており、また仕事も決まっていなかったため、私はそこで諦めてしまった。

心理学の学士号を取得後、多くの同級生たちと同じように、金融ソフトウエアの開発職に就いた（私の場合は、単にコンピューターで仕事する分野に就職したかった。パーソナルコンピューターの黎明期である一九八八年だったということも関係している）。人生設計が定まるまでの二〜三年間は、ソフトウエア開発の仕事に没頭しようと思っていた。しかし、仕事が楽しく、ソフトウエア開発で学ばなければならないことも数多くあったため、当初予定していた二年が、結局一〇年もはたらくことになってしまった。ただ、学生時代に受講しなかった、分子生物学や遺伝学などの講義を機会があるごとに受講してはいた。受講して、どうも私は、生物学が好きなことが分かった。また、イスラエル、タンザニア、コスタリカ、中国など、世界各国を旅し、世界各地の文化や生態系の多様性の起源に興味を持った。さらに、リチャード・ドーキンスの『利己的な遺伝子（紀伊國屋書店）』といった一般科学書を読み、進化論が、私が疑問に感じていることに対して何かしらの答えを与えてくれるのではないかと感じ始めた。

人間の行動について理解したい、という私の知的欲求が、最終的には「進化は人間の本質をどのように形成するのか」という大きな疑問を抱かせるようになった。

私の疑問を解決するための道筋を示してくれたのが、『男の凶暴性はどこからきたか（三田出版会）』

という本だった。私が興味を持ったのは、「男の凶暴性」ではなく、人間がどのようにして現在の姿になったのかという大きな疑問に答えるために、著者が用いている研究手法だった。私は、本の著者たちのように、チンパンジー研究に従事し、私たち人間自身や人間の進化の起源について研究したいと思うようになった。そこで一念発起し、仕事を辞め、大学院入試を受験することにした。

もちろん、私のような経緯で研究に従事するのは、お勧めできない。

さて、私が興味を持った本は、リチャード・ランガムが執筆していた。幸運なことにランガムは、私の住むマサチューセッツ州ケンブリッジのハーバード大学で教鞭を振るっていた。当時、生物人類学と呼ばれていたランガムの大学院プログラムに、私は大急ぎで応募書類を郵送した。ほどなく届いた不合格通知には落胆したが、今思えば当然の結果だった。チンパンジー研究プログラムに入学するためには、現場経験がなければ非常に難しい。しかし、場合によっては私のような未経験が逆に武器になる場合もあるのではないか。私は粘り強く努力を続け、最終的にランガムとは、ファーストネームで呼び合う仲になり、ウガンダのキバレ・チンパンジー・プロジェクトに一年間参加する機会を与えられた。ランガムは、野生のチンパンジーの行動、生理、生態を研究するために、一九八七年ウガンダのキバレでチンパンジーの観察所を立ち上げた。私がランガムから与えられた仕事は、現場監督と、自分一人で研究が行えるようになることだった。自ら志願しておきながら、とても信じられない提案だったが、もちろん、喜んで引き受けた。

霊長類における性と暴力

場面は戻り一九九九年一月、チンパンジーの尿を採りに出かけた私は、たまたま、あの暴行現場に遭遇した。コミュニティ内での平和的で養育的なメスに対し、コミュニティ内でのヒエラルキーや性交渉にこだわる攻撃的なオスとの違いをまざまざと目のあたりにしたのである。

成人したオスのチンパンジーは、目的を達成するため攻撃的な行動をとることがある。たとえば、コミュニティ内で誰が主導権を握っているのかを示すために、また自分に対して敬意を払うようにさせるために、攻撃的な行動に出る場合がある。敬意が払われないことは、すなわち、コミュニティ内での自分の優位性が守られていないことを意味する。そこで、暴力を振るうことで、将来的に自分がコミュニティのボスになったときに敬意を払われる機会が増えるようになる。

同じ順位序列にある二頭のオスの間では、性的魅力のあるメスとの交尾を巡って闘う（発情していて妊娠可能なメスはオスにとって一番の関心事である）、あるいはもう片方のオスが自分のメスに近づかないよう暴力を振るう（交尾相手を守る行為と呼ばれる）こともあるだろう。では、イモソがアウタンバに暴力を振るったのは、アウタンバが発情していなかったからだろうか？　後に詳細なデータを示すが、オスによるメスに対する暴力は、将来的にメスを性的に服従させる。具体的には、オスは繁殖に適した状態のメスに対して暴力を振るう傾向があり、メスは自分に対してとくに攻撃的だったオスに対して優先的に交尾させ、そのオスの子どもを産む。ただし、強調しなければならないのは、人間の男性において、男性が女性に対して暴力を振るうことに〝進化的根拠があるとは一切言及していない〟ことだ。ましてや、そのような行動が進化的に必然的であるとか、許容されるとも一切言及していない。ただ一つだけ言えることは、社会システムがまったく異なる霊長類を含むほかの動物の行動を理解することによって、人間の行動の進化的起源を理解するためのヒントを得ることができる、ということだけである。

オスのチンパンジーが、四六時中暴力的だとは一切言っていない。チンパンジーの性格は十人十色で、内気だったり、優しかったり、もちろん残忍な場合もある。体の大きなオス、たとえばイモソは、穏やかで忍耐強い。彼らは、子どもたちと遊び、軽いレスリングのような取っ組み合いをしたり、甘噛みをしたり、目をつぶっている間、自分の体をジャングルジムのように子どもたちに使わせたりもする。彼らは、社会的なグループの中で、メスや子どもたちと多くの時間を共有し、一緒に遠くまで出かけたり、食事をしたり、毛づくろいをしたりもする。そのような状況では、一切残虐な行為は見られない。メスからオスへの暴力はごくまれだが、非常にまれに激しい暴力が振るわれることもあった。

もちろん、人間社会の成人男性もチンパンジーと同じように、英雄的行為、優しさ、寛大さを見せるが、ときとして、暴力や残酷さも見せる。私は毎日、地元の男性グループの中で唯一の女性として長い間生活をともにし、私の人生を彼らに託していた。しかし、アフリカの同じ地域の人びとには、民間人に対して残虐な行為をしている者もいた。

私はキバナにあっても、毎晩ＢＢＣワールドニュースをチェックしていた。当時のトップニュースは、地球上のアルファオスであるビル・クリントン大統領とホワイトハウスの若い研修生であるモニカ・ルインスキーとの不倫問題についてだった。私の関心はクリントン大統領のプライベートなニュースではなく、コンゴ民主共和国の反政府勢力が、私が今いる観察所へ向かってきていないか、ということだった。当時コンゴ民主共和国では、内戦が続いており、子どもを含む村人が襲われて、手足や頭がナタで切り落とされたり、女性が強姦されたりといった卑劣な残虐行為が繰り返されていた。海外からの渡航者に対しては、毎日のように斬首などの脅迫が行われていた。夜、小さなバンガローに一人だけでいると、自分が彼らの格好の標的だと感じ、護身のために長いナタを枕の下に忍ばせていた。しかし、何の慰めにもならなかった。

一九九九年三月に発生した襲撃事件は、平和維持部隊を含むほとんどの人びとがこの地域から脱出する引き金となった。ルワンダの反政府勢力が、南に約四〇〇キロメートル離れたコンゴ民主共和国との国境にあるウガンダの国立公園へ侵攻したのだった。反政府勢力は、国立公園の職員四名を殺害し、一五人の観光客を拉致し、山中へ連行した。反政府勢力は、一五人の観光客の内、イギリス、ニュージーランド、アメリカから来た八人の観光客を長いナタやこん棒で虐殺した。少なくとも一人の女性には、激しい性的暴行を受けた形跡があった。

襲撃事件後、私は数か月間ウガンダの観察所に留まっていたが、欧米人への脅迫や反政府勢力の動きが活発化したため、最終的には米国大使館から退去命令を受け、帰国した。

ウガンダでの強烈な体験から、男性と女性の生物学的な特徴がなぜこれほどまでに異なるのか知りたくなった。何としてでも男性を理解したいと思った。テストステロンは、男性を理解するための重要なカギであることに違いはなかった。最終的に私は、二度目の受験でハーバード大学の大学院への入学が認められ、生物人類学の博士号取得に向けて、ようやく学び始めることができた。

テストステロン

テストステロンは、血中にごく微量存在する。男女ともに体内で産生されるが、男性は女性の一〇～二〇倍濃度が高い。テストステロンは、実体が見えないにもかかわらず、ほかの化学物質と比較して、高い評価を得ている。テストステロンとは、ギリシャ語の〝男性（andro）〟と〝産生する（gen）〟を組み合わせた〝アンドロゲン（androgen）〟のことである。Y染色体が男性を形づくるのに必須であるのに対し、テストステロンは、男らしさの本質だと、少なくとも一般的には考えられている。ビル・クリントンのテストステロン濃度は不明だが、高値だと思われている。しかし、ドナルド・トランプのテストステロン濃度を私たちは偶然に知ることになる。

二〇一六年アメリカ大統領選挙の直前、トランプは健康トーク番組であるドクター・オズ・ショーに出演し、最新の健康診断結果を一般に公表した。トーク番組のMCであるコロンビア大学心臓外科教授のマホメット・オズ医師は、トランプの体重、コレステロール、血圧、血糖値など、さまざまな検査結果の数値を読み上げた。健康診断結果についてオズ医師は、「問題ない」と述べた。その結果の中でも、視聴者の心を鷲掴みにした検査結果が含まれていた。それは、四四一ng／dL（ナノグラム／デシリットル）というテストステロンの濃度である。視聴者は、トランプ氏のテストステロン濃度が、精神だけでなく強くて男性的なリーダーとしての資質を備えていることを科学的に証明したのだと思ったのだろう。なお、テストステロン分子自体の正確な性質について、一般の人びとにとっては、何の興味も引き起こさないが（分子式は$C_{19}H_{28}O_2$）、テストステロンが引き起こす男性化作用については、刺激的で、ときに有害でもある。

作家のアンドリュー・サリバンは、『ニューヨーク・マガジン』誌の読者に「トランプは、二週間に一度、テストステロン注射を受けている。これにより、活力、力強さ、明晰さ、野心、意欲がみなぎり、非常に男性的だ」と述べた。『サイコロジー・トゥデイ』誌は「女性は、テストステロン濃度と相関関係にある男性的で、社会のヒエラルキーの上位を目指し、自分の足を引っ張ろうとする人物から自分の地位を守ろうとする、トランプのような強い男性に惹かれる」と述べた。左派の『ハフポスト』紙は「トランプは〝テストステロンでハイになっている〟ため、戦争を引き起こしかねない〝きわめて危険な大統領候補〟だ」と述べていた。一方、右派の『アメリカン・スペクテイター』紙は「テストステロン濃度が高すぎるのが問題だけでなく、著名な保守主義の言論者たちのテストステロン濃度が低すぎることが問題だ」と書き立てた。つまり、トランプが戦争かの如く必死になって大統領選を戦っているにもかかわらず、マイケル・ガーソン、ジョージ・ウィル、デビッド・ブルックスのようなテストステロン濃度の低い保守主義の言論者が、お茶をすすりながら、非常につまらない表面的で保守的な考えばかりを述べているだけだ、と批判した。『サイコロジー・トゥディ』誌に掲載された別の記事では、テストステロン濃度が高すぎると、遅かれ早かれ生物学的なさまざまな衝動を引き起こすという〝テストステロンの呪い〟について解説していた。その解説によると、ハーヴェイ・ワインスタインやビル・コスビーなどの著名人が犯した性犯罪を決して容認するものではないが、男性がテストステロン濃度の高い状況下にあるとき、女性を自身の性的欲求を満たすものとしてしか認識できなくなることを理解すべきだと述べていた。

「テストステロン濃度の高い男性は、戦争やレイプを引き起こしてしまうテストステロンの呪いに苦しんでいる。だから、非難すべきはテストステロン自体で、女性は男性をテストステロンの呪いから救うことができなくても、愛することはできる！」ということを言いたいのだろうか？　どうも、体内に多すぎるテストステロンは有毒で、少なすぎると男性らしさが失われてしまう。ただし、適切な量であれば、活力や成功につながるのではないかと一般的には考えられているようである。

はたして、これらの話は、本当に正しいのだろうか？　それともこれらは単なる俗説で、性差別ではないだろうか？　これらの疑問に対して、正確な答えを得るためには一冊の本が必要である。そう、その一冊こそが、今あなたが手にしているこの本である。

確かに、テストステロンが男性の生殖器の解剖学的および生理学的機能を担っていることは間違いない。しかし、それ以上の役割を担っているかどうかについては、後述するように、激論が繰り返されている。専門家の間では、テストステロンのおもな作用は、少なくとも人間以外の動物では、男性の生殖能力を解剖学的かつ生理学的に向上させ、さらに男性的な行動を引き起こすという見解で一致している。人間においてもテストステロンは、繁殖をサポートし、競争相手に対抗するためにエネルギーを使うよう作用する。本書の後半では、その詳細な機構について解説する。

性差と性ステロイドホルモン

性差とは、人間やチンパンジーあるいはほかの種において、オスとメスの間に見られる違いのことで、その違いを指摘しても、その原因については何もわからない。

男女間の違いのいくつかについては、ほとんど差がない、あるいはとるに足らないものである。たとえば、女性は男性よりも、百ます計算のような算数が多少得意な傾向があるとか、それぞれの言語において女性に多い名前と男性に多い名前がそれぞれあるということなどである。その一方で、大きな違いも存在する。たとえば、男性は、女性と比較して、異性に対して性的魅力を感じやすい。そして、地球上のどの地域、またどの年齢においても、男性は女性よりも肉体的に攻撃的である。アメリカにおいて交通死亡事故の約七〇％、銃乱射事件の約九八％が男性の加害者によるものである。世界的に見ても、殺人事件の約九五％、性暴力を含むあらゆる暴力行為は、ほぼ男性の加害者によるものである。性差における重要なポイントは、男女間で異なる特徴が、男性だけ、女性だけで見られるものではないという点である。女性の中には、シャーリーと呼ばれる人もいるが、数世紀前までこれは男性の名前だった。殺人や性暴力に手を染める女性は、女性と性交渉を持つとか、家計簿をつける際、男性よりも計算が遅いだけでなく、正確性に欠ける場合が多いという俗説もある。

さて、議論の余地のない、明らかな性差である身長について取り上げてみよう。アメリカでは、女性の平均身長は、男性の平均身長よりも約一二センチ低い。といっても、ほかの多くの性差でも見られるように、平均的な男性の身長よりも背の高い女性、平均的な女性の身長よりも背の低い男性も存在する。もし、数百人の男女を無作為に抽出し、その身長を記録すると、その身長の分布は、図1・1のようなグラフになる。

縦軸（またはY軸）は、横軸（またはX軸）で示されている身長の各階級に該当する人数を示している。各棒の上に見られる曲線は、得られたデータを近似的に示したものである（棒については、一部のデータのみ表示している）。なお黒色の棒は、女性を、灰色の棒は男性を示している。一番長い黒色の棒を見ると、身長が約一六五センチの女性は、六〇人よりやや少ないことがわかる。また、約一七七センチの女性が二〇人程度いることがわかる。女性の平均身長（黒色の曲線の頂点、約一六五センチ）は、男性の平均身長（灰色の曲線の頂点、約一七七センチ）よりも明らかに低い。しかし、男女間で身長の高さには、重複している部分が多い。

なお、男性の身長の分布の幅は、女性の身長の分布の幅よりも広い。女性は、男性よりも平均値近辺に密集している。つまり、男性の身長の高さは、女性の身長の高さよりもばらつきが大きいことを意味している。このことは、男性において、身長の高さが極端な場合がある、つ

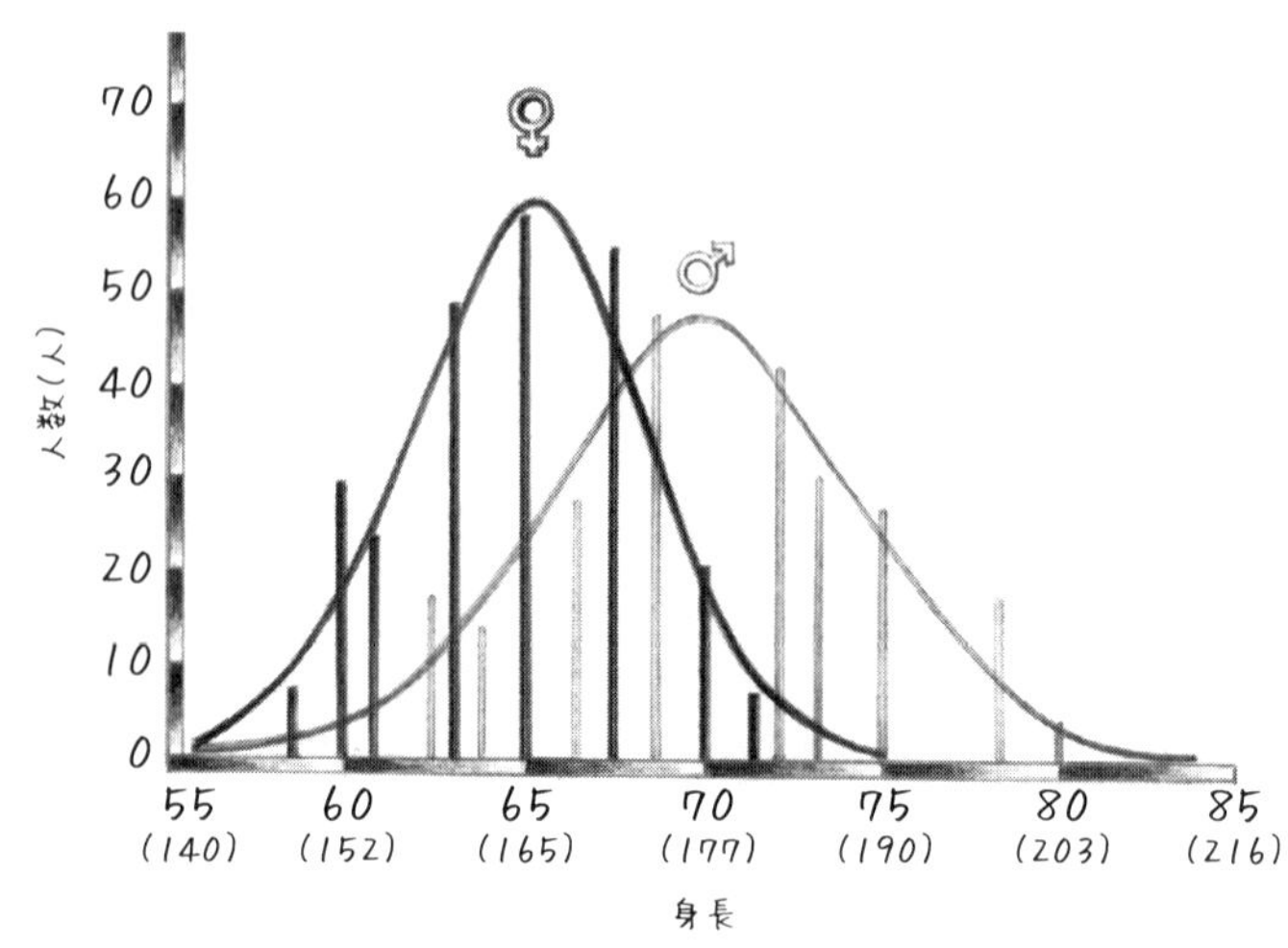

図1.1　身長における性差：異なる平均値と異なるばらつき
横軸の大きな数字はインチを表す。
（　）の数字はセンチメートルに換算した概数である。

まり男性では、低身長や高身長が見られがちで、女性ではそのようなことが少なく、平均身長に近い女性が多いことを意味する。

性差には、平均値のみの差（たとえば、女性のほうが読解力が高い）、ばらつきの差（たとえば、男性のほうが、知能指数のばらつきが大きい）、そして前述の身長のように平均値にもばらつきにも差がある場合がある。平均値の差とばらつきの差について、図1・2に示す。

性差は、どこにでも存在する。大きな差のものもあれば、小さな差のものもある。意味のないものもあれば、印象的で説明が必要なものもある。非常に大きな性差の一つは、生涯にわたるテストステロン濃度の差である。このテストステロン濃度の性差が、ほかの性差へ何らかの影響を与えるとすれば、それは何だろうか？　テストステロンが引き起こす性差のうち、異議を差し挟む余地のないものとしては、女性と比較して男性の身長が高くなるというものである（次の章で取り上げるが、思春期前に少年の睾丸を切除すると身長は〝高くなる〟）。しかし、暴力のような複雑な行動におけるテストステロンの作用については、議論の余地がある。二〇一九年に出版された『テストステロン：非公認の伝記（Testosterone: An Unauthorized Biography：未邦訳）』の中で、女性・ジェンダー・セクシャリティ研究分野の教授であるレベッカ・ジョーダン゠ヤングと文化人類学者のカトリーナ・カルカジスは、行動の性差にテストステロンが重要だという考えに対し、懐疑的であると述べた。

著者らによると、「テストステロンが人間の攻撃性を高める」という仮説は、「ゾンビのような仮説」、つまり何度も抹殺されているにもかかわらず蘇ってくる仮説だと一蹴した。そして、この伝説を取り上げたのは、「攻撃性はテストステロンによって引き起こされるものではない。それよりも、攻撃性に対

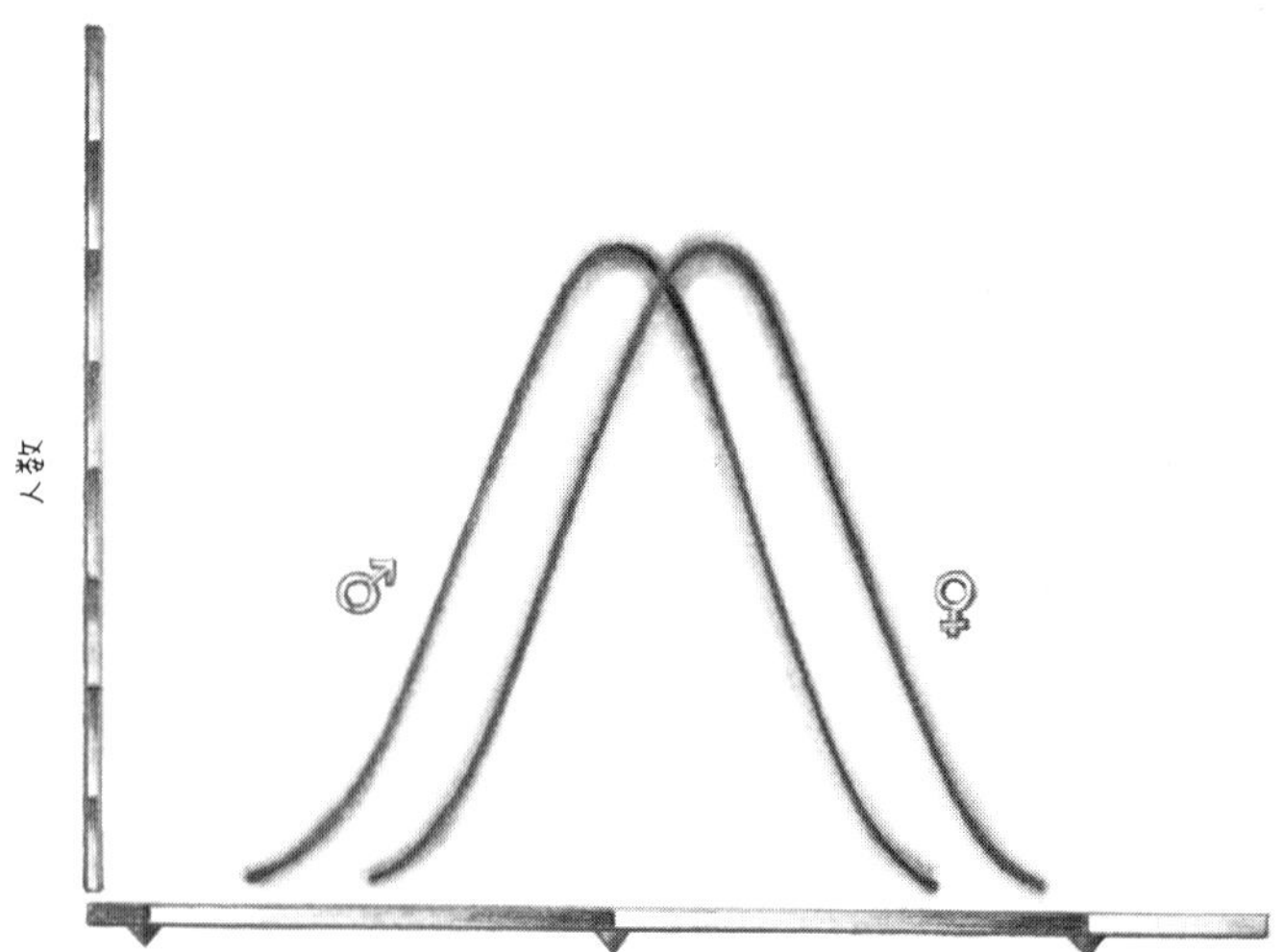

図1.2-A　グループ間の差：ばらつきは同じで平均値に差がある場合

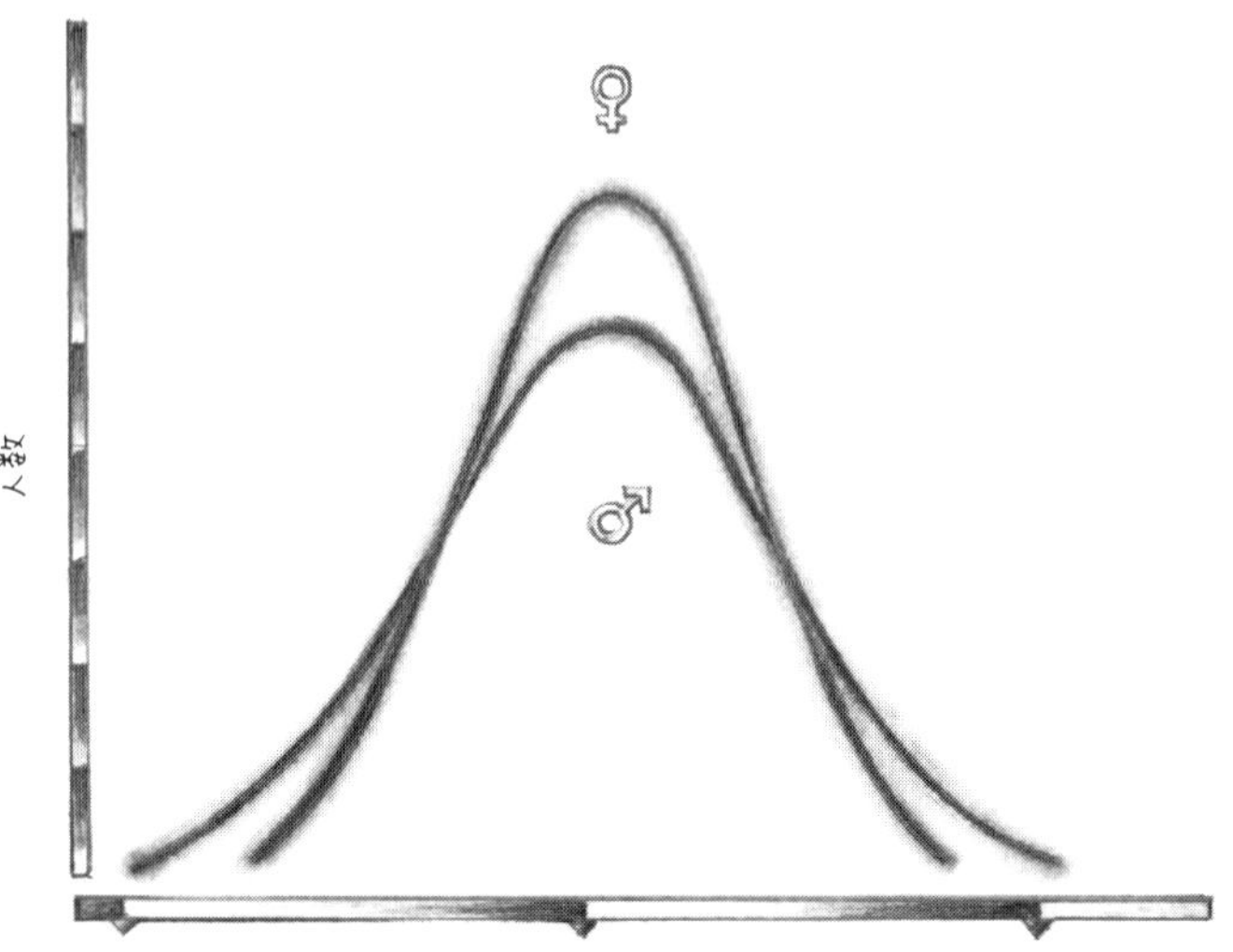

図1.2-B　グループ間の差：平均値は同じでばらつきに差がある場合

して新たな救済策を考える」ために重要だからだと述べた。

テストステロンが攻撃性を高めるのではなく、男性の攻撃性は、社会化によるものが大きいという仮説が存在する。アメリカ心理学会は「家父長制を維持するために行われている、性別による役割の社会化は、男性に支配的かつ攻撃的な行動をとることを要求する」と述べている。この点について、学術的な説明ではないが、ボディビルダーのチャールズ・アトラスの筋力トレーニングシステムの宣伝漫画を参照してほしい（図1・3）。この広告は、一九四〇年代に作られたが、このテーマ自体は現在でも十分通用し、男性が攻撃

ヘイ、
やせっぽち！

あばら骨が見えてるぜ！

ジョエル、殴られないでよ！

言葉に気をつけろよ、この野郎。

うるさい、骨と皮だけのくせに。

くそー！　痩せっぽちでいるのに疲れたよ。そういえば、チャールズ・アトラスが新しい男に変えてくれるって言っていたなぁ。まずは、彼の無料でもらえる本を取り寄せてみるか。

その後。

やった！そんなに時間はかからなかった。どうよ、この筋肉。これで、いやがらせされることもない。

これは骨と皮だけだった野郎からの優しいご挨拶だよ。覚えているかい？

ジョエル、ついに本当の男性になったわね。

素晴らしいわ。

以前彼は、がりがりだったのよ。

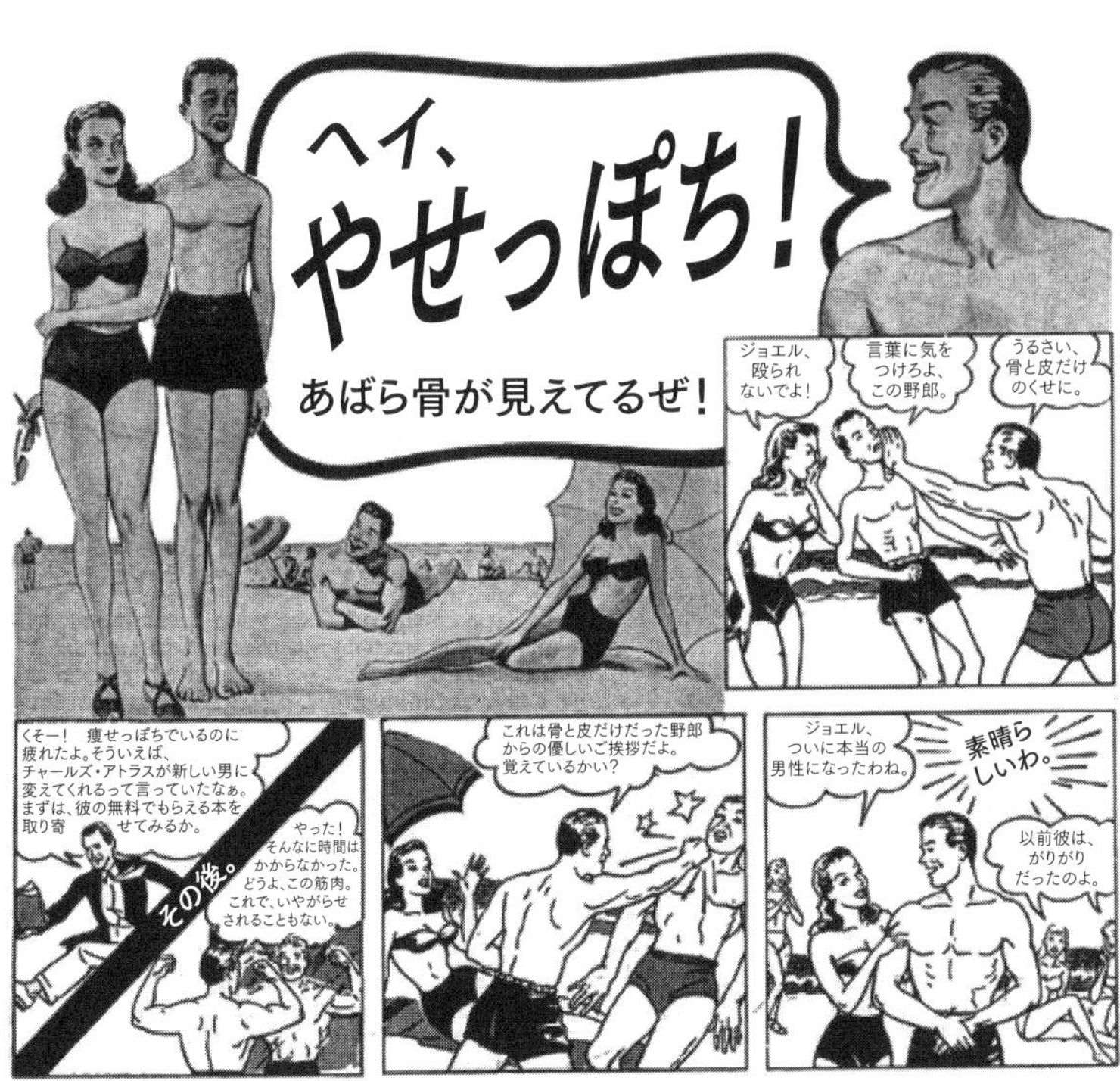

図1.3　家父長的なメッセージ例

的になるよう社会化されるメカニズムを理解するのによい例である。

実験結果を冷静に見ることの重要性

大学院一年生のとき、私は「The Evolution of Sexual Behavior（性行動の進化）」という大学院のゼミで、最初の研究活動の壁にぶち当たった。その日は、毎週行われるゼミで、動物における強制的な交尾をテーマに取り上げていた。課題図書のひとつに、生物学者ランディ・ソーンヒルの研究論文があり、その中で彼はレイプの進化に関する理論を展開していた。ソーンヒルは、その研究論文でシリアゲムシのオスがメスの翅を背側にある突起で固定し、安定姿勢で強制的に交尾することを取り上げていた。論文のタイトルには、そのものずばりレイプという言葉が含まれており、「シリアゲムシのレイプと一般的なレイプでみられる一つの仮説」というものだった。シリアゲムシやほかの種の行動から、ソーンヒルは人間におけるレイプの起源を推測していた。

繁殖に重要な資源をオスがメスへ提供している種では、レイプによってオスは強く選択される。レイプは、資源とは関係なくオスが生殖のためにとりうることのできる唯一の選択肢である。というのも、メスに対して結婚相手としての自身の能力を示す必要がないからである。これらのことから、私の仮説は、人類の進化の歴史において、男性としての資源をうまく獲得できなかった場合、体の大きな男性ほどレイプに成功する可能性が高くなる。そのため、男性は、体が大きくなったの

ではないだろうか。

「えっ？　ソーンヒルは、男性が女性よりも体が大きくなったのは、男性が自分の能力を女性に印象づけることができなかった場合、シリアゲムシのように、女性を押さえつけてレイプするためだと言っているのか？」と私は思った。

この論文を読んで私は非常に不愉快になった。私は自分の考えをまとめるのに非常に苦労した。結局、ゼミでは目を潤ませながら「この著者は、馬鹿じゃないの！」と発言した。私は未だにこのときのことを覚えていて、いかに自分の器が小さく無知だったのかと思い出すのと同時に、どれだけ怒りを感じたのかも思い出す。ゼミに参加していたメンバー全員が私を見つめ、私に説明を求めているようにも見えた。その場には、もう一人の女子学生がいた。そこで私は、彼女を見つめて同意を求めたが、彼女だけでなくもちろん、男性陣にもまったく伝わっていなかった。結局誰も私を慰めはしなかった。最終的に教授（男性）が私に、冷静になってデータをよく見て議論しましょうとうながしてくれた。私はそのとき「ここでは何が起こっているの？　誰もこの論文に対して憤慨しないの？」と思った。しかし教授は、論文のデータやそこから導き出される結論に対して議論するようにうながした。最終的に私は、怒りを克服し、感情に流されることなく、その論文について評価することができた。

私にとって、感情に流されることなく論文を評価するのは容易ではなかった。実際のところ、私の感情が消えることはなかったし、非常にデリケートな内容について、感情に流されずに議論することに、未だに納得はしていない。しかし、私はいくらひどい仮説でもそれを冷静になって評価すること自体には意義があることを学んだ（ちなみに、大学院生時代にソーンヒルと偶然出くわしたことがあったが、彼は非常に良い人のように見えた）。

私の学生たちも、あのとき私がゼミで経験したように、挑戦的なアイディアや研究論文に遭遇することがある。ある学生は、感情的に反応し、頭ごなしに否定にかかる。ちなみに感情的な反応は、肯定的なものであれ否定的なものであれ、人間を含めた動物が遭遇したものに対して評価を下す際に、評価に影響を与える。たとえば、お風呂に毛の生えた大きなクモがいたら、たとえそのクモが無害だとわかっていても、悪い意味で興奮を引き起こす。その結果、その〝クモ〟が私の体に不快な感覚をもたらしたから、そのクモは悪いものだ、という評価を下す。つまり、節足動物であれ、人間であれ、無生物であれ、科学的仮説であれ、強い感情的または身体的反応を引き起こすと、その反応は、対象によって引き起こされたものだとして、対象の評価にその反応を投影してしまうことがある。そのため、データに基づいた適切で合理的な判断ではなく、直感に基づいた誤った判断を下してしまう。また、納得のいかない結論を受け入れたくないという気持ちに引っ張られることもある。

人間だけでなくほかの動物のテストステロンについて研究をすればするほど、社会化も男性化を引き起こす一部ではないかと確信するようになった。またテストステロンは、人間の身体的な特徴だけでなく、性差にも中心的な役割を果たしていることも明らかになってきた。しかし、このような見解を述べることには、非常に危険が伴うことも、すぐに分かった。

ローレンス・サマーズとジェームズ・ダモア

二〇〇五年一月、私は生物人類学の博士号を取得し、ハーバード大学の大学院生からハーバード大学の講師になった。大学院生時代から、私はたくさんの講義を担当していたが、それは教務補助員（ティーチング・フェロー）としてであった。これは、ハーバード流にいえば、教授が講義で扱った内容を議論するために少人数の学生と毎週会う、講義アシスタントのことである。一方、講師になって初めて自分で講義を組み立て、学生に教える機会を得られたことに感激し、講義準備に奔走していた。講義資料はおもに私の学位論文に基づいたものだったが、最終的にはチンパンジーではなく、人間の思考や学習、世界の認識、問題解決方法における性差を説明するためにテストステロンの効果について議論することにした。その講義の科目名は「ヒトの性差の進化」とし、一二人の学生が参加するセミナーとなった。

ハーバード大学の学長だったローレンス・サマーズの名を聞いたことがあるかもしれない。というのもクリントン大統領の財務長官を務めたり、世界銀行のチーフエコノミストを務めていたりしていたので、彼の名を耳にしたことがあるかもしれない。しかし、どちらかというと「女性は生物学的に数学や科学に向かない」というとんでもない発言をした人物という印象が強いかもしれない。

しかし、実際はそうではない。私の講義が始まる数週間前、サマーズは小さな会議でＳＴＥＭ〔科学（science）、技術（technology）、工学（engineering）、数学（mathematics）〕の分野に女性の数を増加させる方法について講演を行った。サマーズは、ＳＴＥＭ分野に女性が少ない理由を説明するために、いくつかの仮説を提示した。一つは社会化と差別のパターンの違いで、あまりピンとこないかもしれない。もう一つは、男性の能力には（男性の身長が多様であるように）、多様性があり、非常に高レベル（だけでなく、もちろん非常に低レベル）な能力を持つ男性の数は、女性よりも多いというものだった。

これらの仮説の背後にあるのは、人びとの家族に対する要求と雇用者が求める成果の間の衝突ではないかと思われる。たとえば、科学や工学分野の特殊なケースでは、本質的な適性の問題、とくに適性のばらつきという問題がある。この問題は、社会化や性差別によってさらに増強されていると考えられる。私は、この仮説が間違っていてほしいと思っている。なぜならこの問題は、誰もが問題について理解し、懸命に取り組むだけで解決できると思っているからである。

サマーズは、自分の発言で議論や論争が起こることを期待していた。実際、会議に出席していたマサチューセッツ工科大学の著名な生物学者の気分を害した。彼女は、会議の途中で退席し、後に「もし最後まで聞いていたら、失神していたか、嘔吐していたに違いない」と記者に語った。その後すぐさま報道機関から、性差別者としてサマーズは報道された。ハーバード大学へ寄付していた人びとは、寄付をやめた。学内のキャンパスのさまざまな場所で激しい議論が繰り広げられた。結局サマーズの発言は「学長として相応しくない」として、ハーバード大学の教授陣からの不信任決議による圧力によって、辞任に追い込まれた。

そのような事件の後だったため、一二人の予定だった私のセミナーには、一〇〇人以上もの学生が参加した。しかし、まだこの論争は収拾していない（訳注　本書がアメリカで執筆された二〇二一年時点）。

〝サマーズ・スキャンダル〟の真っただ中、私は世間から敵対視されていることに気づいた。進化論、テストステロン、性差について受け入れているように思われたためか、どうも私は道徳的に問題のある人ではないかと疑いの目で見られていた。私は、どんな問題（科学技術分野での女性の地位が低いことや、性的暴行など）においても、その問題の根源を理解する必要があり、それは自由で開かれた探求の雰囲気の中でのみ実現可能なものだと考えていた。つまり、合理的でかつ、綿密に考えられている仮説について、何の非難や辱めを受けることなく研究し、議論することが必要だと考えている。私は、科学や学術研究機関であるアカデミアは、そういう場所だと理解していた。そこで私は、サマーズ学長の発言について意見を求めてきた学生新聞『ハーバード・クリムゾン』紙の記者に、上記の内容を伝えた。しかし、私の考えは甘すぎた。性差の生物学的根拠についてだけでなく、サマーズの取り上げた問題について議論や調査すべきものだということについて、私と意見を異にする同僚がいることを気付いていなかった。ハーバード大学の物理学教授の一人は、『ニューヨーク・タイムズ』紙に対し「標準偏差の違いが生まれつきのものだと考えるのはおかしい。それは社会化によるものだ。なぜならば、われわれは、若い女性を中庸的に、そして若い男性を冒険的になるように教育してきたためだからだ」。このような意見を述べたのは、彼だけではない。サマーズのような〝危険な考え〟は、女性たちを落胆させ、男女平等の実現を妨げる可能性があるため、報道すべきではないとすら考えられていた。

当時、私が敵対視されていると感じた相手は、ほとんどが男性の教授たちだった。彼らは、ＳＴＥＭ分野における女性の割合が少ないのは、差別や性差別的な社会化によるものだと述べていた。しかし、私の研究成果は、そうではないことを示唆している。私は、ハーバード大学の新任で終身在職権(テニュア)のない女性講師だったため、自分の意見や能力が、私を評価する上司たちにどのように評価されるのか、すぐに不安を感じた。結局、私は研究を諦め、大好きな教育に専念することにした。しかし、今にして思えば、研究を諦めたのは、当時の周囲の環境が関係していたのかもしれない。

二〇一七年、私の講義である「ホルモンと行動」のシラバス更新という、年に一度の恒例行事が始まった。私は毎回「セックス、ジェンダー、そして性差」の講義で、胎児の発育におけるテストステロンの作用に焦点を当て、男性の体や脳の発育が女性の胎児とは異なることを解説している。そして学生たちが基礎知識を得た後、行動における性差を講義で取り上げるために、サマーズ・スキャンダルを紹介する。サマーズは何を語ったのか？ 報道では、サマーズの発言をどのように取り上げたのか？ サマーズの主張を裏付ける証拠はあるのか？ そして、生物学的な違いが女性にとって好ましくない現状を説明できるかもしれないということを、サマーズは示唆するべきだったのか？ 実は、受講生のほとんどは、サマーズのことを知らなかった。というのも、サマーズ・スキャンダルが起こった二〇〇五年といえば、受講生たちは、まだ思春期に入ったばかりだった。そんな矢先に、ジェームズ・ダモアの事件が起こった。

ダモアは、典型的なソフトウェアエンジニアのイメージに当てはまるかもしれない。男性で、少しオタクっぽい。彼が悪名高い社内メモ〝反多様性メモ（訳注　正式には、Google's Ideological Echo Chamber と呼ばれる）〟を書いた二〇一六年半ば、グーグルのソフトウェアエンジニアの約八〇%が男性だった。ダモアは、男女共同参画を実現しようとするグーグルの努力は見当違いで、結果的に男性に対する一種の逆差別になっていると考えていた。三〇〇〇語のメモには「私は、男女間では、好みや能力の分布が生物学的な要因によって異なっており、これらの異なりが、エンジニアや指導的地位に女性が少ない理由を説明しているのではないかと思う」と記載されていた。そして、これらの違いを生み出す生物学的なものとして、テストステロンを取り上げていた。

このメモは、すぐに話題になり、ダモアはすぐさま新しいサマーズと呼ばれるようになった。ある女性グーグル社員は、ダモアのメモは〝激しく不快〟であり、二度と彼とは一緒に仕事をしたくないと言い張った。ダモアの主張を検討した認知科学者の中には、その主張が研究によって裏付けられていると評価した人もいれば、批判的な人もいた。しかし、性差に関連する客観的な事実は、女性グーグル社員のような感情的な反応を抑えられなかった。結局、数ヵ月後グーグルは「ジェンダーに対して有害な固定観念（ステレオタイプ）を社内に広めた」という理由でダモアを解雇した。

この出来事は、ダモアにとって不幸な出来事だった。その後ダモアは「保守的な思想に対して、公然と侮辱し、そして、人種や性別に基づく不利益な差別を行った」と主張してグーグルを訴えている。いずれにしても、私の講義の新しいシラバスには、ダモアのような、より現代的な性差をめぐる論争も含めた。そして、サマーズ論争以降、性差に関する多くの新しい論文が発表されていることもあり、それらの論文も講義資料として含めた。しかしながら、科学がいくら進歩しても、私たちにとって不快な考えを科学が示唆したときにどう立ち向かうかという能力は、まったく向上していない。

フェミニストの反発

感情を抑え、科学的仮説を冷静に評価するという高尚な話も重要だが、実際には、女性が性差の「生物学的」説明を疑うのには十分な理由がある。というのも科学者や哲学者は、ほとんどが男性で、女性が劣っているという生物学的根拠をこれまで自信を持って説明してきたからだ。その代表格が、残念ながら史上最大の生物学者であるチャールズ・ダーウィンである。ダーウィンは、一八七一年に出版した二冊目の著書『人間の由来（講談社学術文庫）』の中で、男性の方が女性よりも精神力が高いという証拠を提示した。

> **男女の知的能力のおもな違いは、男性が何をやっても、女性よりも高い地位を得ていることからも明らかである。それは、深い思考力、理性、想像力を必要とするものであれ、単に感覚と手を使うものであれ、同じ結果である。詩、絵画、彫刻、音楽（作曲と演奏の両方を含む）、歴史、科学、哲学の分野で最も優れた男女のリストを二つ作成し、それぞれの分野に六人ずつの名前を載せたとしても、二つのリストは比較すらする必要がない。男性が多くの分野で女性よりも明らかに優れた能力を持っているので、男性の精神力の平均値は、女性よりも高いはずだ。**

ダーウィンは、著名な思想家や芸術家のリストに男性が多く含まれており、男性の精神力は女性よりも高いと指摘した。しかしダーウィンは、彼が生きた時代、つまりヴィクトリア朝の文化的な影響を除外しなかった。より賢明な仮説は「女性は生まれつき精神的能力が劣っているのではなく、おもに社会からの制約によってその能力を発揮することが妨げられている」というものである。大英帝国のトップが女王だったにもかかわらず、ヴィクトリア朝の英国では、女性が教育を受けることは期待されていなかった。ロンドン大学が初めて女性を大学に入学させたのは、『人間の由来』が発表された数年前で、しかも九人という少人数だった。それも、正規の学位ではなく、〝技能証明書〟を授与しただけだった。近年では、ダーウィンの専門分野である生物学において、女性は男性を追い抜き、生命科学分野において女性の博士号取得者が過半数（僅差で）を占めている。ダーウィンは、確かに偉大ではあるが、いくつか重要な点で間違いを犯していた。

気付いたかもしれないが、ローレンス・サマーズも、ダーウィンと同じような主張をしていた。しかしサマーズの場合は、男性のほうが女性よりも精神力のばらつきが大きいとは言ったが、平均値が違うとは説明していない。サマーズは、ダーウィンよりもまだましである。しかし、科学者も一般人と同じように偏見や文化的バイアスを受けるので、注意が必要である。サマーズの主張が否定されたのは、サマーズの結論が強い否定的な感情を引き起こしたからである。しかし、サマーズ自身、あるいはサマーズを引き合いに出した科学者たちが、男性中心主義的な現状について説明しすぎたことを忘れてはいけない。いずれにしても、偏見（バイアス）は正にも負にもどちらにも作用してしまうのである。

バイアスは、人びとの思考や仕事に影響を与える。性差の科学的な説明は、文化的な規範によって微妙に影響を受け、性差は自然に定められたものだとみなす仮説に有利に作用することもある。たとえば、二〇世紀初頭まで、女性は〝科学的〟根拠に基づいてプロスポーツ界から締め出されていた。具体的には、一八九八年にドイツの『体育教育学雑誌』に、「体を激しく動かすと、子宮の位置がずれ、あるいは子宮が緩み、脱腸や出血を起こし、結果的に不妊症になり、丈夫な子どもを産むことができなくなる」という論文が掲載されていたりする。これこそが、意味があいまいな目的のために科学を捻じ曲げて利用した、長い黒歴史の一部である。アメリカで広がった優生学もその一例である。一九三一年にアメリカの二九の州で、遺伝的に不適格と判断された人について、強制的に不妊手術することを認める法律が制定された。ハーバード大学の元学長チャールズ・ウィリアム・エリオットは、道徳的退廃から州を守るためには優生保護法が必要だと述べた。残念ながら、優生保護法が廃止されるまでに、七万人近くの人びとが不妊手術を受けさせられた。一方、性差の科学を批判するフェミニストは、生物学が女性を家事労働に従事させ、家父長制を強化するために利用されるという懸念を抱いている。このような懸念が理にかなったものかどうかは別にして、科学的仮説とは、まったく関係がない。そして、テストステロンの場合も、こうしたまったく関係のない事柄について、多くの人びとが批判する状況になっている。

問題行動が社会によって生み出されるものであれば、おそらく社会的に取り除くことができるはずである。あるいは、問題行動がテストステロンによるものであり、それが自然の摂理であるとするならば、逆に私たちには何ができるだろうか？　人類の半分を去勢することしかできないのだろうか？

不快なアイディア

テストステロンの効果に関して、結論が期待していたものとは異なったとしても、強調したいことは、それは真実とは一切関係ないということである。一般的に見て、ある仮説について不快だと感じたら、ただちに警戒すべきである。つまり、仮説を裏付ける証拠を割愛する危険がある。当然のことだが、私はこのことを学ぶのに、非常に長い時間がかかった。

人間の体や行動、そして社会制度における性差は、テストステロンの影響をほとんど受けないという考えが、今も昔も一般的である。二〇一七年に『テストステロンという恐竜（Testosterone Rex：未邦訳）』を出版したコーデリア・ファインは、そのような考えの一人である。ファインは、テストステロンが男性的な行動の中心的な役割を果たしているという説は、数々の証拠によって押しつぶされて絶滅したと考えている。この恐竜のような仮説を復活させることは、実りがなく危険で、そのような考えは「性平等への希望を打ち砕く」とファインは述べた。また「生物学的な性別が人間の発達における基本的な分岐点だ」と信じている人びとは「男女の違いは過去の進化圧によって形成され、女性はより慎重で子育てに専念し、男性はステータスにこだわる」という「あまりにもおなじみのストーリー」に囚われているとも述べた。

ファインの著書は、名誉ある英国王立協会科学図書賞を受賞した。審査員の一人は「この本は、男性であれ女性であれ、赤ちゃんがどのような状況でも成長できることを見事に説明している」と称賛した。進化やホルモンに関する性差別的な話を受け入れると、人間が成し遂げられることに限界が生じる。そこでその限界を取り除くためには、男女間の生物学的な違い、とくにテストステロンに関する〝植え付けられた神話〟を否定する必要があるとファインは考えている。

性差を生物学的に説明すると、必然的に進歩を悲観し、ジェンダー的な社会規範を受け入れるようになるという考えが一般的である。神経科学者のジーナ・リッポンは、自身が二〇一九年に出版した『脳における性差(The Gendered Brain：未邦訳)』の中で「生物学を信じることは、人間の活動が固定されたもので不変だという特殊な考え方をもたらす。そのため、世界と密接に絡み合っている柔軟な脳を理解することで、新たな知見が得られる可能性について見落としている」と述べた。

『テストステロン：非公認の伝記』や『テストステロンという恐竜』などの本や、雑誌や新聞の記事を注意深く読むと、予備知識のない人でも「何を騒いでいるのだろうか」と思うだろう。もし科学に問題があるならば、テストステロンが「男性ホルモン」であるという神話はなぜ生まれたのだろうか？ジャーナリストのアンジェラ・サイニーは、自身の著書『科学の女性差別とたたかう(作品社)』の中で「私たちを迷わせているのは、科学の歴史の中にある性差別ではないか」と述べている。そこでサイニーは、科学における偏見と性差別を明らかにすることで、本当の問題を見つけられると考えている。またサイニーは「性ステロイドホルモンのバランスは、生殖器以外にも心や行動にまで影響を及ぼすだけでなく、男性と女性の間に顕著な違いを引き起こすのだろうか？」と読者に対して逆に質問を投げかけた。それに対して彼女は明確に「男女間には、心理学的な違いはほぼなく、見られる違いは、生物学的なものではなく文化的なものによって形成される」と述べた。私は確かに、サイニーの述べる、性差別的な思い込みがときとして研究結果に悪影響を与えることについては、同意する。しかし、科学的に見て、テストステロンは、男女の心理や行動に影響を与えるので、サイニーの考えには賛成できない。

本書では、テストステロンが生殖のために私たちの体や脳、そして行動にどのような影響を与えるのかについて解説する。これは悪いニュースではなく、人びとに夢や希望を与え、勇気づけ、人間が本来持っているすばらしい、生きる力を湧き出させるニュースである。テストステロンや性差について何も知らないから、現在の性的暴行やハラスメント、性的差別を受け入れなければならない、ということではない。私たちがどのように優先順位を付け行動を起こすのか、また遺伝子やホルモンそして環境とどのように相互作用するのか理解することは、私たち人間が生まれながらにもつ闇の部分と対峙することに役立つ。そのため、人間の日々の生活におけるテストステロンの役割について、軽視していてはいけない。世の中のしくみを理解し、真実に直面することは、ときには不快感や不安を引き起こす。しかし、真実を知ることは満足感や生きる喜び、さらには楽しさにつながることを知ってほしい。

2章　内分泌とは

体外？　それとも体内？

池のほとりで飛び跳ねるオスのカエル、アフリカのサバンナで草を食むオスのゾウ、頭上を旋回するオスのカモメ。イヌを連れて歩く全裸の男性。さて、これら五種類の動物のうち、睾丸がついているのはどれだろうか？　カエルと鳥の睾丸が風になびいている姿は想像できないはずで、この二種類はリストにあがらないはずである。ゾウはどうだろう？　ゾウに睾丸がぶらぶらとぶら下がっているのを想像したとしたら、理解はできるが、不正解である。実は、ゾウは去勢するのがとくに難しい。睾丸が体内に隠れているからだ。カエルとカモメも睾丸がないわけではなく、体内に隠れているのである。

では、ヒトとイヌはどうだろう？　どちらも股間から睾丸、つまり陰嚢をぶら下げている。精巣は、精子とテストステロンの産生の場で、非常にデリケートな組織であるにもかかわらず、薄い皮の袋である陰嚢に包まれて、股間から吊るされている。驚くほど無防備だ。

タッチ・フットボールの試合中に、突然男の子が地面にうずくまり、身悶え呻いているのを目の当たりにしても、女性としては何もできない。睾丸を蹴られたり、殴られたり、叩かれたりすると、耐え難い痛みを感じるらしい。次回、そのような場面にでくわしたら、激痛を感じるのは進化のせいだと知らせてあげれば、少しは慰めになるかもしれない。地獄のような苦痛であるからこそ、今後同じような状況に陥らないように身を守ろうとする。しかし、紙袋に現金を入れて、玄関にぶら下げておくことになにか合理的な説明が必要なように、大切な睾丸を無防備に股間からぶら下げておくことにも合理的な説明が必要である。なぜ精巣は、心臓や脳のように、体内にしまわれなかったのだろう？

すべての哺乳類において、将来腎臓ができる場所の近くで精巣は発生する。ヒトを含む哺乳類では、妊娠後期頃にテストステロンが作用して、胎児の精巣は陰嚢の方向へ移動する。だが、ゾウやケープキンモグラ（小型のハリネズミとハムスターの中間のような動物）、アザラシ、クジラ、イルカなどの哺乳類は、女性の卵巣のように、精巣を腹部にとどめる。なぜこのようなことが起きるのだろう？

初期の哺乳類も精巣をぶら下げていたらしいことが、遺伝子解析の結果から明らかになっている。しかし、哺乳類の進化の過程で、いくつかの種では、精巣を体内にとどめる遺伝子を保有するようになった。なぜ特定の種だけが、精巣を体内にとどめるようになったのかは不明だ。けれど、精巣を股間からぶら下げておくことには何らかのメリットがあるはずで、そうでなければ進化の過程で排除されたはずである。

陰嚢は、ボールを入れるただの袋ではないことを男性なら誰でも知っている。冷たい水に腰をつけると、陰嚢の上部にある筋肉（精巣挙筋）が収縮し、精巣を温かい体の方向へと引き上げる。ときには、痛くなるほどに。そして熱を持ったノートパソコンをもものうえに載せているような状態では、精巣挙筋は弛緩して、精巣は体から離れ、つまり股間からさらにぶらぶらさせるようになる。このように陰嚢は、精子産生に最適な温度に精巣を保つための空調システムとして機能する。実際、精巣は体内の温度より約四度低い（状態の良い精子を産生するためには、ぴったりとした下着や長時間の自転車やオートバイの使用は控えるべきである）。精巣を体内にとどめる哺乳類では、上記とは異なるシステムを用いて精巣を最適な温度に保っている。いずれにせよ、種における精巣の位置（体外か体内か）の多様性の謎については、解明されていないのが現状である。

ホルモンが男らしさにどのように関与するのか解明したい人にとって、股間からぶら下がっている睾丸は、女神のようなものだ。なぜなら、睾丸の持ち主を殺すことなく、摘出でき、摘出後の行動や形態の変化を容易に観察できるからだ。睾丸は、このように比較的容易に摘出できるため、二〇〇〇年以上も昔から、精巣を摘出すると、オスの外見や行動、繁殖能力にさまざまな影響が出ることが知られていた。行動内分泌学は、精巣の作用に関する知識をもとに研究が進められている。

精巣に関する知識が（現在の基準からすると）実に奇妙な社会慣習を生み出した。しかしその慣習が一九世紀から二〇世紀にかけて行われた実験につながり、テストステロンが発見された。そこで本章では、テストステロンの発見にいたった経緯をたどる。ホルモンは人間の脳と体を形成し、生存と繁殖を手助けする。本章では、とくに精巣に注目し、テストステロンがどのようにして人間の体に魔法をかけるのかを探っていこう。

紀元前四世紀、アリストテレスは精巣を摘出して去勢した動物の変化を解析した。『動物誌』の中で、無処理と去勢した動物間で見られる違いは、人生の節目（少年期、壮年期、老年期といった）で見られる違いや、繁殖期と非繁殖期の違い（繁殖期の春には派手でカラフルなオスの鳥が、秋には地味になるように）を引き起こしたと述べた。つまり、男性的な身体的および行動的特徴の発達と維持に精巣が関与していることを明らかにしたのである。

動物の中には、ある年齢やある季節になると形態や性格が変化するものがいるが、去勢によっても形態や性格が変化する場合がある。…鳥類では、幼鳥の尻の部分、つまり交尾でオスとメスが結合する部位を、熱した鉄の棒で、二度、三度と焼灼すると、成長して大きくなっても、鳴かず、性欲ももたない。しかし、成長した若い鳥に熱した鉄の棒を押し付けても、何の変化も起きない。これは、人間の男性の場合も同じで、少年期に去勢すると、腋毛や陰毛などが生えず、声変わりもせず、甲高い声のままである。…興味深いことに、年齢に応じて髪が脱毛することもない。去勢された官吏、つまり宦官（かんがん）がはげないのとまったく同じことが起きる。

〝宦官（かんがん）（eunuch）〟とは、ギリシャ語で〝ベッド〟と〝守る〟を意味する二つの単語からなる造語で、去勢された男性の官吏を意味することもあれば、ハーレムの使用人や監督者を意味する場合もある。

去勢は、文化や時代に関係なく、敵や強姦犯の処罰、精神的に不適格な者が子孫を残すことの防止、思春期前の少年の甲高い声の維持、女性としてのアイデンティティの獲得、あるいは欲情しない使用人の作出といった、さまざまな理由によって一般的に行われていた。

去勢した男性歌手

〝システィーナ礼拝堂、五〇〇年も続いたジェンダータブーを破り、女性ソプラノ歌手を聖歌隊に迎えた〟。これは、バチカンの許可を得てシスティーナ礼拝堂内で歌った初めての女性についての記事の見出しである。著名なイタリア人オペラ歌手であるチェチーリア・バルトリは、二〇一七年にシスティーナ礼拝堂の聖歌隊の五〇人の少年たちと一緒に歌う機会を与えられたことについて、「至福のひととき」だったとコメントした。なぜこれが話題になったのだろうか？

実は、女性が礼拝堂で歌うことを聖座（教皇）は認めていない。そのため、今回システィーナ礼拝堂に初めて女性であるバルトリの声が響き渡ったことがニュースになった。

バルトリの一件の後、システィーナ礼拝堂の聖歌隊は、これまでどおり男性だけで活動している。高音を出せる女性歌手がいないのに、どうやってソプラノのパートを聖歌隊のメンバーだけで歌っているのだろうか？　聖歌隊は、精巣でテストステロン（または、テストステロンによって産生される精子）を産生していない男性、つまり思春期前の少年たちの声に頼っている。テストステロン濃度の上昇によって思春期の少年たちの声道は、構造的に変化し、声が低くなる。少年たちが成人になると、天使のようなソプラノ・ボイスはなくなってしまう。ただ、成人してもソプラノ・ボイスを維持し、男性の大きくて強い肺との相乗効果によって、その魅力を高める方法がある。

思春期になる前に精巣を手術で摘出した少年のことをカストラートと呼ぶが、一六世紀半ばのオペラや合唱団は、ソプラノをこのカストラートで埋めていた。

一八世紀半ば、去勢手術をバチカン市国が禁止したにもかかわらず、毎年四〇〇〇人ものイタリア人の少年たちが、危険で激痛を伴うこの手術を受けた（麻酔が開発されたのはこの一〇〇年も後のことだ）。手術には危険が伴うにもかかわらず、息子をカストラートにすれば経済的に豊かになれると思った親たちは競って息子に手術を受けさせた。確かに、ごく一部のカストラートは、ヨーロッパ中のオペラハウスで歌い、富と名声を得た。しかし、ほとんどのカストラートは、経済的に貧しいままだった。

カストラートは、精巣の摘出によってテストステロンが体内で産生されないため、家庭を持つこともできなかった。つまりカストラートは、社会的に望ましくない体に変化させてしまう手術でしかなかったといえるだろう。もし思春期前に精巣を摘出した場合、より極端な変化が表れた。思春期の急激な背の伸長に高濃度のテストステロンが必要であることは知られているが、その伸長を終わらせるのもまた高濃度のテストステロンであることは、あまり知られていない。思春期にテストステロン濃度（女性の場合はエストロゲン）が上昇すると、まず腕や脚の骨の成長が促進される。しかし、思春期の終わり頃、テストステロン（もしくはエストロゲン）の濃度がピークに達すると、骨の成長は止まる（詳細については、5章で述べる）。もし、思春期にテストステロンが十分な量で分泌されなければ、腕や脚といった長い骨の急速な成長は起こらないが、十八歳頃を過ぎてもゆるやかに身長は伸び続け、最終的に、かなり背が高くなるだけでなく、手や足の骨も長く成長するため、スタイルの良い外見になる。

テストステロンを産生できない成人男性は、健常な男性と比較して、太っていて、肌が滑らかで、体が弱い。なぜなら、健常な男性におけるテストステロンの作用は、脂肪を減らし、筋肉量を増加させ、骨を強靭にし、体毛を増やすからである（詳細については、5章と9章で述べる）。アリストテレスも指摘していたが、去勢された男性は、老齢になっても頭髪が豊かで、はげとは無縁である。そのためカストラートは、変人（フリーク）として扱われ、社会から隔離されて人生を送るしかなかった。

一八世紀のイタリアの少年たちは、自身の精巣を失ったことで起こる心の傷について、誰にも相談できなかった。なぜなら普通の男性や少年は、激痛を伴う去勢手術を選択して、自身の精巣を摘出することなどしない。カストラートたちの気持ちを理解できるはずもなかった。

宦官

古代ギリシャとローマにも宦官（かんがん）はいたが、中国ほど宦官の歴史が長く、独自の文化が生まれた国はない。

中国の宦官が活躍していたのは、周王朝の時代にまで遡る。東京ドーム約一五個分もある紫禁城（故宮）では、北京事変で最後の皇帝である愛新覚羅溥儀が追放される二〇世紀前半まで、宦官は皇室に仕え続けていた。宦官は、政府の日常業務のほぼすべてを担当し、皇帝の妻や妾たちの貞操を守っていた。宦官は、政治家や皇帝から政府の内部情報からゴシップ的な情報まで容易に入手できたため、皇帝に対してさまざまなアドバイスを行うようになり、結果的に政治力を持つまでになった。

宦官は信頼されるのに、なぜ睾丸のある男性は、信頼されないのだろう？　中国に長年滞在したイギリス人ジョージ・ステントは「宦官を登用するのは、中国王朝の統治者が自身の妻や妾の貞節を疑い、嫉妬するのを避けるためである。つまり、睾丸のある男性を登用することで、后宮の女性たちとの不品行が横行する可能性を恐れていたからだ」と一九世紀後半に述べた。

后宮の女性たちの貞操を脅かさない男性は、精巣と精子、そして陰茎を持たない宦官しかありえなかった。また宦官は、体内でテストステロンが産生されないため、性欲が起こることもなかった。つまり精巣のある外部の人間から后宮の女性たちを隔離することで、中国王朝の支配者は、真に生物学的な子孫だけが王室の後継者となることを死守しようとした。

貧困から逃れ、老後苦労しないために宦官になった者もいた。しかし当時は、若い男の子に睾丸摘出を強要し、奴隷として売買するのが一般的だった。というのも、清朝（一六四四年～一九一二年）の前期では、人口が急増したため、農地などの資源が不足し、飢饉が起こり、家族を養うことで必死だった。つまり、イタリアの若い男性歌手が去勢手術を受けたように、中国の男性も去勢手術を受けることで、より良い生活を得るチャンスがあった。また、宦官として皇室に仕えることができれば、衣食住の保証だけでなく、国の政治を動かすことも可能だったのである。

〝中国最後の宦官〟である孫耀庭（一九九二年に死去）は、息子に去勢手術を受けさせる両親の苦悩を語った。母親は、去勢に反対だった。「体が一生不自由になるような手術をわが子に受けさせたいなんて思いますか？　息子は自分の子どもも持てず、周りから見下されるかもしれないんですよ？」。しかし父親は、「障がい者になったとしても、飢えるよりはましだ！　実際、俺たち家族を見てみろ。いつになったらこの貧乏生活から抜け出せるかもわからないんだ」と必死だった。

故宮ではたらく宦官になるための手術方法は、王朝や世紀が変わっても変化しなかった。儀式的な手術を行う男性たちは、執刀人と呼ばれていた。手術代金を受け取った後、執刀人は、故宮の門の側にある荘子と呼ばれる建物内で手術をした。建物では、宦官の候補者を三人の助手が、一人は腰に腕を回して押さえつけ、二人は足を広げて固定して寝かしつけた。陰茎や睾丸、そしてその周囲を麻酔と消毒のために唐辛子入りのお湯で洗浄し、準備が整ったことを確認すると、ナイフを振り下ろして陰茎と睾丸を切り落とした。宦官候補者は、切り落とした睾丸とバオと呼ばれる陰茎を大切に保存した。バオは死後の世界で男らしさを取り戻すために必要不可欠なものと考えられており、宦官の死後は一緒に埋葬された。

悲惨な手術から回復するまでには、想像を絶するほどの痛みがあった。実際、回復せず、そのまま亡くなることも多かったらしい。たとえ回復できたとしても、深刻な合併症に悩まされることが多かったようだ。去勢後、執刀人は陰茎の根元を露出させ、尿道が閉塞しないよう、尿管にスズと鉛の合金でできた針を挿入した。実は、ここからがさらなる苦痛のはじまりなのだ。

候補者は三日三晩何も飲み食いできず、喉の渇きだけでなく、激しい痛みを感じ続ける。三日後に包帯が外され、合金の針が尿道から引き抜かれる。すると、候補者の尿道からは、大量の尿が泉のように吹き出し、その様子を見てみな安堵する。この過程を無事乗り越えられれば、候補者は死の危険から回避できたとして祝福された。しかし、尿が出なければ、つまり尿道が詰まってしまっており、尿を出すことができず、救う手立てはない。そのため、苦痛を感じながら死に至る。

孫耀庭は、家族のために陰茎だけでなく男らしさも捨て、富と名声が得られることを夢見ていた。確かに宦官としての生活は、彼の夢をいくつか叶えた。彼は「人生のほとんどを宦官の友人たちと一緒に過ごした。その中で、酸いも甘いも知った」と述べている。

長い歴史の中で男性や動物のオスの睾丸を除去する目的は、筋力すなわち身体的な強靭さ、野太い声、強い性欲、攻撃的な傾向など、男性的な特徴を奪うことだった。去勢の効果は、去勢された者にとっては苦痛を伴うものだが、動物のブリーダー、政治家、さらには王族たちに財をもたらし、力を与えた。そのため、男らしさの根源が睾丸に存在するという考えは、哲学者や科学者を魅了し続けてきたが、睾丸の詳細な生理機能については、つい最近まで不明だった。

現在では、精巣が内分泌系の一部であることが明らかになっている。内分泌系とは、成長、代謝、空腹やのどの渇き、生殖、概日リズム、体温など、動物が生きていくうえで必要不可欠な生命活動を調節する内分泌腺のネットワークである。食欲、睡眠、闘争や子育て、さらには交尾などにも影響を与える。精巣では、男性化を引き起こすホルモン、テストステロンが産生される。哺乳類には少なくとも九つの内分泌腺が存在するが、精巣だけは、直接観察することができ、直接触れることのできる唯一の内分泌腺である。メスには、精巣が存在しないため、テストステロン量はオスと比較して非常に少ない。男性の意味を理解し、少年や男性が少女や女性とどのように異なるのかを理解するためには、テストステロンを理解する必要がある。

ホルモン研究が本格的に始まった一九世紀後半、研究者たちは、精巣が血中へ何らかの物質を分泌して男性化を引き起こすことに気付き始めていた。けれども、その物質の正確な性質が解明されたのは、二〇世紀初頭に入ってからだった。

精巣移植と内分泌学のはじまり

外見や行動を変えるために去勢されたのは、人間だけではない。人間を去勢した場合に起こる肥満化や肉質の変化は、ほかの動物でも見られた。ウシ、ブタ、ヒツジ、ニワトリなどでは、繁殖能力の高いオスだけに繁殖を行わせ、その他のオスは、食用として体を柔らかくするために、去勢手術を行う場合が多い。去勢されたオスのニワトリ（カポン）は、骨が伸長するため、正常なオスやメスのニワトリよりも大きく太る。そのため去勢された動物の肉は、バターのように柔らかく、ジューシーだと評され、珍味として扱われている。ニワトリは安価で繁殖力も高く、去勢することもそれほど難しくないため、睾丸の機能を調べる研究に用いられることが多い。また、オスとメスをはっきりと区別できる。

オスのニワトリは、カラフルで光沢のある羽をまとい、頭部と頸部には真っ赤なとさかと肉垂がある。そして大きな体自体が、武器になる。脚には鋭い骨のようなけづめがあり、自分のテリトリーに侵入する、あるいはメスのニワトリを脅かすものに対して攻撃する際に用いる。もちろん、羽や武器だけでなく、コケコッコーという大きく力強い声で自分の存在感を高めている。メスのニワトリは、外見も態度も比較的控えめである。色はくすんでいて、体も小さく、装飾も派手ではない。たまに小競り合いをし、攻撃することもあるが、メスはオスと比較して穏やかである（図2・1）。

一九世紀初頭は、体中に張り巡らされた交感神経に精巣が作用することで男性化するという〝交感神経仮説〟が主流だった。交感神経とは、動物の各種臓器の機能を促進するように作用することから命名された（なお、〝闘争と逃走〟の機能は交感神経系によって、〝休息と消化〟の機能は副交感神経系によって促進される)。

ゲッティンゲン大学博物館の動物学部門の学芸員でもあり、医学部の教授でもあったアーノルド・ベルトルト(一八〇三—一八六一)は、この交感神経仮説に納得していなかった。彼の説は、精巣が何らかの物質を血中へ分泌し、分泌された物質を介して体や脳に作用するというものだった。そこでベルトルトは、精巣を移植しても男性化が起こるのかどうか調べた。もし精巣の移植だけでも男性化が起こるのであれば、精巣と交感神経が接続していなくても男性化が起こることの証明になり、彼の説が正しいことになる。

ベルトルトは、若いオスのニワトリを用いて実験した。ニワトリの腹部を切開し、精巣を取り出し、そして元通りに縫い合わせることで、二匹のオスの若いニワトリを去勢した。去勢したニワトリは、鳴かず、見た目や行動もメスのニワトリに近いものになるだろうと予想した。さらに別の二羽のニワトリも去勢した。しかしこの二羽は、切除した精巣を再び体内に戻された。だが、精巣が戻された場所は、本来の場所ではなく、別の去勢したニワトリの腹部だった。つまり、二

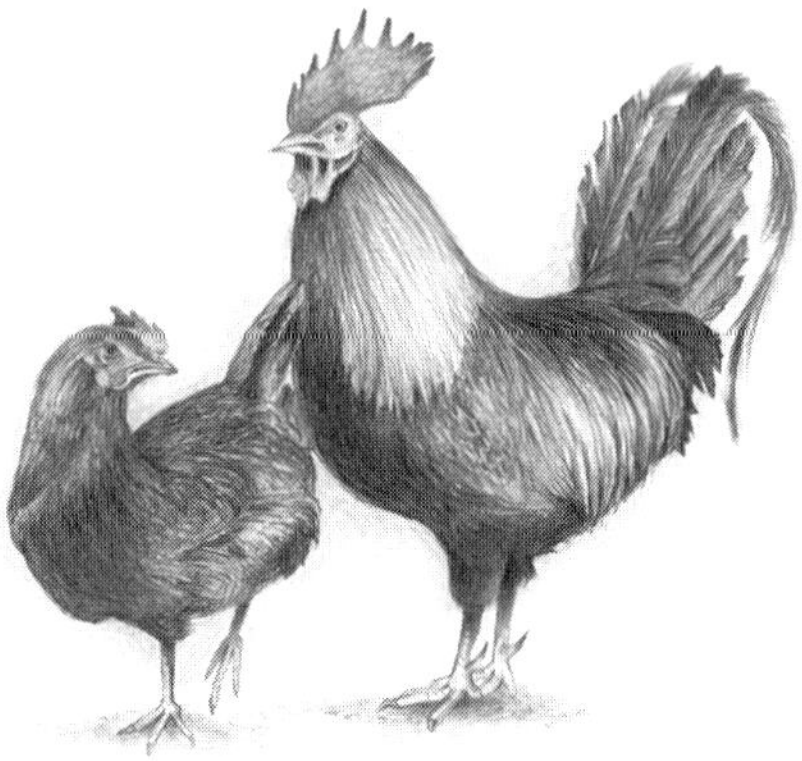

図2.1　メスとオスのニワトリ

羽のニワトリは、自分のものではない精巣を移植されたのだった。

ニワトリやほかの動物では、去勢されるとメス化が起こる。そこで本来の場所ではなく、しかもほかの個体の精巣を移植しても、メス化は防げるのだろうか？　色鮮やかな羽やとさか、さらには肉垂を持つオスへと成長するだろうか？　鳴き声が大きく、威勢がよく、性欲旺盛で、好戦的だろうか？　それとも、小さく静かで落ち着いた控えめのニワトリになるのだろうか？

一八四九年ベルトルトは、観察結果について論文の中で次のように述べている。「声、性衝動、好戦性、とさかや肉垂の成長に関する限り、精巣を移植されたニワトリは、手術をしていないニワトリとほぼ同じだった」。つまり、移植は成功し、ニワトリのオス化を促したのだった。その後、ニワトリを解剖し、精巣の状態を確認すると、移植先のニワトリの体内で新たな血管網が形成され（具体的には、精巣が大腸に密着していた）、精巣の大きさも二倍になっていた。

移植された精巣は、もはや本来の神経支配とは無縁で、特定の神経細胞も存在しなかった。精巣の機能は、精巣から分泌される何らかの物質が血中に流れ込み、そして血流を介して全身に作用することで発揮されると考えられる。

私は、この最後の文章を読むたびに鳥肌が立つ。当時の主要な説は、精巣は神経系と接続しており、その接続を介して体のさまざまな組織とも接続し、それにより行動や外見が変化するというものだった。これに対しベルトルトは、精巣が神経系を介さずに、血液を介して身体的および行動的な変化を引き起こすことを発見したのである。つまり、オスのニワトリの精巣から、オス化を引き起こすための何らかの物質が血中に分泌されている可能性を明らかにした画期的なものである。

精巣が循環器系を介して作用するという仮説を述べたのは、ベルトルトが最初ではない。しかし、仮説を裏付ける実験データを公表したのは、ベルトルトが最初だった。精巣が循環器系を介して全身に作用し、最終的には行動に影響を与えるという彼の発見は、行動内分泌学という分野を発展させた。

ダーウィンは、自著において、なぜオスとメスの違いが存在するのかを科学的に検証した(彼はこれを〝性淘汰〟であると提唱した)。詳細は第6章で述べるが、その仮説は、進化の過程でオスはメスを獲得するための優れた能力が必要で、そのためメスよりも大きく、頭がよく、攻撃的なオスが多くなったというものだった。だが、この仮説は、ベルトルトの発見から一〇年後に発表されたものだった。

ベルトルトの発見から一〇〇年後に、テストステロンがついに単離・同定され、男性化に関する生物学的な基礎がようやく築かれた。

しかし、ベルトルトが生きていた時代では、彼の画期的な発見により、精巣には男性化を引き起こす魔法の薬が入っていて、その薬を使えば男らしさは治療できるのではないかと考えられた。そのため、世間一般に、そのような考えが瞬く間に広まった。

若さの泉

体力が落ち、シワが増え、能力が衰えるのは、加齢の影響である。健康的な食生活や適度な運動を心がけることで、少しでも加齢の影響を軽減しようと努力し（そしてときには成功し）、ゆっくりとした老いを受け入れるようになる。ところが、アンチエイジング業界は、ボトックスや高価な美容液、精力増強剤や体力増強剤、さらには性的能力向上を謳った各種サプリメントなどの製品やサービスなどの選択肢を私たちに提示してくる。驚くかもしれないが、これらの業界は、精巣と深い結びつきがある。

ドイツの著名な解剖学・動物学者であるチャールズ・エドゥアール・ブラウン・セカール（一八一七―一八九四）は、五〇〇本以上の科学論文を発表したが、七〇歳を過ぎた頃から気力と論文発表能力の低下に耐えられなくなった。彼は神経系の機能解明に関する研究にその生涯を費やしていたが、一八九一年パリで開催された生物学会で〝内分泌〟という概念に興味を持ち始めた。ブラウン・セカールは、自分自身を含め、動物にさまざまな組織の抽出物を投与し、治療効果があれば、その組織や内分泌腺からの分泌物が不足していることが病気の原因だと考えた。

ブラウン・セカールは、〝精巣から分泌される物質〟の虜になっていた。セックスや自慰行為により精液が失われると無気力になるので、精巣から分泌される物質は、精力や気力を回復させると当時は考えられていた。ブラウン・セカールが一八八九年に発表した論文「動物の精巣から得た抽出物をヒトに皮下注射した際にもたらされる効果についての考察」では、次のように述べている。

とくに二〇歳から三五歳までの健康な男性で、性交渉やその他、精液を消費する行為を行わない人は、常に興奮状態にあるが肉体的にも精神的にも活発に活動している。これらの二つの事実から、精巣に含まれる何らかの物質もしくは、血中に存在する精巣由来の物質には、精力や気力を回

復させる効果がある。

ブラウン・セカールは、モルモットや犬から採取した血液や精液を含む精巣を粉砕した抽出物を自らに注射し、自身の体を用いて実験した。一八九一年に行ったパリでの講演では、精巣抽出物の注射により、尿の出が良くなり、精神的な明晰さと集中力が増大し（当時、尿の出の勢いが、男らしさの重要な指標だったのには驚く）、握力をはじめとする体力や気力も向上したと、聴衆に熱く語った。精巣抽出物の効能についての説明は、彼がこれまで発表してきた研究論文のような厳格さや注意深さを欠いていたため、聴衆の科学者たちは、懐疑的だった。しかし、金儲けを企んでいる輩にとっては、非常に興味深い話だった。

彼の発表の影響か、老化現象やさまざまな病気を治す〝オルガノセラピー〟がその後一大ブームとなった。〝ブラウン・セカールの万能薬〟は、医師によって何千人もの人に処方されたが、それ以上に多くの偽医者たちによっても処方された。臓器の抽出物に加えて、組織や細胞移植も行われたが、まったく効果のない治療法だった。若返りを期待して高額な治療費を払う人びとに、事故の犠牲者、処刑された囚人、オスのヒツジやヤギの精巣が移植された。医療技術が発達した現代ですら、このようなインチキ療法が未だに行われていたりする。最近元気がない、性欲がわかない、勃起しない、筋肉量が減ったと感じて、インターネットで検索し、何度かマウスをクリックするだけで、〝現代版ブラウン・セカールの万能薬〟を購入することができる。

ブラウン・セカールが報告した、精巣抽出液による気力や集中力の回復は、ほぼ間違いなくプラシーボ効果である（このことを分かっていても、私は、美容液の使用がやめられない…）。ブラウン・セカールは、怪しげな医療業界の方向へと進んでしまったが、ポジティブなこともあった。イギリスの一流医学雑誌『ランセット』が「ブラウン・セカールが報告した結果は、重要な研究テーマであり、今後も実験科学的に詳細な調査が行われるべきである」と取り上げたのである。ブラウン・セカールの実験結果は、正しくはなかった。しかし、皮肉にも彼のおかげでホルモン研究が発展することになった。

決定的な実験とオスウシの精巣

英国の生理学者アーネスト・スターリングは、義理の兄弟であるウィリアム・ベイリスとともに、内分泌研究に勤しんだ。胃の酸性消化液を含んだ食べ物は、小腸へ運ばれる前に、膵臓から分泌される炭酸水素ナトリウムによって中和される。彼らは、その炭酸水素ナトリウムがどのように膵臓から分泌されるのか解明を試みていた（重曹が胃もたれや胸やけに効果があるのは、重曹の主成分である炭酸水素ナトリウムが、膵臓から分泌されるからである。炭酸水素ナトリウムが分泌されなければ、消化管は消化されてしまう）。炭酸水素ナトリウム自体はホルモンではない。だが、膵臓は炭酸水素ナトリウムを十二指腸へ分泌するタイミングを知る必要がある。ベイリスは「消化管内が酸性だ、すぐさま中和しろ！」という信号が、消化器官から発信され、その情報を膵臓が受け取らなければならないと考えていた。ベルトルドが、精巣がほかの臓器とどのように情報をやり取りしているのかを研究していた頃、ベイリスも、膵臓が血液を介して消化器官と情報のやり取りをしているのか、あるいは神経系を介してなのか、どちらなのかを解明しようとしていた。後者、つまり神経系を介して調節されるという説は、当時世界で最も影響力のある生理学者であったロシア人のイワン・パブロフによって提唱され、一般に受け入れられていた（パブロフといえば、イヌの条件反射の研究で有名である）。

ベイリスとスターリングもイヌで実験した。ただ、彼らが用いたイヌは、パブロフのイヌよりも悲惨だった。イヌに麻酔をかけ、消化器系を外科的に体外に露出させ実験を行った。ベイリスとスターリングは、この実験を〝決定的な実験〟と呼んだ。一九〇二年、ベイリスとスターリングは、小腸に直接酸性の溶液を注入するとあるホルモンが分泌され、分泌されたホルモンが血流を介して膵臓に作用することを明らかにした。

炭酸水素ナトリウムの膵臓からの分泌は、神経を介した経路ではない。小腸上部の組織が酸性の溶液の影響を受けてある化学物質を産生し、その化学物質を血中へ分泌し、それが膵臓の腺細胞に作用することで炭酸水素ナトリウムが分泌される。

ベイリスとスターリングは、初めて単離されたホルモンであるこの化学物質を〝セクレチン〟と名付けた。腸が神経系を介して膵臓と情報をやり取りしているという仮説をとっていたパブロフは、ベイリスの実験を再試しようとした。再試に失敗することで、間接的に自分の仮説が正しいことを証明できることを期待していた。ところが、追試に成功したパブロフは、プライドを捨てきれず「ベイリスは正しい。ただ真実を発見するための独占的な権利をお互いに持っているわけでもない」と述べた。その二年後、パブロフはノーベル賞を受賞した。受賞理由は、条件反射の発見ではなく、「消化生理に関する研究分野の発展に貢献したこと」だった。

スターリングは、一九〇五年に英国外科医師会の講演で、セクレチンの発見と、身体機能の神経的制御と化学的制御の違いについて述べた。また、セクレチンのような化学伝達物質の名称は、ギリシャ語を借用した造語だと述べた。

これらの化学伝達物質、つまりホルモン（hormones、〃興奮させる〃から）は、ホルモンが作られた器官から影響を与える器官へと、血液を介して輸送される必要がある。また、生体の持続的に起こる生理反応によって、ホルモンは産生され続け、血流を介して全身を循環しなければならない。

セクレチンの発見は、特殊な腺で作られた化学物質が血液を介して遠く離れた組織に影響を与え、体の機能を調節するという新たな考えを持ち込んだ。しかし、これは始まりに過ぎず、その後さまざまな発見がなされ、ホルモン研究の分野が急速に発展した。一九二九年には、三つのエストロゲン（一般に〃エストロゲン〃と呼ばれるエストラジオールと、生体内ではごく微量しか存在しないエストリオール、エストロン）が相次いで発見された。その直後にテストステロンが発見された。

精巣抽出物は、一九世紀末から二〇世紀初頭にかけて、疲労困憊の人、高齢者、精力の尽きた人、インポテンツの人びとに希望を与えるものであった。だが、有効成分は特定されておらず、大量合成もできなかった。ブラウン・セカールの万能薬とその類似品が世間から信用を失っていく中、男性化を引き起こす分泌物の同定に科学者たちは懸命に取り組んでいた。基本的な科学知識、実験技術、経済的な動機は、すべて整っていた。発見は、時間の問題だった。

ブタやサルの生殖腺を破砕する時代は終わり、屠殺された動物から臓器を採取する技術が確立された。アムステルダム大学の生理学者エルンスト・ラキュールは、オルガノン社（現在はメルク社の子会社）を共同設立した。会社が屠殺場の近くにあり、屠殺されたオスウシの精巣を容易に入手できた。一九三五年、彼はオスウシの精巣を一〇〇キログラム入手した。そこから一〇ミリグラムの化学物質を抽出した。その抽出物を去勢したニワトリに注射し、とさかが再生する度合いを調べた（現在でもこの検査は、ある物質が男性的な特徴をどの程度誘発するかを解析するための標準テストとなっている）。精巣抽出物は、ニワトリのとさかを再生させ、精巣移植時と同等の効果を引き起こした。ラキュールは、この精巣抽出物を〝テストステロン〟と名付けた。ヨーロッパの三つの製薬会社がスポンサーとなり、アドルフ・ブーテナント、カーロイ・ギュラ・デビッド、レオポルド・ルジチカの三つの異なる研究チームが、一九三五年ほぼ同時にテストステロンの合成に関する論文を発表した。ブーテナントは、テストステロンの発見で一九三九年にノーベル化学賞を受賞した。

現在、約七五種類のホルモンが知られている。定義にもよるが内分泌腺には、視床下部、脳下垂体、甲状腺、副甲状腺、副腎、松果体、卵巣、精巣、膵臓などがある（図2・2）。しかし、ホルモンを分泌するのは内分泌腺だけではない。たとえば、消化管の細胞や脂肪細胞も、ホルモンを分泌する。肝臓、心臓、腎臓、皮膚、そして脳もホルモンを分泌し、それらの臓器はまたホルモンに反応する。腸内細菌からもホルモンが分泌されるが、その機能については、まだ不明なことが多い。私たちを生かし、健康にし、繁殖させるための自然淘汰の創意工夫の詰まった内分泌のしくみに驚かされるとともに、その創意工夫をもとに、病気の治療や人びとの生活の質を向上させるために役立つ方法も示唆している。ホルモンの基本的な知識や理解がなければ、テストステロンの真実を理解することはできない。まず、生体内のきわめて重要な化学的コミュニケーション手段であるホルモンについて見ていこう。

魔法のメッセンジャー

学校でホルモンについて学んだことがある、あるいは、自分自身が専門家にな

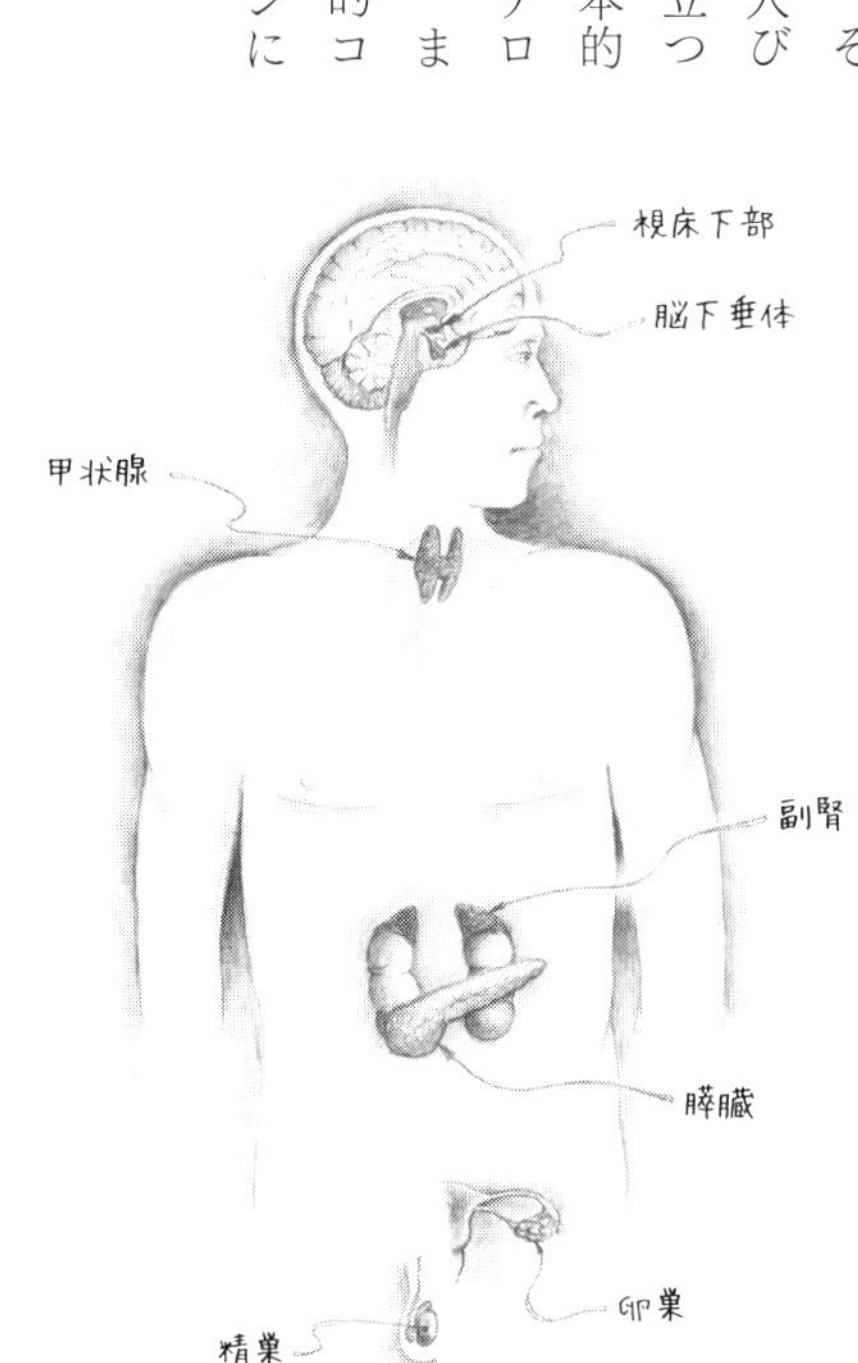

図2.2　おもな内分泌腺

らなければならないような病気に罹っていない限りは、エストロゲン、インスリン、甲状腺ホルモンなどのホルモンについて、漠然としか知らないはずである。メラトニンが睡眠に効果があることは知っていても、それがホルモンの一種であることを知らないかもしれない。ホルモンには不思議な力があるように思われるが、ホルモンはどこから分泌され、何からできているのか。体内でどのようにはたらくのか、また脳にどのような影響を与えるのかなどについて、ほとんどの人は、知らないかもしれない。

ホルモンは、すべての動植物、つまり多細胞生物に存在する。動物の場合、ホルモンはおもにタンパク質からなるペプチドホルモンとステロイドホルモンの二種類に分類される。ペプチドホルモンには、インスリンやメラトニンなどがあり、タンパク質の構成要素であるアミノ酸が連結することで作られている。ステロイドホルモンには、テストステロン、ジヒドロテストステロン（ＤＨＴ）やアンドロステンジオンなどのアンドロゲン、そしてエストロゲンなどがあり、これらはすべてコレステロールから産生される（コレステロールは、細胞膜の主要な構成要素であるだけでなく、ステロイドホルモンの原料でもある）。ホルモンはさまざまな内分泌腺や内分泌組織で作られる。メラトニンは松果体で産生され、テストステロンとエストロゲンは精巣と卵巣（および脂肪組織などのほかの組織でも）で産生され、インスリンは膵臓で産生される。ホルモンは、血流を介して体内を循環し、体のさまざまな部位へ情報を伝達する。実際ホルモンは、血液が通うところであれば、どこにでも運ばれるため、体内のさまざまな部位を循環している。

生体、家族、工場、大学などの複雑なシステムでは、システム全体が正常に機能するために、ある場所からほかの場所へと情報が正しく伝達される必要がある。体という複雑なシステムでは、化学伝達物質によって情報伝達が行われている。動物には大きく分けて、神経系（脳や脊髄）において情報伝達を担う神経伝達物質と、ホルモンの二種類が存在する。

神経伝達は、線路を走る電車のように、神経細胞の中を電気的な信号を用いて情報を伝達する（図2・3)。それに対してホルモンは、化学的なメッセージを〝聞いている〟あらゆる細胞に対して情報を伝達する。私が好きなボストンのラジオ局は九〇・九メガヘルツのWBURだが、WBURの電波塔から発信される信号を受信できるようにラジオのチューナーの周波数を設定しなければ、その内容を受信することはできない。ホルモンは、ちょうど電波塔とチューナーの関係のように、放送と受信を繰り返している。ホルモンは、ホルモンを分泌する内分泌腺（およびその他のホルモンを分泌する細胞）から循環器系（血液）へと分泌されるが、その情報は、ホルモン受容体を持つ特定の細胞だけに検知される。このような内分泌腺と細胞のネットワークが内分泌系を構成している。あるホルモンにだけ反応する細胞は、そのホルモンに対する〝標的細胞〟と呼ばれる（図2・4)。ペプチドホルモン受容体は、標的細胞の表面に存在する。一方で、テストステロンなどのステロイドホルモンの受容体は、標的細胞の内部に存在する（いくつかの例外が存在するため、後ほど説明する)。テストステロンに対する受容体を持たない細胞は、WGBH（私の地元の別のFMラジオ局の一つ）にラジオのチューナーの周波数を合わせているものである。つまり、ラジオは、WBURの電波に遭遇しても、WGBHにチューナーの周波数を合わせているため、WBURの放送を聴くことはできない。それと同じように、受容体をもたない細胞はテストステロンにさらされても、〝反応〟することはない。

神経伝達物質は、この本を読んでいるとき、文字という視覚的な刺激を解読して、あなたが文字を認

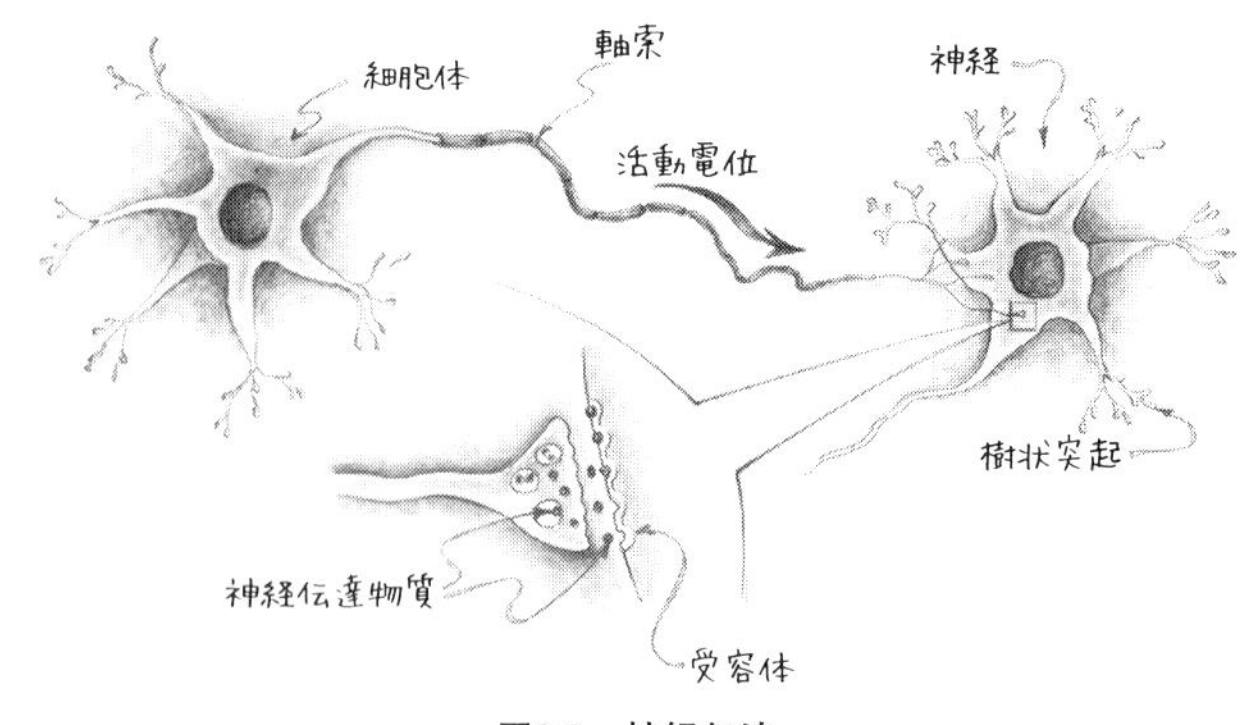

図2.3　神経伝達

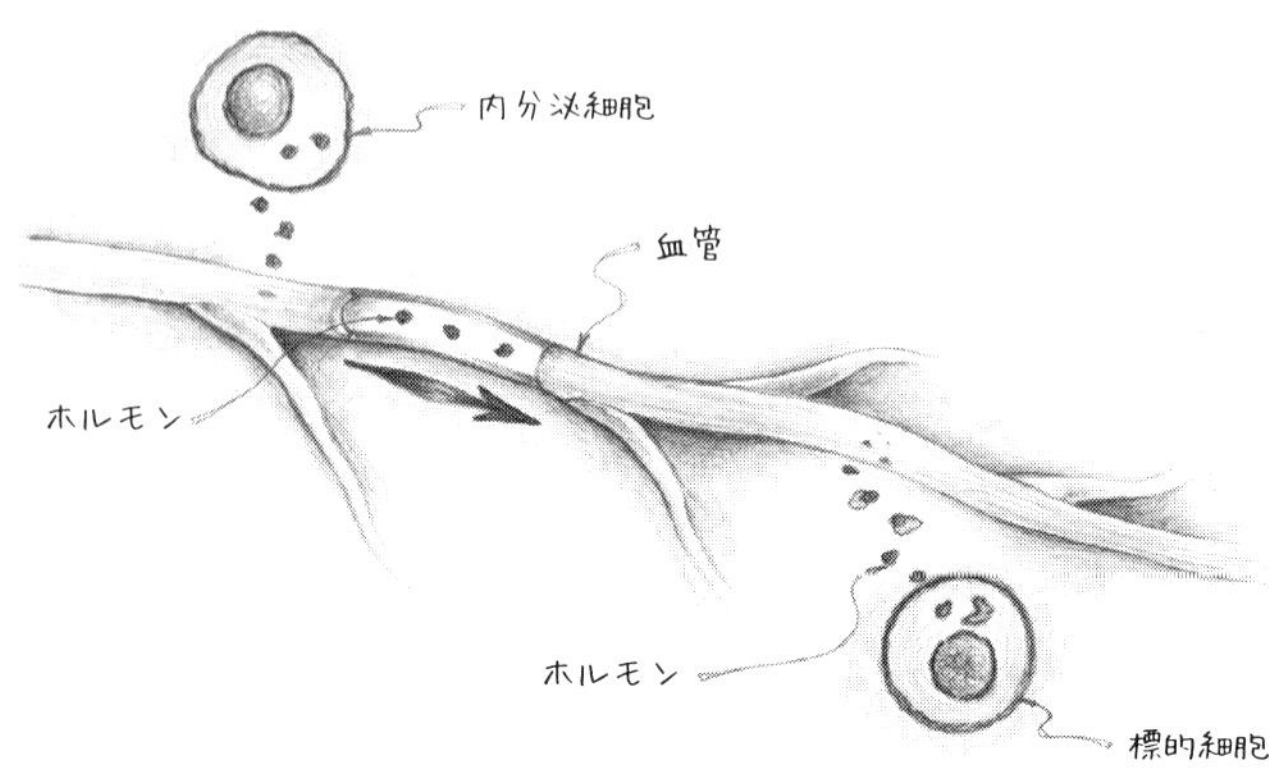

図2.4　ホルモンによる情報伝達

識できるようにし、あなたが読み続けたいという気持ちを、ページをめくるという行動へと変換する。もし、お腹が空いていれば、ホルモンは体内のエネルギー状態に関する情報を消化管から脳へと送る。その結果、気持ちを変化させ、テストステロンに関する知識を得ようと読書に集中するよりも、おやつが欲しくなってしまう。食物を食べようとする動機は、内分泌系と神経系の相互作用によって引き起こされる（この二つのシステムのインターフェースは、〝神経内分泌系〟と呼ばれる）。このようにホルモンは、あなたの脳や行動に大きな影響を与える。またホルモンは体と脳（もちろんその逆についても）の間の情報のやり取りを促進し、あなたの欲求や行動、そして身体的欲求を調節する。つまり、生存と生殖のためにはホルモンも神経伝達物質も、欠かすことができないのだ。

生存、成長、けがからの回復や繁殖に必要なエネルギーを体が要求するには、このようなホルモンや神経伝達物質による調節機構が必要不可欠である。エネルギーは、体にとっての通貨のようなものである。ある企業では、メールのやり取りで会社の収支を把握し、企業の財務計画に反映させているかもしれない。体と脳はどのように情報を交換し、体内のエネルギーを節約したり、あるいは使用したりする判断を下しているのだろう？　たとえば、健康のために投資すべきなのか、それとも遊びや恋愛、仲間を奪い合う、はたまた赤ちゃんのために母乳を産生するのに十分なエネルギーがあるのかどうか、といったことをどのように判断しているのだろう？

エナジーバーを少し食べてからジョギングに出かけたとしよう。ジョギングを始めて一キロほど走ると、筋肉の細胞は、体内のエネルギーをすぐに手に入れられるかどうか心配し始める。細胞が必要とするエネルギーを体内のどこから得るかについては、さまざまな選択肢があるが、脂肪などのほかのエネルギー源からグルコースを産生するのではなく、血中から直接グルコースを細胞内に取り込む方が、容易かつエネルギー効率的にも安上がりである。さて、ちょうどいい具合に、先ほど食べたエナジーバーに含まれていたグルコースが血流によりやってくる。するとそのグルコースは、膵臓に存在するグルコースを感知する特別な細胞によって検知される。膵臓の特別な細胞は、グルコースが血中に存在し、グルコースが利用可能であることを、細胞へ伝える。具体的には、膵臓のグルコースを感知する特別な細胞であるβ細胞から血中へインスリンが分泌され、全身を循環する。インスリンは、細胞に対して「おい、ドアを開けろ！　グルコースを玄関先まで届けたぜ！」と叫ぶ。インスリンの標的は、体内のほぼすべての細胞である。というのも、すべての細胞がエネルギー源としてグルコースが必要だからである。筋細胞は、とくにこのインスリンのシグナルに対して非常に良く反応する。筋細胞（および、その他グルコースを必要としている細胞）は、グルコースを細胞内に取り込むために、扉を開いて反応する。インスリンが筋細胞にある受容体に結合すると、細胞膜上にある特別な扉（グルコーストランスポーター）が開き、そこから細胞内へグルコースが取り込まれる。ジョギング中の筋細胞は、活発に活動しているため、エネルギーを必要としている。飢餓状態の筋細胞に取り込まれたグルコースは、すぐさまアデノシン三リン酸（ATP）に変換され、細胞内の燃料として用いられる。このようにインスリンは、グルコースが入手可能だという情報を全身に伝える役割を担っている（ちなみに脳では、これとは別の機構でグルコースを細胞内に取り込む）。このようにしてあなたの筋細胞は、ジョギングを走り終えるためのエネルギーを細胞内に取り込む。

ジョギングを終えて自宅に戻り、ソファでくつろいでいると、ふと立ち上がってお菓子の入っている引き出しを開けて小腹を満たすものがないか探し始める。この行動には理由がある。先ほど食べたエナジーバーに含まれる炭水化物、つまりグルコースに体が反応し、インスリン濃度が急上昇したためである。その結果、インスリンが細胞に作用して、血中のグルコースを大量に細胞内に取り込む。すると、血中グルコース濃度が若干低下し、インスリン濃度も低下する。すると脳は、血中グルコース濃度が低下したことを感知し、〝低血糖〟の状態にあると判断する。この情報は、神経伝達物質を介して脳のほかの部位に情報を伝え、低血糖状態から脱するような行動を引き起こす。つまり、ソファから立ち上がって、フルーツボウルからリンゴを手に取るかもしれないし、私のように、プレッツェルやポテトチップスを食べて、低血糖の不快感を解消しようとする。

摂取した食べ物は消化管で分解された後、小腸から吸収され、血中に取り込まれる。すると血中のグルコース濃度、つまり血糖値が上昇し、インスリンが分泌される。すると、グルコースが血中から細胞へと取り込まれるのと同時に、血中のインスリン濃度が高い状態であることを脳が感受し、脳は体内に十分なエネルギーがあると判断する。つまり、もう空腹状態ではないとみなす。このようにホルモンが脳に作用し、体の要求に合わせて、行動を調節しているのである。

テストステロンやほかの性ステロイドホルモンは、インスリンと同じように、体内で効果を発揮するのと同時に、脳にも情報を伝達する。テストステロンはインスリンと同じように体や行動を調節するが、インスリンのように血糖値を調節するのではなく、成長や生殖機能をサポートする。

もちろん、生殖活動にはエネルギーが必要で、生殖機能が正常に作動するためには、体内のエネルギーがどれほど利用できるかが肝心である。実際インスリンやテストステロンなどのホルモンは、体内に存在するホルモンやほかの化学物質と協同して作用する。

エネルギーと生殖の関係は、男性よりも女性のほうがはるかに影響を受ける。男性の場合、生殖を成功させるためには、エネルギーを消費する生殖行動（自分の体で赤ちゃんを育て、養うこと）よりも、相手を見つけ、競い合い、女性を惹き付けることが重要である。テストステロン濃度が比較的高値の場合（ただし、一般的な男性の範囲内で）、テストステロンは、男性の体内の筋肉の成長や精子の産生を促進する。そして、体内で何が起ころうとしているのかを脳へ伝える。インスリンの場合、血中インスリン濃度が高いと「血中にエネルギー源があるぞ、使え！」と脳へ情報が伝達される。一方、テストステロン濃度が高い場合「精子がたくさん産生されて、準備万端だぞ！」と脳へ情報が伝達される。去勢された男性に起こる変化からもわかるように、テストステロンは男性が生殖活動を行うために非常に重要である。

典型的な男性の行動や外見は、精巣の有無によって決まる。精巣のないオスは、男性的な身体的特徴や精子の産生、（動物によっては）鮮やかな羽や大きく立派な角、そして喉仏や上半身の筋肉を発達させることができない。また精巣は、勃起、身体的攻撃性、女性の性的関心を集めるために競争する意欲など、男性的な行動に影響を与える。

精巣からの分泌物に注目した研究や産業が、一九世紀後半から盛んになった。ホルモンが動物の生理・解剖・行動に及ぼす影響を、臓器や組織の移植という、手間のかかるうえに効果も薄くしかも残酷な手法に頼らずとも調べられるようになったからだ。エストロゲン、プロゲステロン、テストステロンが二〇世紀初頭に人工合成され、医薬品（インチキ療法だけでなく、真面目な医療目的にも）や研究用に販売されるようになった。

1型糖尿病の治療薬として一九二一年に初めて用いられたインスリンのように、人命を救う発見と新薬の開発に加え、臨床医、製薬会社、研究者間の協力関係が内分泌学分野を繁栄させた。この相利共生関係は現在も継続しており、ホルモンが体や脳を形成するしくみについての理解は、現在ではさらに深まっている。

テストステロンが発見されるまでは、生まれた後にテストステロンの供給源を取り除く、つまり去勢することで、動物へのテストステロンの作用について調べられていた。しかし、オスが正常に成長するためには、生まれる前または生後直ちにテストステロンが必要なことについて、これまでまったく説明していない。では、胎児が子宮の中で、あるいはその後、テストステロンの作用を受けなかった場合はどうなるのだろう？　次章では、この点について取り上げる。

3章　テストステロンをひとさじ

ジェニーの話

ジェニーは、約束の時間通りにオフィスまでやってきた。たいていの学生は、ジーンズやスウェットにTシャツというカジュアルな服装だが、ジェニーは膝上丈の赤いドレスをまとい、黒いエナメルのパンプスといった、いつも通りの小綺麗な格好をしていた。彼女の明るい茶色の髪は、肩の下まで伸び、白いパールのイヤリングが際立っていた。

予定の講義はすべて終わり、学期末試験が間近に迫っていた日のことだった。この時期にオフィスへやってくる学生はたいてい、期末試験にどんな問題が出るかとか、何を読んでおけばいいかなどを訊きに来るのだが、彼女はにこりと微笑んでから「講義の内容について先生と話がしたいんです」と言う。どうして私はこのできごとをこんなによく覚えているのか。時期外れな意外な質問だったということもあるが、彼女が私のオフィスへ来たのはこれが初めてだったのだ。実は、ジェニーの顔はよく覚えていた。青い目、高い頬骨、透き通るような白い肌をしていたので、講義中どうしても、ジェニーの顔に目がいってしまう。彼女の表情を見ると、講義がうまくできているかどうか確認できた。というのも、彼女はいつも背筋を伸ばし、私を凝視して、私が面白い話だと思って語っているテーマについて、うなずいて聞いてくれていたからだ。

ジェニーは、何度か講義後にノートをもって、教卓に質問しにきたこともあった。学生たちの質問には二つのタイプがあり、新しい用語や概念の理解を深めるための質問（たとえば「どの細胞がミュラー管抑制因子を産生するのか教えてほしい」といったもの）と、講義内容に関してさらに理解を深めるためにする質問（たとえば「性差を記録した研究者は、事前に赤ちゃんの性別を把握していたのだろうか」といったもの）である。ジェニーの質問は、後者のタイプだった。

私は、ジェニーをオフィスに歓迎して招き入れ、小さな丸テーブル越しに向かい合って座った。ジェニーの趣味、家族、ハーバード大学での生活について雑談をした。ジェニーの返答は、私が予想していたものだった。彼女は講義を楽しみ、学内の合唱団ではソプラノを担当し、女子学生社交クラブ活動にも積極的に参加していた（厳密には、ハーバード大学には女子学生向けの社交クラブは存在しないが、彼女が参加していたグループはまるで女子学生社交クラブのようだった）。私の講義の受講生たちと同じように、ジェニーもまた大学卒業後は、医学部への進学を希望していた。私は、ジェニーの賢さ、熱心さ、思いやりのある性格から、ジェニーが医者として成功すると確信した。彼女は家族の結束力が強い南部の出身だった。ジェニーは幸せそうで、学生生活にうまく適応しているように見えた。

ジェニーは、なぜホルモンに興味を持つようになったのか、突然話し始めた。これまでに、さまざまな学生が、なぜ私の講義を受講したのか、そのきっかけを話しに来てくれることがあった。たとえば、身近な人に糖尿病や甲状腺機能低下症などの内分泌性疾患を患っている人がいたり、トランスジェンダーや性ステロイドホルモン製剤を服用していたり、ボディービルディングに興味があるといったものだった。彼らの多くは、今までに専門的な講義を受講したことがないにもかかわらず、内分泌系の機能について非常によく理解していた。

ジェニーは一〇代の頃、ほとんどの子どもたちが周囲に馴染みたいと思う時期に、同級生や友人と自分は大きく違うことを知ったという話を始めた。ジェニーは、自分の体験を率直にかつ感情を抑えて、冷静に私に話してくれた。私は、ジェニーの話を聞いて愕然とし、涙がこぼれ落ちないよう必死に聞いていた。

ジェニーの女友達が、一二歳頃、生理が始まったとき、ジェニーも自分は女性として、同じことを経験すると思っていた。実際にジェニーは、ほかの女の子の友達でも見られる思春期の特徴的な変化、つまり胸が大きくなり、腰がくびれ、お尻が大きくなるといったこと、が起こっていた。しかし、ジェニーが一四歳になっても、さらには一六歳になっても生理は来なかった。彼女は健康な一〇代の女の子のように見えたが、一六歳になっても生理が来ないのは、何かしら健康に問題があると考えられた。そこで、ジェニーの母親は、ジェニーを産婦人科に連れて行った。ところが、ジェニーやジェニーの母親が予想していたことよりも問題は複雑で、ジェニーは、単に生理が遅れているわけではなかった。産婦人科医は、さらなる検査のために専門医を紹介し、採血、超音波検査、そして体の精密検査が行われた。後日専門医は、ジェニーと母親を呼び、検査結果について話し合った。

ジェニーは、健康であることが分かり、一安心した。しかし、ジェニーの体は、一般の女性とは異なっていた。ジェニーは、性分化疾患（ＤＳＤ：性分化障害とも呼ばれる）であり、性分化疾患の中でも、完全型アンドロゲン不応症（ＣＡＩＳ）と呼ばれる一〇万人に二人の割合で起こる非常に稀なタイプだった。

完全型アンドロゲン不応症という医学用語は、この疾患の特徴をうまくとらえている。ジェニーの細胞内には、女性の細胞であれば保有しているはずのＸＸ染色体ではなく、男性の細胞が保有するＸ染色体とＹ染色体が存在していた。そのためジェニーの細胞内に存在するＹ染色体は、卵巣ではなく精巣を発達させた。しかし、ジェニーの精巣は、腹腔内に停留していた。腹腔内に停留している精巣は、多量のテストステロンを分泌したが、ジェニーの体内の細胞はそれに反応できず、またアンドロゲンにも反応できなかった。そのため、ジェニーの腹腔内の精巣は精子を産生できなかった。つまり、テストステロンの作用を受けないことで、ジェニーは胎児のときに女性の形質を発達させることができたのである。ジェニーは、外観的には正常な膣があるが、子宮にはつながっていなかった。そのため、彼女は妊娠することができないという現実に直面しなければならなかった。

医者から聞かされた彼女の人生を一転させるこれらの事実は、ジェニーとジェニーの家族に混乱と挫折感をもたらした。しかし、後になってジェニー自身が理解したように、彼女は幸運だった。ジェニーは、自分の疾患を知ってから、同じ体験をしている完全型アンドロゲン不応症の女性たちと情報をやり取りすることができ、またそれらの人びとの中には親しい友人になった人もいた。完全型アンドロゲン不応症の女性たちの多くは、周囲から嘘をつかれたり、誤ったアドバイスをされたり、不必要な手術を受けさせられたり、はたまた自分の体を恥ずかしいものだと思い込まされていた。だからこそジェニーは、自分を応援してくれる家族、この疾患を生涯続くものと捉え、進歩的な治療法についてそれぞれの有害性と有益性を認識したうえで、それらの治療法を試みる医師団と出会えたことが、どれほど幸運なことなのかを理解していた。

完全型アンドロゲン不応症は、生殖腺や性染色体から予想される解剖学的生殖器官が異なる〝インターセックス〟と呼ばれる状態である場合が多い。このような状態は、より広い意味で性分化疾患に属する。インターセックスや性分化疾患といった用語の適切な使い方について、強い思いを持つ人がいるのも当然である。なおジェニーは、自身のことを完全型アンドロゲン不応症として、この用語を好んで使っている。

XY染色体を保有し、テストステロンを産生する精巣が体内にはあるが、テストステロンの作用が無い場合、女性の第一次性徴と第二次性徴が起こる（第一次性徴とは、出生時までに出来上がる内性器と外性器のことである。第二次性徴とは、女性の場合は乳房、男性の場合は体毛が生えるといった思春期に現れる特徴のことである）。完全型アンドロゲン不応症の人びとの外見や振る舞いは、典型的な女性や女の子のように見え、またそのようにふるまう。多くの場合、初潮が来ないことで、自分の体がほかの女性たちとは異なるということを初めて知る。

私は、テストステロンの驚異的な力の例として、完全型アンドロゲン不応症について何年も講義してきた。だが、実際に完全型アンドロゲン不応症とともに生きている人に会ったことはなかった。私が男性らしさの鍵になると考えていた、精巣とテストステロンが体内に存在している人がいるのである。しかし私には、ジェニーは非常に女性的な印象をもたらした。私は、完全型アンドロゲン不応症に関する知識を持っているにもかかわらず、ミスマッチのように感じてしまい、ジェニーのことを理解するのに非常に苦労した。性染色体、生殖腺、性ステロイドホルモンの組み合わせによって男性的、女性的、あるいはその中間的な外見や思考が発生するのである。男らしさや女らしさは、私たちが期待するようなものではないともいえる。

ジェニーの話は、私の心をざわつかせたが、ジェニーが自信をもって、また平穏に暮らしている様子を見るにつけ、彼女が直面したであろうさまざまな困難について、共感せずにはいられなかった。しかし同時に「しまった！ ジェニーは、完全型アンドロゲン不応症をどのように扱うべきなのか、私に意見しに来た？ それとも私が何か下手をして、無神経な発言でジェニーを怒らせたり、傷つけたりしてしまった？」と心配せずにはいられなかった。もしそうだったとしても、ジェニーは一切そのことについて触れなかった。代わりにジェニーは、私と二人で完全型アンドロゲン不応症について学ぶ自主ゼミを来学期できないかとお願いしてきた。もちろん私は「イエス」と答えた。

男の子と女の子の作り方

細胞にXY染色体が存在しているにもかかわらず、胸が大きくなったり、お尻が大きくなったり、あるいは甲高い声や柔らかく滑らかな肌、そして膣が形成されるのはおかしいと感じるかもしれない。ジェニーの例は、性別は染色体だけで決まるものではないことを示している。つまり、性染色体そのものは、女性的な特徴を形作ることを刺激（または抑制）しないのである。女性的な特徴を生み出すのは、性ステロイドホルモンの仕業であり、ときとして性染色体と一致しないことがある。

男の子には陰茎があるが、女の子にはなく、男性にはひげが生えるが、女性は胸が大きくなる原因は、これらの特徴を引き起こす遺伝子が、どちらか一方の性にしか存在しないというわけではない。女性だけが、乳房や臀部を発達させる遺伝子を独占しているわけではなく、逆に男性も野太い深い声や髭を産生する遺伝子を独占しているわけでもない。男女関係なく、男女ともに、どちらの性にも典型的な形質を引き起こせる遺伝子をもっている。問題はどの遺伝子が、どれくらいの量で、体内のどの組織で機能するかである。この事実は、何千ドルもかけて顔のムダ毛を処理した女性や、女性のような乳房（女性化乳房）に悩む男性にとって、ショッキングなことかもしれない。逆に言えば、トランスジェンダーの人びとが、ほかの性別の身体的特徴を入手できることの理由でもある。男性にはY染色体があり、女性にはないため、ヒトには性別によって異なる遺伝子が存在するのは事実である。しかし、Y染色体に含まれる遺伝子数は、ほかの二二対の染色体に存在する二万〜二五〇〇〇個の遺伝子と比較し、約七〇個とごくわずかしかない。ただ、この小さなY染色体の能力を侮ってはいけない。Y染色体に存在するたった一つの遺伝子が、世界を一転させるのである。

ほぼ同じ遺伝子を保有している男性と女性が、どのようにして大きく異なる体になるのかを理解するために、クッキーを作る様子を想像してみてほしい。キッチンには、さまざまな種類のクッキーを作るのに必要なすべての材料、バター、黒砂糖にグラニュー糖、重曹にベーキングパウダー、小麦粉、チョコチップ、オートミール、ナッツなどが揃っている。さあ、何百種類もあるレシピの中から、お気に入りのクッキーを選んで作ることができる。あなたの友人は、チョコチップクッキーをリクエストした。

さて、チョコチップクッキーのレシピが記載されているページを開いて、材料を準備して、混ぜて焼く。出来上がったら、友人たちと一緒に温かくて噛みごたえのあるチョコチップクッキーを楽しむ。ジェニーが、母親の子宮の中で分裂する受精卵の塊、つまり成長と分化を繰り返す受精卵だったころ、彼女のもとになる細胞は、さまざまな種類の細胞へと分化し始めている。特定のクッキーを作るためにレシピを選べるように、成長中の細胞は、特定の遺伝子を読み込み、タンパク質を産生し、筋細胞、赤血球、神経細胞など、さまざまな種類の細胞へと分化していく。

私たちヒトの細胞の核に存在する四六本の染色体には、ヒトのゲノム、つまりヒトのすべてのDNA(デオキシリボ核酸)が含まれている。DNAは、二本の長いバネをからみあわせた形をしている。細胞の核の中には、端から端まで引き延ばすと約一・八メートルにもなるDNAがコンパクトにまとめられている。なお、体内に存在するすべての細胞のDNAを引き延ばすと、地球から太陽まで二〇〇回往復できるほどの長さになる。遺伝子は、このDNAの中に存在し、A(アデニン)、C(シトシン)、T(チミン)、G(グアニン)という化学物質(塩基)からできた配列で、この配列こそがタンパク質を作るための命令本体である。

つまり、個々の遺伝子は、タンパク質を作るためのレシピのようなものである(専門用語では、遺伝子はタンパク質をコードしているという)。遺伝子には、タンパク質を作るのに必要な材料がリスト化されていて、それらを組み合わせる順序も指定されている。しかし、クッキーを作るときのようにバターや砂糖、小麦粉を混ぜ合わせるのではなく、アミノ酸をつなぎ合わせてタンパク質を作り出している。なおヒトでは、二〇種類のアミノ酸を用いてタンパク質を作り出している。

たとえばフェニルアラニンというアミノ酸は、人工甘味料であるアスパルテームの原料であり、七面鳥に含まれるトリプトファンというアミノ酸は、感謝祭の食後に眠気を引き起こすということを聞いたことがあるかもしれない（ちなみに、トリプトファンの話は迷信である！）。

ホルモンであるインスリンの遺伝子を例にすると、インスリンを作るには、五一個のアミノ酸をつなぎ合わせる必要がある。しかし、アミノ酸は全部で二〇種類しかないため、クッ

レシピの隠し場所
（クロマチン）
使用可能な
レシピ
（用いることの
できる遺伝子）
材料を混ぜて焼く
（タンパク質の合成）

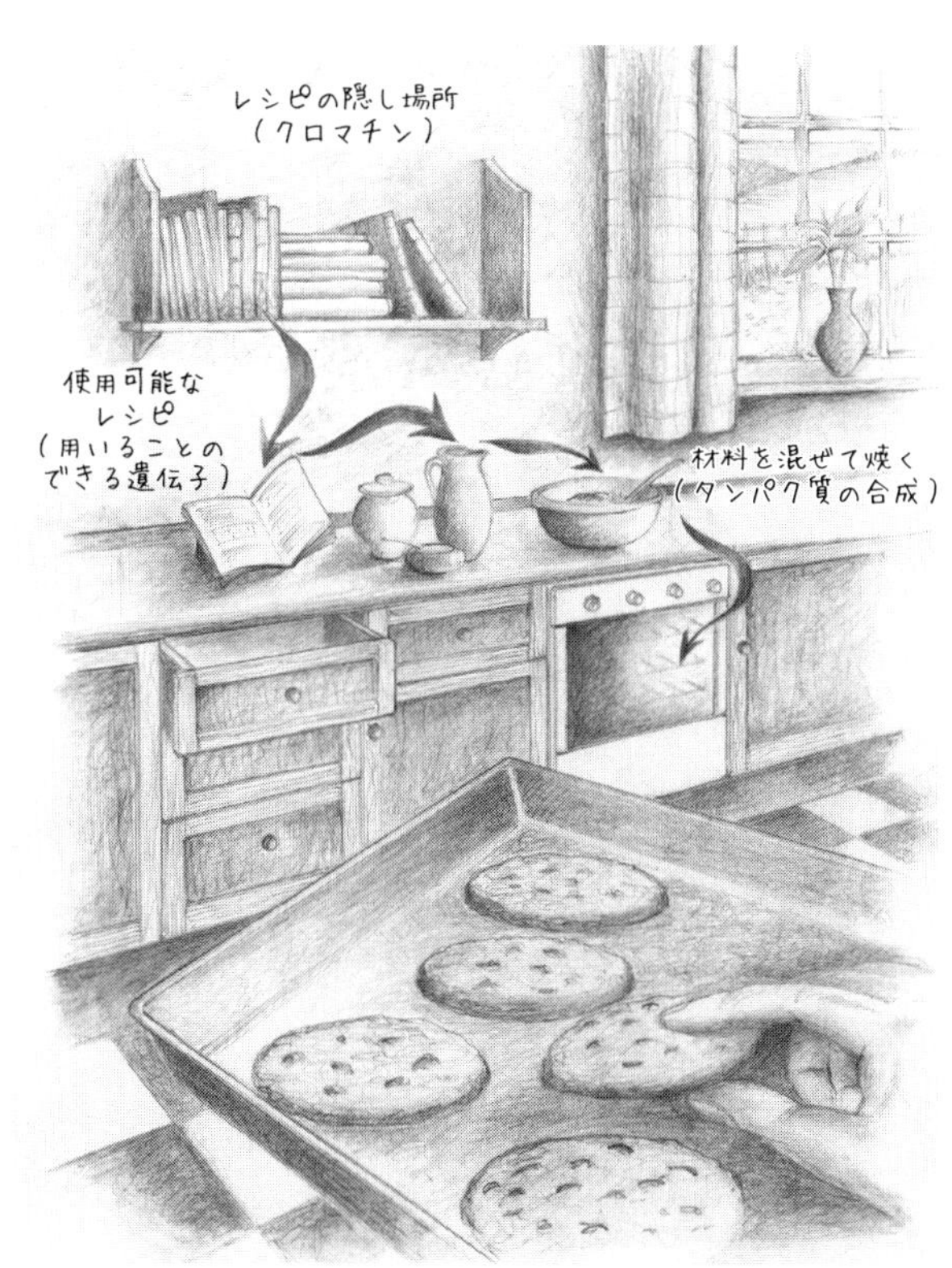

図3.1　クッキー作りの工程と遺伝子発現

キー一枚の中にチョコチップが一〇個、クルミが四個入っているように、タンパク質一つを構成するには、いくつかのアミノ酸が重複して使用される。ある意味、タンパク質の産生は、クッキーのレシピを読んで、材料を混ぜて焼くことに類似している（図3・1）。ちなみに、遺伝子の場合、まず遺伝子が転写され、その後タンパク質へと翻訳される。この一連の過程を遺伝子発現と呼ぶ（図3・2）。

レシピの準備とうまくクッキーを焼ける確率

私は、クッキーを焼くのが好きで、繰り返し使っているレシピがあるので、そのレシピは、いつでもすぐ取り出せるように準備してある。細胞も実は同じことをしている。各臓器に存在する細胞は、それぞれの細胞で特定のタンパク質だけを産生するため、特定のタンパク質を作る命令だけを参照するようになっている。そのため、ほかの大多数のタンパク質を産生するための命令は、くしゃくしゃにされ、無視されている。（実際、すべての細胞のＤＮＡは、規則正しくタンパ

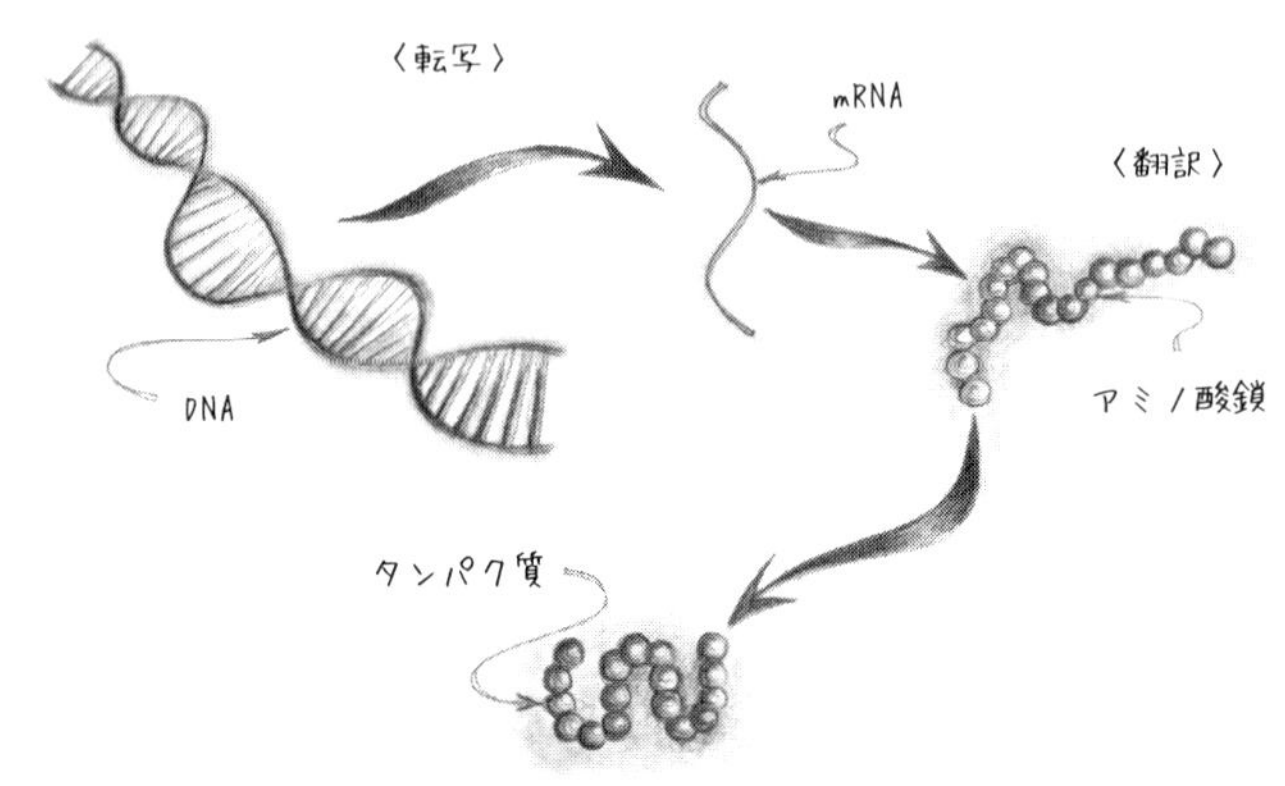

図3.2　遺伝子の転写と翻訳

ク質と結合してクロマチンと呼ばれる構造体を形成し、コイル状に巻き取られコンパクトになっている。このクロマチンに巻き付いている部分のＤＮＡは翻訳できないようになっている）。これと同じように、チョコレートのベーコン巻きのレシピを持っているが、そのレシピはパントリーの棚に置いてあるほとんど開かない本の中に埋もれて、埃をかぶっている（いや、このレシピが美味しくない、というわけではないんだが…）。

細胞がどのような遺伝子のレシピを持っているかは、その細胞が何をするのかによって異なる。たとえば、膵臓の細胞は血中に含まれるグルコース濃度を感知し、骨の細胞は骨の構造を支え、脳の細胞は電気信号を伝達しなければならない。このような細胞の特殊化は、成長期の胚においてとくに重要で、すべての新たに生まれた細胞が最終的に分化するためになくてはならない。つまり、どのような細胞になるのか？　どの遺伝子（ＤＮＡのどの部分を引っ張り出してきて）をすぐ使えるように準備をしておいて、そしてどの遺伝子を厳重に保管しておきべきなのか？　といったことを成長期の胚において決める必要がある。

成人すると、ほとんどの細胞はすでに分化している（ただし、ごくわずかな幹細胞は残存している）。それぞれの細胞は、私たちヒトのすべてのＤＮＡ（全ゲノム）を保持しているが、その全ゲノムのうち、ごく一部の遺伝子だけを用いてタンパク質を産生している。

女性の顔にある毛根内の細胞では、黒くて太い体毛を産生するレシピは、棚の奥のほうでくしゃくしゃにコンパクトになっている。ほとんどの女性の顔では、黒くて太い毛は生えてこない。しかし、男性の毛根内の細胞には、このレシピが常に利用可能になっていて、何度も何度も転写、翻訳が繰り返される（なお、ときどき女性の顔に黒い毛が生え、濃くなるのは、高テストステロンによることが多い。詳細は、第9章で述べる）。

これらの現象は、単に特定の遺伝子がスイッチオンされるかスイッチオフされるかという問題ではない。というのも、遺伝子が転写される速度とタンパク質に翻訳される速度がそれぞれ異なるからである。もしタンパク質の生産量が増えれば、その遺伝子の発現はアップレギュレートされたと呼ばれ、減ればダウンレギュレートされたと呼ばれる。

生殖器の始まりの組織は、どちらの性の生殖器にもなれる

ジェニーがまだ胎児、つまり母親の子宮の中で成長し始めた頃、彼女の幹細胞は命令を受けて肝臓、神経、骨、皮膚などへ分化し始めていた。幹細胞は、どの遺伝子を発現させ、どの遺伝子を無視すべきかという指示を受け、それに従い、細胞を必要な組織に分化させるタンパク質を産生し、ヒトを形成し始める。肝臓や骨といった〝ユニセックス〟な組織では、どのような細胞に分化するかという方法について、男女差はほとんどない。しかし、すべての人が精巣と卵巣を必要としているわけではない。では胎児は、卵巣だけ、あるいは精巣だけを形成するといった重要な決断をどのようにしているのだろうか？

男女ともに胎児の初期には、後に腎臓となる隆起部に未分化な細胞群が集合し始める。この原始性または両能性の生殖腺は、六週目までは男女同一である。その後、細胞が分化し始め、その分化した細胞

が集合することで、どちらかの生殖腺を形成する。細胞がどちらの生殖腺へと分化するかは、細胞内のSRY（Sex-determining region of the Y chromosome の略）タンパク質の発現量によって決まる。なお、SRYタンパク質は、Y染色体上に存在する*SRY*遺伝子によってコードされている（図3・3）。

性別は、卵と受精した精子によって決定される。個々の精子は、XまたはYの染色体を持つが、すべての卵は一つのX染色体しか持たない。そのため、胚がXYまたはXXどちらの性染色体を受け継ぐかは、受精した精子にYまたはXどちらの染色体が含まれているかによって決まる。*SRY*遺伝子は、Y染色体上に存在するため、精子が生殖腺の運命を決定することになる。

六週目頃になると、このY染色体の遺伝子（*SRY*遺伝子）はSRYタンパク質に翻訳される。SRYタンパク質は、ほかの染色体上に存在する遺伝子の転写率を増加（場合によっては減少）させる。とくに重要なのは、一七番染色体の*SOX9*遺伝子で、SRYが*SOX9*遺伝子の活性をアッ

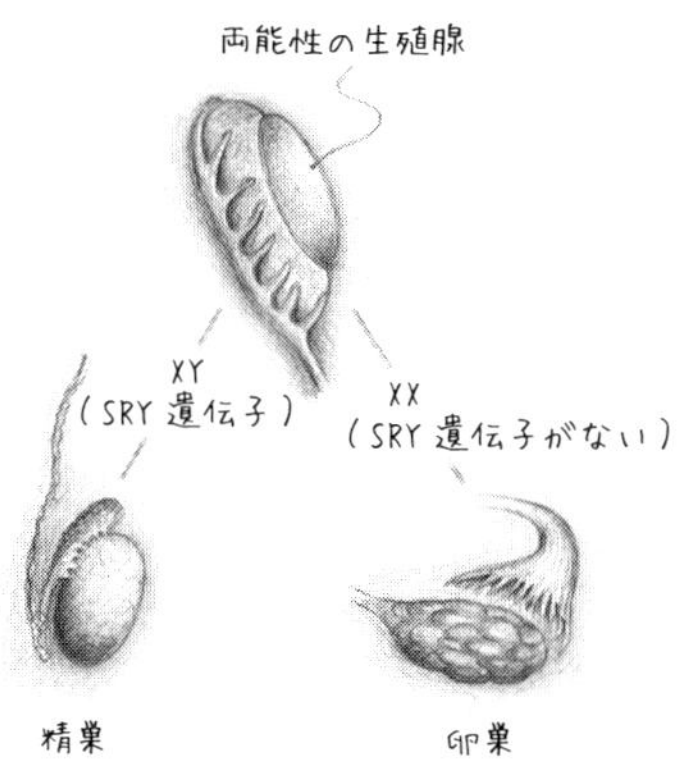

図3.3　両能性の生殖腺の分化

プレギュレートする。そして、SOX9タンパク質は、始原生殖腺を構成する細胞（訳注 セルトリ前駆細胞）内のほかの遺伝子の発現を変化させる。このようにして、*SRY*遺伝子は、始原生殖腺の細胞内で特定のタンパク質の産生を引き起こす。これらのタンパク質により、細胞は精巣細胞としての特徴を持つようになる（また、卵巣細胞への分化を引き起こす遺伝子を抑制する）。最終的には、Y染色体とSRYタンパク質の発現、そしてほかの多くのSRYタンパク質によってアップレギュレートされた遺伝子群によって、始原生殖腺を構成する細胞群は、卵巣ではなく精巣を形成するように分化する。

卵巣が完全に形成されるためには、二本のX染色体とさまざまな遺伝子の発現が必要不可欠である。しかし、精巣を形成するためのY染色体のようなマスタースイッチは存在しない。六週目の胎児で、セルトリ前駆細胞にSRYタンパク質が高レベルで発現していない場合、卵巣が形成される。また、*SOX9*やその他の精巣を形成するために重要な遺伝子が機能しない場合、XY染色体を保有する場合であっても、卵巣が形成される。このような場合、胎児は女性として成長するが、成人しても卵巣は完全に機能しない場合がある。つまり個々の性別は、必ずしも性染色体と一致するわけではないのである。言い換えると、精巣や卵巣の形成を引き起こす特定の遺伝子の発現パターンがどのようになっているかが重要なのである。

私は三〇代前半にハーバード大学大学院に入学し、行動内分泌学の講義を大勢の学部生と一緒に受講した（学部生向けの講義を受講するのは、たいていの大学院生にとって標準的なものだった）。それまで私は、動物のオスとメスの違いに魅了されていたが、ヒトの性別がどのように形成されるのかについては、考えたことがなかった。正直に言うと、私は妊娠した瞬間性別がどちらか一方にだけ決まると思っていた。つまり、男の子や女の子を形成する細胞の塊の一部が、精巣や卵巣、陰茎や膣、そしてそれらに付随する組織へと変化するように運命づけられていると考えていた。

六週目に卵巣と精巣のどちらかにもなりうる細胞群と、膣と陰茎のどちらかにもなりうる細胞群の二つの細胞群が現れることを学んだとき、ヒトを形作るという一つの設計図に対して、非常に小さな調整を加えるだけで、男の子と女の子を生み出すという非常に効率の良いしくみに対して、私は、畏敬の念を感じずにはいられなかった。また、自分とは違う性に対して深い結びつきを感じた。つまり、私たちヒトは、男も女もほぼ同じもので出来ているのである。

二つの性別

これまで〝男性〟、〝女性〟という言葉を使ってきたが、その真の意味をまだ説明していない。あなた自身も、自分ではこの違いについて理解しているつもりだったかもしれない。実のところ、私も大学院に入学する前までは、あなたと同じように思っていた。つまり、ＸＸとＸＹの性染色体がそれぞれ女性らしさ、男性らしさを決めると信じていた。しかし、ＸＸとＸＹの性染色体は、哺乳類のオスとメスの特徴の一つであって、それによって、男性らしさ・女性らしさ、また性を定義するものでもない。

ヒトの場合、精子にＹもしくはＸのどちらかの性染色体が存在することによって、受精時に性別が決定する。しかし、性染色体は必ずしもＸＸとＸＹである必要はない。たとえば鳥類では、オスは同一で一対の性染色体（ＺＺ）を保有し、メスは二つの異なる性染色体（ＺＷ）を保有している。実は、ほかの種では、オスとメスを決定するために、染色体に頼らないこともある。カメやワニは、卵の温度で、生まれてくる子の性別が決まる。さらには、必ずしもどちらかの性になるわけではない。たとえば、サンゴ礁に生息するカクレクマノミは、生まれたときはオスで、その後メスへと変化する個体が現れる。一方カタツムリのように、一つの個体で両方の性である場合もある。性染色体以外で、オス（またはメス）に共通する特徴は何だろうか？　基本的には、性細胞や配偶子の相対的な大きさである。オスは小さくて動きやすい配偶子（精子）を産生し、メスは大きくて動かない配偶子（卵）を産生する。私の息子は、まだ精子を産生していないが、男性である。一方、私の卵巣は生理周期があった頃と比較してもはや定期的に排卵しなくなってしまったが、それでも、私は女性であることに違いはない。つまり、配偶子の設計プランが重要なのである。

男の子になる鍵：テストステロン

ジェニーは、完全型アンドロゲン不応症のため、Y染色体と*SRY*遺伝子が体内に存在することで、卵巣ではなく精巣が発達した。胎生九週目のブドウくらいの大きさになるまでは、ジェニーはほかの男の子の胎児とほとんど同じように見えた。それでは、典型的な男の子の胎児、今回はジェームズと呼ぶ、と比較してみよう。ブドウぐらいの大きさのジェニーとジェームズはどちらも、精巣において大量のテストステロンを産生する。

私たちヒトの体には、発生初期に卵巣と精巣のどちらにも分化できる生殖腺が存在し、男女どちらにも分化することが可能である。具体的には、胎児の発生初期には、精管（精子を運ぶための管）や前立腺など、男性の内生殖器へと分化するウォルフ管と、卵管、子宮、輸卵管など、女性の内生殖器へと分化するミュラー管が存在する。しかし、約八週間後には、ウォルフ管かミュラー管のどちらかが退化し、もう片方が継続して発達する（図3・4）。

ミュラー管（女性の内生殖器系）は、精巣から分泌されるミュラー管抑制ホルモンというホルモンを受け取ると退化する。一方、ウォルフ管（男性の内生殖器系）は、精巣から分泌されるテストステロンを受け取らない限り、退化する。つまり、女性の内生殖器系は、特定のホルモン刺激がなくても発達するように初期設定されているが、男性の内生殖器系は、ホルモンによる刺激が必要である。

内生殖器の発生は、非常に興味深いが、それ

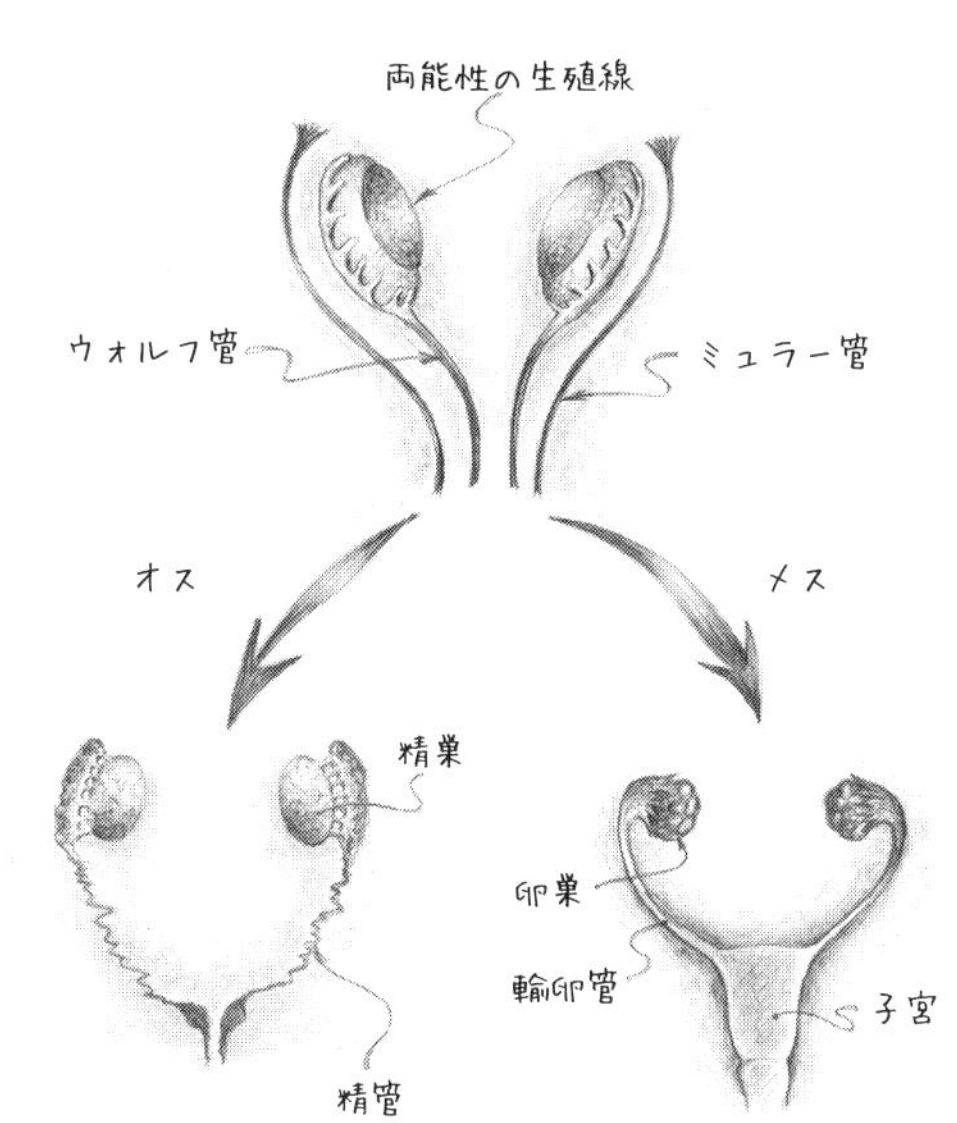

図3.4　生殖器内部の解剖学的分化

よりも驚くべきことは、外生殖器がまったく同じ胚構造から生じることである。陰茎は、巨大な陰核であり、陰嚢と陰茎の下側を走る線（縫線）は、大陰唇が融合したものである。

発生初期の外生殖器の構造は、女性の外生殖器に非常によく似ている。男性の外生殖器を作り出すためには、非常に多数の手を加える必要がある。このことを実際に図にしてみると、納得できる（図3・5に〝外生殖器の違い〟を示すので、参考にしてほしい）。

テストステロンのようなホルモンは、鍵のように受容体に結合して、体内のさまざまな組織を変化させるための〝扉〟を開く。逆に言うと、鍵穴のほうが壊れてしまったら、その鍵は役に立たない。ジェニーの体内で起こったことは、正にそのようなことだった。

ジェニーが、ジェームズと異なる発生をするようになるのは、この九週目頃である。ジェームズの場合は、生殖結節と尿道ひだが、それぞれ陰茎と陰嚢へと発達した。ウォルフ管（男性の内生殖器の前駆体）が発達し、ミュラー管（女性の内生殖器の前駆体）が退化するようになる。一方、ジェニーの場合、生殖結節と生殖隆起が大きくなったものの、それ以上は発達せずそのままの状態でとどまり、最終的にそれぞれ陰核と陰唇へと発達した（女の子の胎児の典型的な発達は、性ステロイドホルモンを必要とせずに進行するが、次章で述べるように、女の子の胎児に対して高濃度のテストステロンが作用すると、女性としての発達に支障をきたす）。ジェームズと同じように、ジェニーのミュラー管は精巣から分泌されたミュラー管抑制因子の作用によって退化したため、卵管も子宮も形成されなかった。しかし、ウォルフ管も退化したため、精管や前立腺も形成されなかった。本来ならば子宮につながるはずの膣もつながらず、そこで発生を終えていた。

ジェームズとジェニーの成長の経緯が大きく異なるのはなぜだろう？　実は、X染色体上に存在する数多くの遺伝子のうち、たった一つのほんのわずかな間違い、つまり、ジェニーの体内に存在する三〇億のDNA塩基配列のうち、たった一つの塩基が変異することで、このような大きな違いを引き起こしている。

鍵には鍵穴が必要

レシピに多少の誤字があっても、それほど大した問題は引き起こさない。たとえば初めてチョコチップクッキーを作るとしよう。レシピに、卵二個と記載されているはずが、〝三個〟と書かれていたとする。そのクッキーの味は、まったく問題ないかもしれないが、クッキーのレ

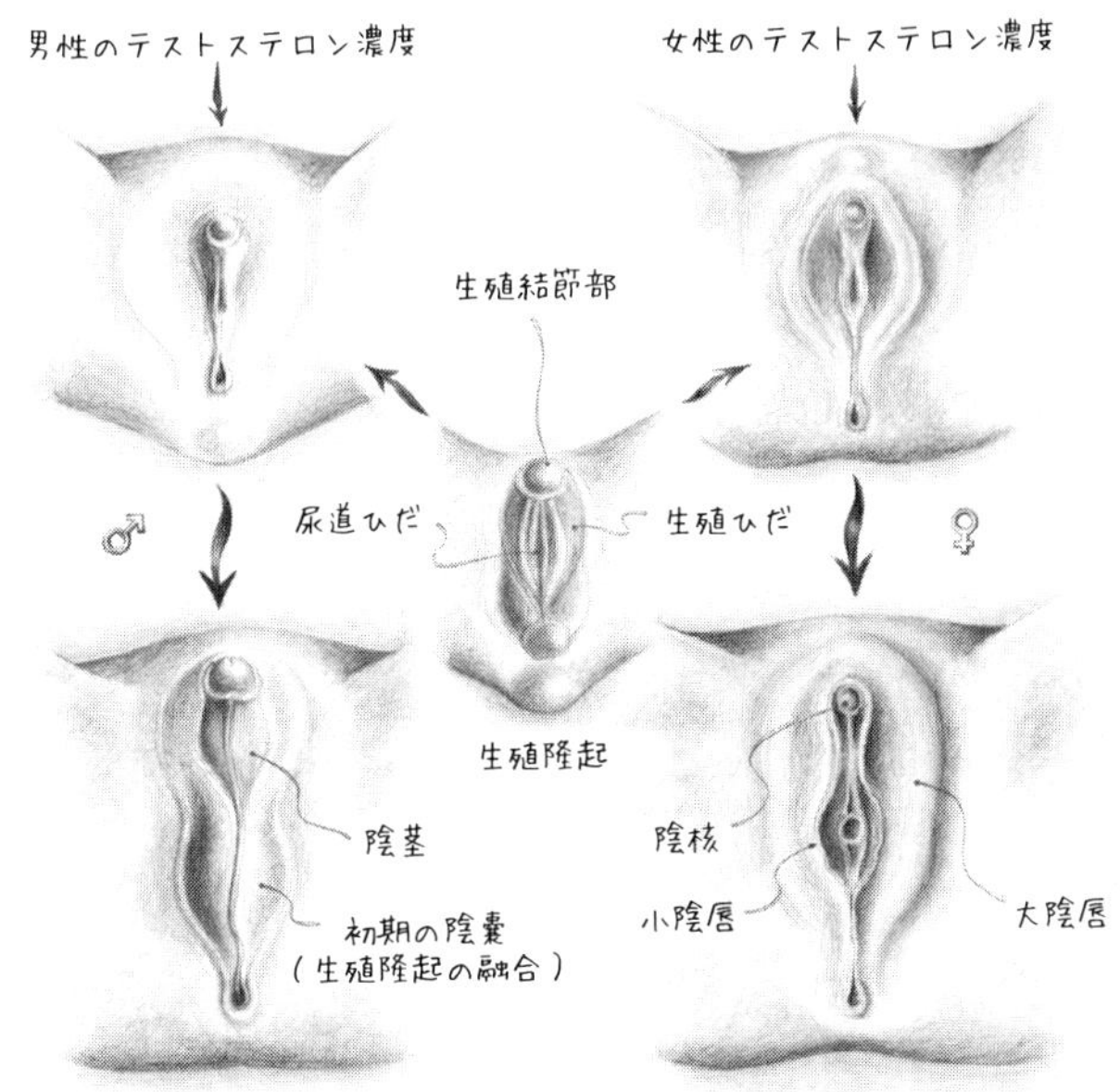

図3.5　外生殖器の違い

シピコンテストで大賞をとるのは難しいかもしれない。クッキーのレシピと同じように、遺伝子に突然変異が起きた場合、その遺伝子から産生されるタンパク質は、多少は機能するが、本来の能力を十分に発揮することはできない。

テストステロンのための受容体（テストステロンによって開くことのできるタンパク質でできた鍵穴）は、アンドロゲン受容体と呼ばれる。その名前が示すように、アンドロゲン受容体の鍵穴は、アンドロゲンの鍵で開くことができる。このアンドロゲン受容体のおもな鍵の一つがテストステロンである。ジェニーのアンドロゲン受容体の遺伝子には、小さな誤植があった。その誤植は、卵が三つという誤植よりも重大な結果を引き起こした。それは、〝小麦粉（flour）二カップ〟が〝蛍石（fluor）二カップ〟と誤植されているようなものだった。なお蛍石は、フッ素を含む鉱物で、もちろんクッキー作りには使用できない。ただやみくもに指示に従っているだけでは、おいしいクッキーは作れない。

別のアンドロゲン受容体遺伝子の変異では、卵を二つではなく一つにしたときのように、ある程度は機能する。ところが、このような突然変異は部分的アンドロゲン不応症（ＰＡＩＳ）を引き起こす。この変異は、アンドロゲン受容体のアンドロゲンに対する結合能力（つまり、鍵を鍵穴にさす能力）を変化させ、結合能力が非常に低いものから、ほとんど影響を受けないものまでさまざまである。

突然変異によって受容体の構造にほとんど影響がない場合、典型的な男性として発達していく。しかし、アンドロゲン受容体が完全に機能しない突然変異だった場合、ジェニーのような状態になる。アンドロゲン受容体がまったく機能しない状態では、体内の高テストステロンに対して反応することができない。つまり「おい、男性器を発達させろ！」という情報を受け取ることができないのである。

体内のテストステロン濃度が高いと、胎児期から思春期、そして成人してからも体が男性化する。テストステロンは、遺伝子の転写をアップレギュレート（ときにはダウンレギュレート）するため、このような驚異的な能力を持っている。つまり、テストステロン濃度の変化によって、遺伝子のレシピにどのくらいの頻度で従うべきか指示され、各組織でさまざまなタンパク質の産生が調節される。

高濃度のテストステロンは、男性に関連する遺伝子をアップレギュレートする。成人の女性でも、同じようなシステムが機能している。ただし女性の場合、性関連遺伝子をアップレギュレートする性ステロイドは、おもにエストロゲンとプロゲステロンである。性ステロイドに反応する遺伝子は、とくに生殖機能や声、体毛、乳房、筋肉などの第二次性徴に関与するものに限られる。

ステロイドは、炭素原子が結合して環状になっている構造が四つ繋った生理活性物質である。テストステロン（ほかの性ステロイドホルモンも含む）は、2章で述べたようにステロイドホルモンである。水にオリーブオイルを数滴垂らすと、オリーブオイルが集合して層を形成するが、水にアルコールを入れると、混ざる。ホルモンは、たいていの場合オリーブオイルか、もしくは、アルコールのどちらかに性質が似ている。ステロイドホルモンは、オリーブオイルのようなもので、脂溶性（脂質を好む性質）であるため、脂質でできた細胞膜を透過して細胞内に入る。そして細胞内に存在するステロイドホルモン受容体と結合する。一方、インスリンのようなタンパク質でできたペプチドホルモンは、アルコールのように親水性（水を好む性質）であり、細胞内に入ることができない。そのため、細胞表面に張り出した受容体と結合する。

細胞内に入ったテストステロンは、細胞内に存在するアンドロゲン受容体と結合する。これにより、ホルモン―受容体複合体が形成される。すると細胞内で一連の情報伝達過程が動き始める。まず、ホルモン―受容体複合体は、細胞内の核に入り、DNAのプロモーター領域と呼ばれる部分に結合する。これらプロモーター領域の中には、アンドロゲンに反応するものがあり、活性化されると、制御している遺伝子の転写をアップレギュレートする（ステロイドホルモンの作用については、図3・6）。

　女性を作り出すのは、男性よりも、多くの点で非常に簡単である。それは、ホルモンの情報がなくても、外見的な構造は、女性として発達する（ただし、ジェニーに精巣が形成されたのは、テストステロンの影響ではなく、Y染色体上に存在する*SRY*遺伝子によるものである）。陰茎のある赤ちゃんを作り出すためには、テストステロンとアンドロ

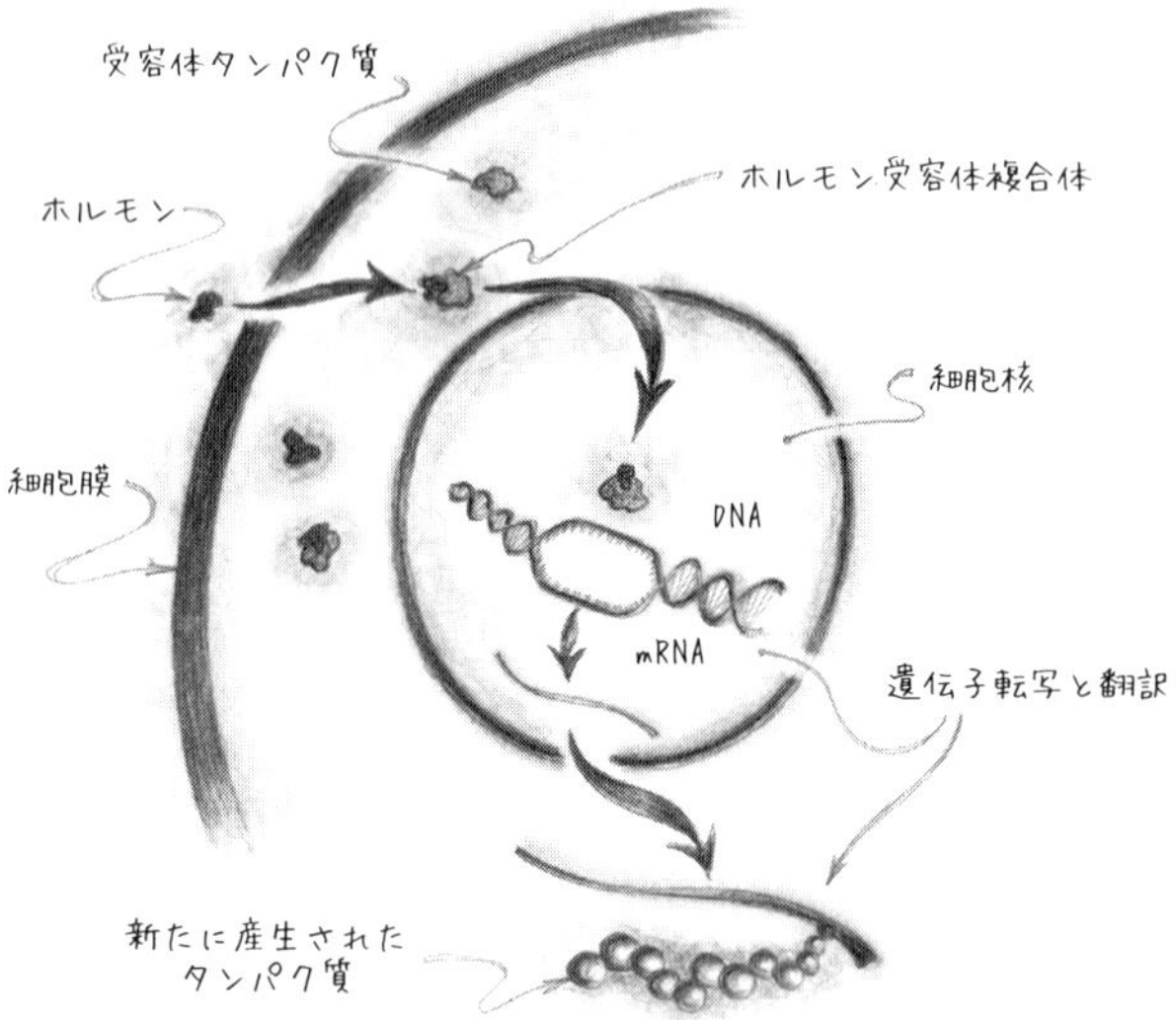

図3.6　ステロイドホルモンの作用

ゲン受容体が必要だが、膣のある赤ちゃんを作り出すためには、エストロゲンは一切不要である。つまり、女性生殖器の形成に必要な遺伝子は、テストステロンやほかのホルモンの作用も不要で、発現するように初期設定されている。そのため、ジェニーの外生殖器は女性のように発達した。

たった一つの遺伝子に生じた、ほんのわずかな誤植によって、ジェームズになるはずがジェニーになってしまったのである。ジェニーには、卵巣と子宮が存在しないため、生理が来ないのも当然だった。しかし、性分化というパズルには、まだ欠けているピースがある。それは、なぜジェニーは永遠に少女のままではなかったのだろうか？　卵巣のない人が女性らしい思春期を過ごせたのはなぜだろうか？　女性として成長するには、たくさんのエストロゲンが必要ではないのだろうか？　といった疑問が残っている。

ジェニーと思春期

確かに、思春期における女性化には、エストロゲンが必要である。また、アンドロゲンの作用が非常に低い、あるいは、まったくない状態も必要だ。女性の場合、ほんのわずかにテストステロン濃度が高いだけでも、テストステロンによって引き起こされる男性化作用が、エストロゲンによる女性化作用を凌駕してしまう。驚くべきことに、ジェニーは、体内のテストステロン濃度が高いにもかかわらず、完全に女性化するために必要なエストロゲンをすべてテストステロンから得ていた。

コレステロール（脂質の一種）は、すべてのステロイドホルモンの原料となる。卵巣や精巣などのステロイドを産生する内分泌腺や細胞には、化学反応を促進するタンパク質でできた酵素、つまりコレステロールからステロイドホルモンを作り出す酵素が存在する。たとえば、山の綺麗な水を蓄えた湖から、水が少しずつ流れ出ている。この小川は、さらに分岐し、それぞれの分岐した小川は、さらに小さな小川へと分岐していく。分岐した小川へと流れていく水は、純粋な水から、その水が通ってきた土壌(体内では酵素)の種類によって、塩分が多かったり少なかったり、濁っていたり濁っていなかったりと、少しずつ異なる性質を持つ水へと変化してゆく。

ステロイドの産生経路では、山の綺麗な水を蓄えた湖がコレステロールで満たされており、それぞれの分岐点では、酵素が上流のステロイド(前駆体)を別のステロイドへと変換する。〔簡略化した経路図(図3・7)〕。実は、私たちヒトの体内には組織ごとで、特定の前駆体を別のステロイドに変換する酵素が異なっている。

重要なことは、私たちヒトの体内に存在するエストロゲンは、テストステロン(または、ほかのアンドロゲン)から産生されることである。つまり、テストステロンはエストロゲンの前駆体なのである。アロマターゼと呼ばれる酵素は、テストステロンや活性の低いアンドロゲンをエストロゲンへと変換する。アロマターゼはさまざまな組織に存在し、比較的高濃度に存在するのは卵巣と脂肪組織だが、骨や皮膚だけでなく脳、そして精巣にも存在する。ほかの酵素と同じように、アロマターゼの濃度は、個人や組織、年齢によっても異なる。アロマターゼの発現量が高ければ、テストステロンがエストロゲンへ変換される量も多くなる(ボディビルダーは、このしくみを理解していて、アロマターゼによって変換されにくいように人工合成されたアンドロゲンを摂取している。ちなみに、ただ単に高濃度のテストステロンを摂取しても、それらの多くはほとんどエストロゲンに変換され、筋肉隆々にはならない)。

ジェニーは、精巣でエストロゲンを産生していた。完全型アンドロゲン不応症の患者の多くは、体内に精巣が存在することでがんの発生リスクが高くなるため、精巣の摘出手術をうけることが、標準的な治療法とされている。しかし、精巣を摘出した場合、骨の頑強さに加え、女性らしい身体的特徴を維持するために、エストロゲン補充療法を受ける必要性がある。ジェニーは、がんを発症するリスクをもちろん考慮したが、体内で自然にエストロゲンが産生され続けることが重要ではないかと判断し、体内に精巣を残すことを決断した。その結果、同世代の女の子と変わらない見た目になった。ジェニーは、自分がほかの女の子と違う点について語っているとき、嬉しそうに顔を輝かせていた

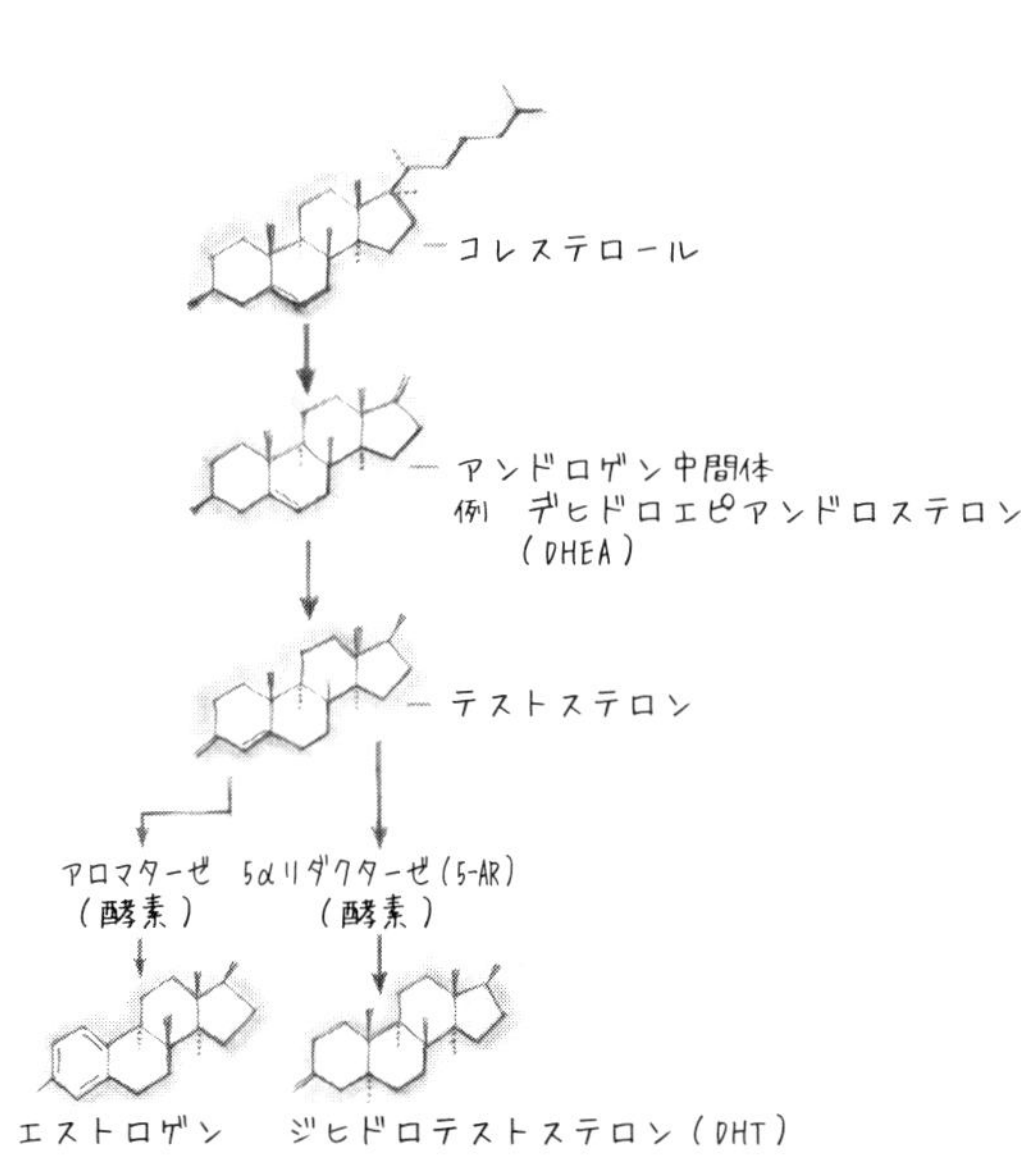

図3.7　アンドロゲンとエストロゲンの単純化した産生経路

のがすごく印象的だった。ジェニーの体内に存在するテストステロンは、男性化を引き起こせなかったが、女性化を促す点では、見事に機能した。

ジェニーは、自分が他人とは違うことを受け入れている。愛する家族や医療チームに恵まれたことに感謝している。また、この完全型アンドロゲン不応症でなければ、今日の自分は存在していなかったとも思っていた。そして、自然が与えてくれた健康的な体にも満足していた。

ジェニーのおかげで、私自身もまた、完全型アンドロゲン不応症のことをこれまでよりもさらに深く理解することができた。現在のジェニーは、仕事で成功をおさめ、夫と家庭を築くことを計画している。

ナメクジとカタツムリ

男の子って何でできてる？
男の子って何でできてる？
ナメクジやカタツムリ
子犬のしっぽ
そんなものでできてるよ

女の子って何でできてる？

女の子って何でできてる？
砂糖やスパイス
すてきなことがら
そんなものでできてるよ

ジェニーは、何の変哲もない少女時代を過ごした。大人になってからの彼女の様子を見ると、グループよりも一人の友達と遊ぶことが多く、レスリングや物を投げるのではなく、おままごとを楽しんでいた姿が容易に想像できた。女の子は、出生前に多少のテストステロンを浴びるが、男の子と比較すると、ごくわずかでしかない。女の子がナメクジやカタツムリではなく、砂糖やスパイスでできているのは、このテストステロンの効果の欠如によるものなのだろうか？

私の一一歳になる息子グリフィンは、裏庭でミミズを掘り起こし、家の小さな池にいる魚に与えるのが好きだ。親しい友人たちと、彼ら（ミミズではなく男の子たち）と取っ組み合いをすることも好きだ。しかし、グリフィンはチームスポーツを避け、庭で見つけた棒で玉を打ったりすることもなかったが、赤ん坊が好きで、コスチュームを着たり、段ボールで家を作ったりするのが大好きだった。私の偏見かもしれないが、グリフィンは、ほかの男の子たちと比較して〝男の子らしさ〟に欠けているように感じていた。彼は自分が作り出した、架空の宇宙を破壊しようとする悪の天才フレルゲンバグ博士とその犬猿の仲である宿敵〝スーパーソーセージ〟との闘いにのめりこんでいる。グリフィンは七歳頃から、この架空の人物たちで遊ぶという（多くの脇役も登場する）、強烈で複雑な想像世界（ファンタジー）を作り始めた。

グリフィンは、激しい戦闘、宇宙兵器、複数の頭とアンテナからぶら下がった目を持つモンスター、エイリアン、爆発などのシーンを、非常に長い時間をかけて描いていた。グリフィンが自慢げにそれらの作品を私に見せてくれたとき、創作活動に没頭している彼を嬉しく思う反面、息子の可愛らしさと、死闘や惑星の破壊を演じて楽しんでいることが彼の中に共存していることに戸惑っていた。その相反する二つの姿がなぜ彼の中に存在しているのか腑に落ちなかった。だが、今思えば私は、息子に肩入れしすぎていて、固定概念的（ステレオタイプ）に見ていたのかもしれない。息子はまだ男の子である。グリフィンに尋ねたところ、頭の中はファンタジーでいっぱいだと答えた。

性差別的な仮説を確認するために、私自身が、実際には存在しない男の子の特徴を息子に吹き込んでいたのだろうか？　あるいは、グリフィンが男の子と知っていることで、私が彼の描いた絵を解釈する方法が偏っていたのかもしれない。実は、フェミニストであり生物学者でもあるアン・ファウスト＝スターリングは、一九八五年に出版した『ジェンダーの神話（工作舎）』（訳注　邦訳は一九九〇年に刊行）の中で、「Baby X Revisited」という研究を紹介し、人びとがいかにジェンダー的な色眼鏡を通して子どもの行動を解釈する傾向にあるかを紹介している。

実験者は、あるグループの被験者に、遊び相手となる生後三か月の赤ちゃん（Baby X）の性別が男の子だと伝えた。もう一方のグループには、赤ちゃん（Baby X）の性別が女の子だと伝えた。そして両グループにその子の行動を観察してもらった。観察の結果、両グループとも全員が、乳児の行動についてステレオタイプな評価を下した。たとえば、女の子だと思っていた赤ちゃん（実際

には男の子）について「この子は人懐っこいし、女の子の赤ちゃんのように非常によく笑う」と評価した人もいれば、男の子の赤ちゃんよりも「遊びに満足して、受け入れている」と評価する人もいた。

結局のところ、男の子と女の子の違いを判断するために、〝常識〟や〝子どもの行動の観察〟に頼るべきではない。幸いなことに、この問題に関する科学的研究は数多く行われている。

次章では、その典型的な例を紹介する。グリフィンのファンタジー遊びは、男の子がやりがちな遊びの代表である。ヒーローが悪者と戦い、自分の身を危険にさらして宇宙を救う、物や家、惑星や太陽系を破壊し、男の子が勝利者になるような危険な戦いをする（今日では、このようなテーマの多くは、ファンタジー遊びではなく、ビデオゲームで扱われている）。女の子はどのようなファンタジー遊びをするのだろうか？　女の子は、人間関係や恋愛、結婚や子育て、買い物や家事などの家庭的な問題を扱う。女の子の遊びは多くが、男の子の遊びとは対照的に、惑星を爆破することはなく、団結して安全を確保することに重点を置く。子どもたちの遊びは、おもちゃに触発され、ファンタジー遊びの一環としておもちゃが用いられる。性別ごとにどのおもちゃを好むかの差は、非常に大きい。男の子は、トラックや飛行機など乗り物のおもちゃや、銃など戦うためのおもちゃで遊びたがる。おもちゃの選択における性差に関する研究論文では、銃で遊ぶことを禁じられた男の子が、非常に賢くなったという例が数多くある。しかし、私は、それら論文の一つに幼稚園児の男の子がバービー人形を拾って、その頭から「弾を撃ち出す遊びをした」という記述を見つけた。どうも男の子から戦いや武器を遠ざけるのは難しそうである。

女の子は、闘いよりもパーティーが好きだ。具体的には、お茶会やおままごと、ぬいぐるみ、お人形などで遊ぶのが好きである。もちろん女の子は自分の好きなおもちゃがない場合でも、男の子と同じように工夫する。たとえば、ジェニーのような女の子は、赤ちゃんの人形をお兄ちゃんのダンプカーの荷台に寝かせて、簡易ベッドに見立てて、おやすみのキスをしたりする。

男の子と女の子の遊びで最も違うのは、ほかの子どもたちとの身体的な接触の量である。男の子は、押したり、突いたり、殴ったりすることが圧倒的に多く（たいていは笑顔と笑い声とともに）、友達にタックルしたり、地面に転がったりしながら、誰が相手を押さえつけることができるかを競い合うことを楽しむ。アメリカ、ヨーロッパ、アジアなどの工業国から、南米のヤノマミ族、アフリカ南部のブッシュマン、ナミビアやアンゴラのヒンバ族などの狩猟採集民族に至るまで、男の子はこのような協力と競争を必要とする〝闘いごっこ〟遊びを好む傾向にある。

氏（遺伝子）か育ち（環境）か？

男の子と女の子では、子どもの頃の遊びや興味の対象が異なるということは、比較的議論の余地のない事柄で、ほとんどの人が自分自身の目で見て気付いている。（もちろん、これは平均的な差について述べているのであり、たとえば、闘いごっこ遊びを楽しむ女の子もいれば、それを嫌う男の子もいる。性別による典型的な遊びについては、性的指向との関係も含め、第8章で詳しく述べる）。しかし、その違いを引き起こす原因については、不明であり、（控えめに言って）論争が続いている。

胎児期のテストステロンのレベルの違いから、ほとんどの男の子と女の子の行動の違いを説明することもできるが、明確な別の仮説も存在する。赤ちゃんが生まれたときによくされる質問の一つに「女の子ですか？　男の子ですか？」がある。その答えは、赤ちゃんが生まれてからこの先どのように扱われるかに影響する。私たちは、男女で異なる社会的役割を期待されている社会環境に生まれてくる。そのため、子どもの行動の違いは、社会的な圧力によって大きく影響を受ける。その子どもたちが成長して、いざ自分たちの子どもを持つと、結局はそのサイクルを継続させることになる。ファウスト＝スターリングは「Baby X Revisited」の実験結果から、子どもの性別に対する人びとの認識が、その子どもへの接し方にどのような影響を与えるか考察している。

もし、Baby Xを男の子と信じていたら（実際の性別は別として）、ほとんどの人が人形よりもサッカーボールを渡すだろう。実際に、女の子だと信じていた男性被験者は、Baby Xにサッカーボールを渡さなかった。

つまり、男の子は、裁縫よりもサッカー、人形よりもトラックを好むような頭脳を持って生まれてくることはない。それは両親や育ててくれる人たちによって、このような指向性を持つようになる、という仮説である。

さて、ジェニーとその双子のジェームズに話を戻そう。ジェームズは爆破するのが好きで、ジェニーは着飾るのが好きだ。なぜ多くの男の子と女の子は、遊びの好みが大きく異なるのだろうか？　その説明の一つに、生まれたときの脳の状態はまったく関係がなく、生まれ持った体によって社会からさまざまな圧力を受けることが関係しているというものがある。つまり、ジェニーとジェームズが違うのは、ほかの子どもたちも含め、私たちが性別によって人の扱いを変えることが影響しているという仮説であることを期待する。具体的には、私たちは男の子に対して、頑丈、ストイック、そして積み木や算数が得意であることを期待する。その一方で、女の子には優しくて、育ちが良く、繊細で、外見に気を遣うことを期待する。私たちは、これらのことを意図していなくても、男女で異なる対応をとる。つまり、女の子と男の子に異なる種類の遊びを押し付け、それぞれの性別で期待されている行動をしたとき、それを褒めているのである。

ジェニーは人形遊びが好きで、ジェームズは他人と闘いごっこを好むのはなぜかを説明するうえで、テストステロンは重要な因子の一つになる。しかし、これまで述べた社会的な圧力によって起こるという仮説（社会化仮説）によれば、テストステロンは〝脳に直接作用して〟行動を変化させるのではなく、〝体に作用して〟行動を変化させるということが重要である。つまり、もし、ジェニーとジェームズが男女の役割が逆転している社会に生まれたとしたら、女の子はトラックで遊んだり、取っ組み合いをすることが良しとされる一方、男の子は、人形で遊んだり、家事を手伝ったりすることが求められるようになり、ジェームズは家事の名人に、ジェニーはたくさんのトラックを収集しているかもしれないのである。

フェミニストの学者や科学者は、テストステロンは、体だけでなく脳も男性化するという説に対してあまり快く思っていない。二〇一〇年に賞を受賞した書籍『ブレイン・ストーム（Brain Storm：未邦訳）』の中で、レベッカ・ジョーダン＝ヤングは次のように議論している。

長年一般社会で言われ続けている男性と女性の相反する性質について、実際にどのようにして相反する男性と女性の本質に結び付くのだろうか。確かに一般社会で語られている話の答えはクリアで、好奇心をそそる。しかし、これまでの研究成果から、男性脳・女性脳といったパターンに分けることはできない。なぜ、テストステロンが性差を引き起こすことにこだわるのだろうか？

このような議論は、何度も繰り返されている。ジーナ・リッポンは、二〇一八年に出版した著書『脳における性差（The Gendered Brain：未邦訳）』において、この議論をより簡潔に表現している。「ジェンダー化された世界は、ジェンダー化された脳を生み出す」。そうでないと考えることは、有力科学誌『ネイチャー』の書評によれば、〝ニューロセクシズム（男女の行動や思考の違いの多くが、脳の生得的な性差によるとする考え）〟だと述べている。

結局のところ、どちらなのだろうか？　テストステロンは男の子の脳に影響を与えて、典型的な男性らしい行動をするように変化させるのだろうか？　それとも、テストステロンが性差を引き起こすということに懐疑的な人たちが述べるように、私たちの脳は、ジェンダーにとらわれない白紙の状態なのだろうか？

ホルモンの作用による可能性についても、社会化仮説と同等に説得力があるように感じるが、どのように答えを探せばよいのか疑問に思うかもしれない。しかし、幸いなことに、重要な手がかりとなる研究成果が多く転がっている。

4章　頭の中のテストステロン

タマンの話

タマンは、インドネシアのジャカルタで三人の兄弟とともに育った。ムスリム社会では女子や男子としてのふるまいに関して厳格な決まりがあるが、彼女はおてんばだった。伝統的なヒジャブという長いドレスを着ていても、彼女は凧をあげ、木に登って遊んでいた。

一二歳の頃小さな陰茎のようなものが、タマンにでき始めた。同年代の女の子たちは胸がふくらみはじめていたが、タマンの胸には何の変化も起きなかった。その頃、タマンは彼女というよりも彼と呼んだほうがしっくりくるようになっていた。一四歳になると声が低くなり、のどぼとけがあらわれ、上半身は広く、筋肉質になった。一五歳になると、女性に対して性的魅力を感じるようになり、陰唇が陰嚢へと変化していた。一八歳になってから、内分泌の専門医の検査を受けたところ、XY染色体を保有し、テストステロン濃度も健常な男性と同等で、いたって健康であることがわかった。つまり、タマンは思春期を経て男性になったのである。

タマンには、子どもの頃の社会的な性的区分、つまり女性としてのふるまいが定着することはなかった。体が成長するにつれ、タマンは自らのことを女性ではなく男性だと思うようになっていた。このタマンの特殊な思春期の経験こそが、テストステロンについて多くのことを教えてくれる。

タマンは母親の子宮内で、男の子として発達していた。*SRY*遺伝子から作られるタンパク質の影響で、彼の始原生殖腺は精巣へと分化し、その精巣から、テストステロンは、健常な男の子のレベルで分泌されていた。第3章で述べたジェニーは、Y染色体を保有し、体内に精巣があり、その精巣から健常な男性レベルのテストステロンが分泌されているにもかかわらず、男性生殖器は作られなかった。タマンも結果としてはジェニーと同じように、母親の子宮内で、男性生殖器が作られなかった。ジェニーの場合は、アンドロゲン受容体の遺伝子に変異があり、その変異によってアンドロゲン受容体の構造が変化してテストステロンが結合しなくなっていた。そのため、体内にテストステロンが存在していても、テストステロンがまったく作用せず、男性生殖器が作られなかった。一方、タマンのアンドロゲン受容体は正常に機能していた。しかしそれでも、彼は男性ではなく〝女性生殖器のようなもの〟を持って生まれてきた。

男性生殖器はテストステロンの作用で形成されると前章で説明した。ジェニーの体は、テストステロンに反応しないため、女性生殖器をもって生まれてきた。実はアンドロゲン受容体を発現している前駆体組織（分化していない始原生殖腺）は、テストステロン以外のアンドロゲンの刺激も合わせて受けない限り、陰茎および陰嚢には分化しない。その刺激とは、テストステロンよりもさらに強力な作用のある、ジヒドロテストステロン（DHT）である。DHTは、テストステロンに5-αリダクターゼ（5-

ＡＲ）という酵素が作用して産生される（図３・７）。なおエストロゲンは、アロマターゼと呼ばれる酵素によってテストステロンから産生される。

ジヒドロテストステロンという鍵は、アンドロゲン受容体という鍵穴に、テストステロンよりも容易に刺さり、そして鍵穴の中に長く居続ける。このジヒドロテストステロンにより、*SRY*遺伝子の転写とタンパク質への翻訳が活性化される。子宮内にテストステロンはあってもジヒドロテストステロンが存在しない場合、始原生殖腺は女性の外生殖器へ発達するが、内生殖器は、精巣へと発達する（ただしジヒドロテストステロンを必要とする前立腺は発達しない）。

タマンの体では何が起きていたのだろうか？　彼の体内ではテストステロンをジヒドロテストステロンへと変換するのに必要な5-αリダクターゼの遺伝子に変異があるため、ジヒドロテストステロンが産生されなかった。このような疾患は、5-αリダクターゼ欠損症（5-ＡＲＤ）と呼ばれる。たとえタマンの血中に多量のテストステロンが存在しても、母親の胎内にいる彼の体の中では、5-αリダクターゼが機能しないため、生殖腺を男性化させるのに十分な量のジヒドロテストステロンを産生できなかった（図４・１）。一方で、思春期で起こる男性化に高濃度のジヒドロテストステロンは必要ではない。なぜなら、タマン自身の体が証明したように、ティーンエイジャーになってからでも、高濃度のテストステロンだけで陰茎が発達し、精巣が形成され、男性化するからである。

前章の最後に、テストステロンは胎児の脳の発達に影響を与え、男の子をより男の子らしく振舞わせるようにするのかどうか質問した。この質問に回答するのが難しいのは、テストステロンの影響を受けて生まれてきた胎児は、すでにテストステロンが直接脳に作用しているだけでなく、男性の生殖器を持って生まれてくるからである。そのため、間接的に男性化を促すような社会的圧力を受ける可能性が非常に高い。では、どうすれば、テストステロンが直接的、あるいは間接的、はたまたその両方によって男性化を引き起こすことを証明できるのだろうか？

仮に、テストステロンを胎児の脳に注入することができたとして、テストステロンを注入された胎児が女の子として生まれるなら、何らかの答えが得られるかもしれない。生まれてきた胎児は、女性の生殖器をもって生まれるので、女性化を促すような社会的圧力を受けるだろう。もしテストステロンが、脳に何ら影響を与えないのであれば、生まれてきた胎児は、女の子のようにふるまい、女性として成長するはずである。

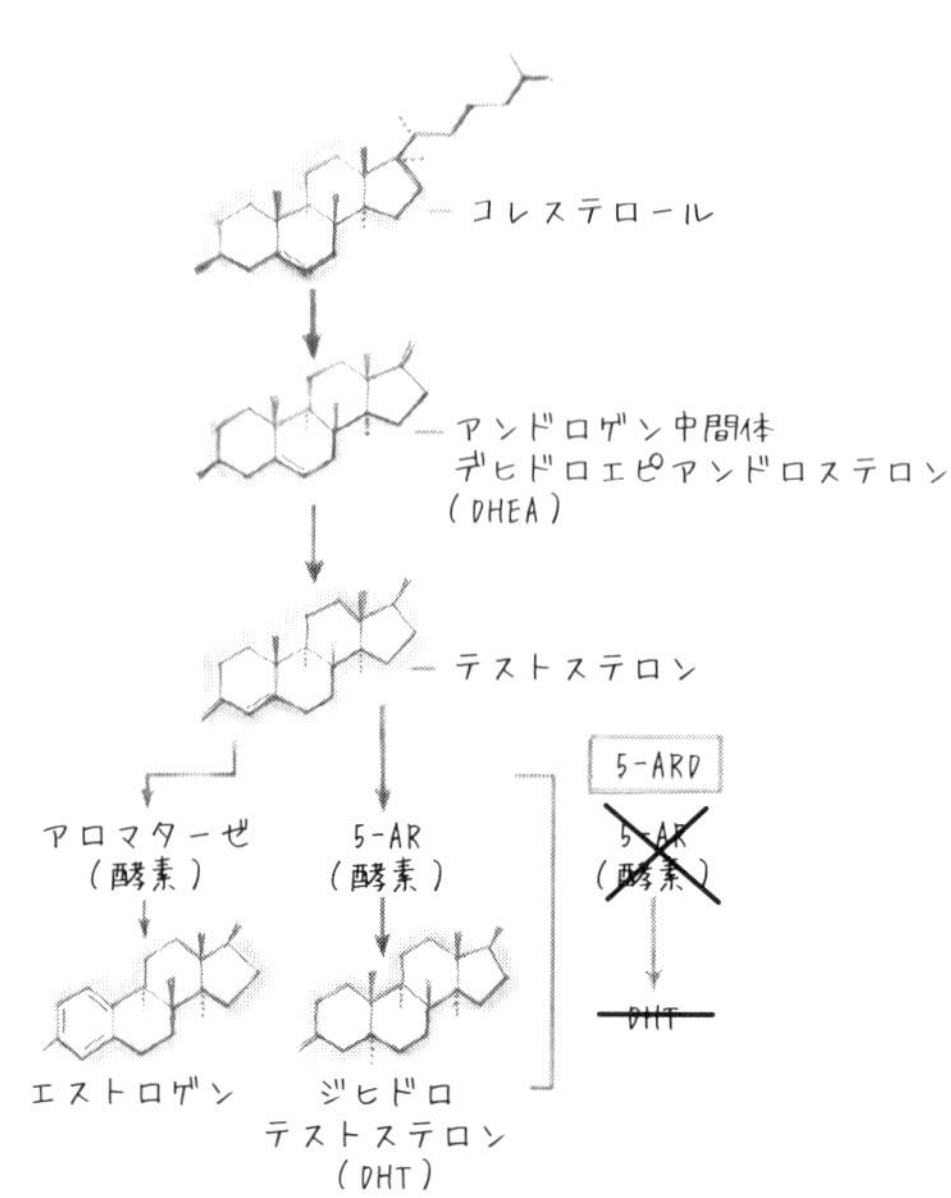

図4.1　5-αリダクターゼ欠損症における代謝経路

もし生まれてきた胎児が男の子のようにわんぱくな遊びをするのであれば、脳に注入したテストステロンが男性的な行動を引き起こした証明になりえる。さて、ここまで本書を読み進めた読者ならもう気付いたかもしれない。私たちはこのような実験をわざわざ研究倫理委員会で審議してもらう必要などない。このような実験と同じような現象を実はすでに目撃しているのである。それこそが、タマンのケースである。

もちろん、タマンの一例だけを取り上げて、すべてを一般化することには無理がある。おそらくタマンのわんぱくな面は、単に、彼の〝子供らしさ〟だったのかもしれない。または、彼の両親の記憶にバイアスがかけられ、意図的でないにせよ彼の子どもの頃の男の子っぽい行動を強調し、女の子が若い男性へと変化したことにたいして、整合性を取ろうとしているのかもしれない。しかし、タマンと同じような症状の人びとについて、詳細な研究がこれまで行われてきた。そして研究から明らかになったことは、脳は性的に中立でまっさらな状態で生まれてくるとは〝言い切れない〟ということだ。

ゲヴェドース

一九七〇年代前半、コーネル大学医学部の内分泌学者ジュリアン・インペラート゠マッギンレーは、ドミニカ共和国に女の子として生まれた子が思春期に男性に変化する場合があることを聞きつけた。そこで、彼女の研究チームは、人里離れた彼らが住む町へと向かった。

インペラート゠マッギンレーは、二つの村に女の子から男性へと変化した人が三三名もいることを知った。彼女の論文によると、彼らのうち一九人は、女の子として育てられた。というのも、タマンが育てられた社会的環境のように、ドミニカ共和国でも性別による役割が厳しく決まっていた。子どもたちが七～八歳になる頃には、それぞれの性別に対して社会的に期待される役割が明確に区別されていた。その後、彼らは、同じ性別の集団でのみ遊ぶようになる。そして男の子はより男の子らしく遊ぶよう育てられるだけでなく、父親と一緒に作物を植え、家畜を育てる手助けをするように望まれる。一方、女の子たちは、母親と一緒に、料理や掃除、水を汲みに行き、そして畑で働いている男子たちに食料を運ぶ手伝いをするように望まれる。たとえば、男性陣が闘鶏を見に行ったり、地元の飲み屋に顔を出したりしている際、女性陣は、親族の家や自宅にとどまり、家族の面倒を見るのが普通だった。

村人たちは、地元ではゲヴェドースと呼ばれる、女の子として育てられたが男性に成長した人たちをインペラート＝マッギンレーに紹介した。ゲヴェドースとは、〝一二歳で陰茎〟あるいは〝一二歳で卵(もしくは精巣)〟と翻訳される場合もある(マチエンブラとも呼ばれる。〝最初に女、次に男〟という意味である)。ゲヴェドースの話は、タマンの件と非常に類似している。七歳から一二歳までは女の子として生活し、徐々に自分が何かおかしいことに気付く。ほかの女の子たちは、胸が大きくなり始めるが、ゲヴェドースではそれが起きず、その代わりに陰嚢が発達し、陰核は小さな陰茎へと変化する。一七歳になると、女性に対して性的指向を示すようになり、男性として生きるようになる。思春期の変化がジェンダーアイデンティティの確立に重要だとインペラート＝マッギンレーは、論文で報告した。つまり、社会的圧力によってジェンダーアイデンティティは確立されないと述べたのである。

ゲヴェドースの人びとは、思春期に自身の体が男性的な体格に変化し、朝に勃起し、夢精が起こったことから、体が男性であることを自覚する。彼らは最終的に、性別を女性から男性に変更した。この性別の変更は、医師によって決められたものではなく、自分の意思で、社会的な嫌がらせや屈辱を受けることを恐れながら行われた。中には、周囲から身体的な危害を受けても自分自身を守れる自信がつくまで、性別を変更しない人もいた。

インペラート=マッギンレーの先駆的な研究成果は、トルコやメキシコ、ブラジル、パプアニューギニアなどの国ぐにでも5-αリダクターゼ欠損症の人びとが存在することの発見につながった。彼らの多くは、周囲の町から遠く離れた場所に住んでおり、性別の役割が明確で、近親婚している場合が多く、遺伝的変異を受け継ぐ可能性が高いという特徴を共有していた。また、5-αリダクターゼ欠損症のような障害は、発見も治療もされないままでいることが多かった。また、人里離れた地域では、5-αリダクターゼ欠損症の比率が驚くほど高いことも分かった。しかし、思春期に女性から男性へと自動的に変化するわけではなく、思春期を終えてから、生殖器が変化した割合が約六〇%もあった。ところがこの割合は、それぞれの地域の文化によって変化し、約一七%の場合もあった（ただし、性別を男性として変更しなかった人でも、自身を男性的だと感じている可能性はある）。

インペラート=マッギンレーは、ゲヴェドースの子どもたちの行動を詳細に記録していなかった。ただし彼女は「男性的なアイデンティティは、思春期に体が男性へ変化するよりもずっと前に生じ始めていた」と述べていた。タマンがおてんばだったのは、決してバイアスがかかった報告ではないかもしれない。英国放送協会ＢＢＣが二〇一五年にドミニカ共和国のゲヴェドースの元を訪ねた際、タマンとよく似た光景を目撃した。ジョニー（昔はフェリシータと呼ばれていた）にインタビューしたところ、赤いドレスで学校に行くのが嫌で、両親が買ってくれた女の子用のおもちゃで遊ばず、代わりに男の子たちとボール遊びをしていたと答えた。カルロスに変わり始めている、七歳のカルラも撮影された。カルロスの母親は、驚く変化でもなかったと述べた。

「カルラが五歳の頃、男友達の一人とけんか遊びをするようになったことに気づきました。また、彼女の筋肉と上半身が大きくなったことにも気づいたのです。あなたも見ての通り、カルラが男の子へと変化している途中なのがわかるでしょう。ですがわたしは、カルラが女でも男でもどちらだとしても、この子を愛していることには変わりません。」

無理な外挿と論理の破綻

インペラート＝マッギンレーは、5-αリダクターゼ欠損症を引き起こす酵素とその遺伝子の同定に関する論文を、一流科学誌である『サイエンス』に一九七四年に発表した。この論文は、一五〇〇回以上も引用されている。その五年後の一九七九年、『ニューイングランド・ジャーナル・オブ・メディシン（ＮＥＪＭ）』誌に、5-αリダクターゼ欠損症とインターセックスが男性的なアイデンティティ形成に与える影響に関する論文を発表した。その論文で彼女は「養育環境よりも、子宮内や出産後初期、あるいは思春期の脳に作用するアンドロゲンが、男性のアイデンティティ形成に影響を与える」と報告した。さらに、「げっ歯類では、アンドロゲンにより引き起こされる脳の形態や機能、さらには行動的な性差が観察される」。これらのことから、動物である人間もアンドロゲンが脳に直接作用することで男性のアイデンティティが形成されるのではないかと考えた。

この論理に対して、すべての科学者が同意したわけではなかった。フェミニストであり、神経生理学者でもあったウィスコンシン大学医学部のルース・ブレイアーは、『ＮＥＪＭ』誌の編集部に辛辣な書簡を送った。ブレイアーは、インペラート＝マッギンレーの論文について、「げっ歯類を用いた実験結果を霊長類や人間の行動に〝外挿〟して（当てはめて）推論することには無理があるという証拠がある。しかしインペラート＝マッギンレーは、今回の実験結果を無謀にも霊長類や人間の行動に当てはめて解釈しようとしており、科学的な客観性を欠いている」として、批判した。

ブレイアーは、書簡の最後を次の警告文で締めくくった。

私が恐れているのは、この研究成果が、先入観や誤った論理、制限的な解釈を取り入れたほかの研究論文と同じように、一部の科学者や社会学者、心理学者などの関係者によって、胎児の脳はアンドロゲンの有無によって不可逆的に刷り込みを受けることを証明したと捉えられてしまうことである。

ブレイアーは、一九八四年刊行の自著『科学とジェンダー（Science and Gender：未邦訳）』の中で、先に述べた不安は、すでに過去のもので、実際はより酷いものになっていると述べている。インペラート=マッギンレーのような無責任な科学によって提唱された「性差は、性ステロイドホルモンに曝されたことによって起こる」という主張は、今では女性が劣っている理由として使われていると述べた。

セクシーなラット

ブレイアーが「外挿して推論できない」と指摘した、げっ歯類を用いた研究、中でもラットを用いた研究について見てみよう。多くのメスの哺乳類のように、ラットのメスは妊娠する発情期に性欲が高まり、性行為に興味を持つ。偶然ではなく、メスの発情期にオスはメスを最も性的に魅力的だと感じる。発情期にメスはオスを誘惑し、オスの気を引くために何をすれば良いのか知っている。それは、わざと恥ずかしがってオスと戯れるのである。この行為によって、メスもオスもお互いの情報を得ることができる。もしメスが、オスを誘惑する行動を取ったら、それは健康で成熟しており、繁殖可能なメスだとオスに示すことになる。一方、オスがメスに対して興味を持って行動すれば、それはオスが健康で成熟しており、繁殖可能だということをメスに示すことになる。するとメスは、オスをじらすような行動を取る（疑似後退と呼ばれる）。

疑似後退とは次のような行動である。まずメスはオスに向かって走り、すぐに逃げる。もしオスがメスについてこなければ、メスは一度引き返して、またオスに向かって走る。この行動は、オスがメスの後を追いかけ、後ろからメスのにおいをかぎ、メスに対して興味を持つようになるまで繰り返される。

オスは、メスからのアプローチとオスから逃げていく駆け引きをとても魅惑的に感じる。しかし、オスがメスを追いかけることに失敗した場合や、オスがメスに対して興味を持たない場合は、交尾は行われない。メスは、性行為に対して非常に積極的だが、しかしオスもまた性行為に至るためには、非常に努力をしなければならない。

通常、メスの膣は地面に向いている。メスがオスを受け入れる準備をしていないときにオスが交尾をしようと近づけば、オスは、メスから蹴られたりかまれたりする。つまり、オスはメスが膣を自分に向けて開くまでは、物理的に交尾できない。そのため、ある決まった行動を取らないと交尾には至らない。その行動とは、オスがメスの背後に立ち上がり、屈伸し、メスの脇腹をつかむ、マウンティングと呼ばれるものである。この行動がきっかけとなり、メスは前足をさげ、背中を腹側に大きく曲げおしりを突き出す。この体位をロードシスという（マウス、ウサギ、ネコ、そしてゾウを含む哺乳類において見られる交尾の体位である）。交尾の経験がほとんどない幼若な動物では、オスがメス、あるいはオス同士であっても、マウンティングに失敗し、頭や別の体の部位を押さえつけようとする。ラットでは、このロードシスが正しく行われなければ、交尾しない。

ラットとほかのげっ歯類は、交尾行動が類似しているだけでなく、行動が予想できる特徴が、理想的な研究対象として扱われる理由である。また、性別によって性的振る舞いがはっきりと異なり、容易に体と環境を操作できることも利点である。科学者たちは、特定の遺伝子を破壊する、あるいは遺伝子を付加することが可能なだけでなく、脳の特定領域を刺激したり阻害したりすることも現在では可能である。これらの手法を用いて、動物の行動への影響を調べることができる。ラットやほかの動物を用いることにより、人間ではできない、同じ条件下における性差に関するさまざまな仮説を検証できるようになったのである。

ラットのホルモン治療

内分泌学の発展により、一九五〇年代には去勢の影響を取り除くことが可能になった。その方法とは、テストステロンの注射である。去勢されたオスラットにテストステロンを注射すると、性的衝動と繁殖能力が回復する。たとえば、去勢されたオスのラットは、性的衝動の高まったメス（成熟したオスと交尾するために性的衝動を抑えられずにいる）に対して無関心である。しかし、注射によりオスのテストステロンレベルを高めると、オスは、メスを欲望の対象として認識し、交尾するようになる。一方、メスの卵巣を摘出すると、胎内のエストロゲンとプロゲステロン濃度が低下する。すると、メスはロードシスを行わなくなる。つまり、どちらの性別においても、性ステロイドホルモンは生殖に必要な行動を促す。

研究者たちは、どういうわけか、げっ歯類をバイセクシャルだと考えていた。なぜなら、メスラットは、ときどきマウンティング行動を行い、オスもときとして、ロードシスを示すからである。そのため、オスの性ステロイドホルモンによってメスがオスのような性的行動をするようになった、つまり、バイセクシャルだと考えたのは自然なことだったのかもしれない。しかし、実際はそうではなかった。メスにテストステロンを注射しても、ほかの魅力的なメスにマウンティングするようなことはなかった。何を見落としているのだろうか？

一九三〇年代後半、妊娠ラットにテストステロンを注射すると、生まれてくるメスの子どもに陰茎に似たものができることがわかった。つまり、子宮内の胎児の生殖器をテストステロンが雄性化させた。この結果から、子宮内の高濃度のテストステロンは、胎児の男性生殖器の発達を促すと考えられた。

一九五〇年代には、ロードシスやマウンティングといった生殖行動は、発達の段階で遺伝子や早期の性行動の経験によってプログラムされるもので、性ステロイドホルモンによって調節を受けるものではないことを研究者たちは見出していた。そして性ステロイドホルモンは、成長後の性的衝動だけを誘発させると考えられていた。つまり、神経発達期に性ステロイドホルモンが何らかの影響を与える可能性については、考えられていなかった。それがカンザス大学医学部の内分泌学者ウィリアム・C・ヤングが一九五九年に述べた一言で状況は一転する。

七〇年前には、性行動といった話題性のあるテーマを研究する環境は、今とは比べ物にならないほど厳しかったのかもしれない。ヤングの言葉を紹介しよう。

ホルモンと性行動に関する研究は、生物学的、医学的、社会学的に重要であるにもかかわらず、積極的に進められていない。その理由は、性行動に関連する研究が長い間、汚名を着せられてきたことにあるかもしれない。これまでの経験では、研究機関の公的文書や研究計画書のタイトルにセックスという言葉を使うことに自制を求められてきた。また、学会やセミナーにおいて、セックスに関する研究成果を発表することの是非を問われたこともあった。しかし、それを補って余りあ

る刺激を与えてくれたのは、さまざまな研究分野の仲間がわたしの研究を手助けしてくれたことであり、また、パズルにピースをはめ込んで一つの画が完成するように、科学的に未解明だったことが少しずつ明らかになり、全体像が浮かび上がってくるのは、非常に興奮する。

この本を書くことに不安を感じたとき、私はいつもこの最後の行を思い出し、自分を奮い立たせている。

組織化と活性化

ヤングが、一九五九年に発表した「成人の脳は、ホルモンではなく遺伝子と経験のみによって構築される」という論文には、疑問が投げかけられた。

論文では、テストステロンが、胎内や生後まもない神経発生の重要な時期に何らかの影響を与え、成人したオスの性的行動を促進する可能性について解析されていた。テストステロンに、もしオスの性的行動を促すような作用があるのならば、メスの胎児にテストステロンを投与し、成人してから再びテストステロンを投与すれば、オスのような性的行動をするはずである。つまり、ヤングのアイディアは、成人してから二度目のテストステロンの投与により、幼少期の頃に行った一度目のテストステロン投与によって事前に組織化されていた脳の領域を活性化できると考えたのである。

ヤングの研究グループは、メスのモルモットの胎児にテストステロンを大量に投与した。そして、胎児が生まれるとすぐさま卵巣を摘出した。つまり、性ステロイドホルモンを完全にコントロールした。胎内でテストステロンを投与されたメスのモルモットは、生まれつき陰茎のようなものがあり、明らかに雄性化されていた。しかし、脳はどうだったのだろうか？　成人してからさらにテストステロンを投与された場合、メスはオスのように行動し、性的魅力のあるメスにマウンティングするだろうか？あるいは、エストロゲンとプロゲステロンという発情を誘発するホルモンを投与されると、性的魅力のあるオスの前でロードシスを示すのだろうか？

ヤングは、胎内でテストステロンを投与した後、成人してからさらにテストステロンを投与すると、オスのモルモットのように、発情したメスに対して積極的にマウンティングすることを発見した。一方で、同じメスにエストロゲンとプロゲステロンを投与しても、性的魅力のあるオスに対してまったく興味を示さず、ロードシスも示さなかった。胎児期にテストステロンを投与されて雄性化されたメスの脳は、成人してからメスの発情を引き起こすエストロゲンとプロゲステロンを投与しても、典型的なメスの反応を示さなかった。卵巣摘出は、この実験結果に一切影響を与えなかった。というのも、卵巣摘出したメスにエストロゲンとプロゲステロンを投与するとロードシスを示したからである。つまり胎生期に高濃度のテストステロンに曝露されると、正常なメスの性的行動能力が失われることが分かった。

行動は、神経系（脳と脊髄）によって調節されている。そこでヤングは、胎内で高濃度のテストステロンが、メスのモルモットの脳の機能を変化させたと結論付けた。もし胎生期に、脳が雄性化されていなければ、動物は雄性化に必要な特殊な神経系を組織化できず、成人してテストステロンを投与しても、典型的なオスらしい性的行動を〝活性化〟できないと考えたのである。

ヤングによる組織化・活性化仮説は、議論の的となった。ブレイアーが、一九七九年にインペラート＝マッギンレーを批判する際、〝げっ歯類に関する研究〟と述べたのは、明らかにヤングの論文を念頭に置いてのことだった。ブレイアーは、ヤングの研究に対して異議を唱えたのではなく、〝げっ歯類を用いた実験結果を霊長類や人間の行動に外挿して推論することには無理があるという証拠がある〟と主張した。しかしブレイアーは、その証拠となる論文を引用しなかった。しかしながら、ブレイアーは〝間違っていた〟。ヤングの論文で報告されたことが、一九七二年アカゲザルでも再現された。ヤングが提唱した組織化・活性化仮説を支持する研究結果は、人間だけでなくほかの動物でも再現されている。それでもまだ、胎児へのテストステロンの作用に対して懐疑的な研究者がいるのも事実である。

ラットの再構築

テストステロンは、思春期よりも前のラットの行動に影響を与える（後述するように、人間でも同じような影響を与える）。テストステロンが生殖ホルモンであることを考えると、なぜ非常に早い段階で、性的行動を刷り込む必要があるのか。それこそ、オスのラットがメスに興味を持ち始めるまで待てばよいのではないか？

ラットをはじめとする哺乳類は、意外にも多くの時間を遊びに費やす。転がったり走り回ったりすることは、貴重なエネルギーを浪費しているように思える。そのエネルギーを、餌を探すなど、もっとほかに役立ちそうな活動に使う、あるいは、休息して節約したほうが良いように感じる。そもそも幼い動物たちが周囲の環境に気を取られずはしゃぐこと自体、肉食動物の格好の標的になる。それでも彼らはなぜ遊ぶのだろうか。

楽しいからに決まっている！　と思うかもしれない。特定の現象や行動、つまりこの場合は「楽しさ」を引き起こす心理学的、生化学的、さらには社会的な〝メカニズム〟を問うような質問を至近要因と呼ぶ。一方、ラットがなぜ遊ぶのかについて問うような質問を究極要因（ただし、もっとも〝重要という意味ではない〟）と呼ぶ。たとえば、ラットが遊ぶのは、幼い動物が生き延び繁殖するために必要な大人の行動を学び、実践するためだと説明できる。言い換えると、遊びは繁殖の成功率を高めるため、進化の過程でさまざまな哺乳類の子どもたちに特徴的な行動となった。

多くの脊椎動物のオスにとって、交尾にありつけるかどうかは、ほかのオスよりも優れているかどうかにかかっている。餌を探す、捕食者を避けるなど、大人になってから必要になる重要なスキルと同じように、思春期にホルモンが分泌されたからといって、すぐさま魔法のようにほかのオスよりも優れるようになるわけではない。幼少期の遊びによって、大人のスキルを獲得できるのである。成熟したオスのラットは、闘争に勝利することで、より優位な地位を得ることができ、より多くの交尾にありつける。一方闘争の敗者は、より従順な行動を取るようになる。このようにオスのラットは、メスよりも攻撃的である（ただし、メスも子どもを守るときには、かなり攻撃的になる）。このような攻撃性の性差は、進化の過程でメスよりもオスのほうが、生殖上のメリットが大きかったために残ったと考えられる。

どの種においても、遊びには性差がある。オスとメスが、異なる技術を会得することでそれぞれ異なる利益を得るからだ。たとえば、養育や闘争行動などは、繁殖の成功率を最大化させるために重要である。人間の男性は、子どもを養育する点で哺乳類の中で珍しい存在である。かといって、子どもを養わなくても、競争相手より優れていれば、繁殖に成功する。もちろん女性もまた優劣の階層（ヒエラルキー）を形成する。男性と違い女性は直接相手に物理的な攻撃をすることは少ないにせよ、ほかの女性と競うことで利益を得る場合もある。そのため、女性に支配欲がないとは考えにくい。ラットと人間の間には、確かに大きな違いがあるが、ラットの遊びで見られる性差が、人間の男の子や女の子で見られる行動の性差と類似していることは驚くに値しない。

　人間を含む多くの哺乳類のオスと同じように、オスのラットはメスよりもほかの若いラットとよく戯れる。オスにはオス独自の荒くて激しい遊びがある。たとえば噛んだり、取っ組み合ったり、なぐりあったりするような遊びである。次のラットの遊びを説明する文章のラットを子どもに、前足を手に置き換えると、私の息子の遊び方と非常によく似てくる。

　ボクシングは、双方のラットが後ろ足で立ち、前足でお互いを押し合うことで始まる。レスリングは、二匹のラットがお互い取っ組み合ったり転がったりすることで始まる。片方のラットがもう片方のラットを優位な姿勢で押さえつけたりするのが、このボクシングとレスリングの最終的な試合結果である。押さえつけ行動は、自分の優位性を示すのに用いられる。

　実験的に、オスを遊べないようにすると、彼らは敗者として成長する。彼らは敵に対してすぐに降伏し、優位性のステータスも低く、交尾にもありつけないオスになる。

　詳細については後ほど述べるが、社会環境がテストステロン濃度に影響を与えるが、その逆もしかりである。つまり、テストステロン濃度が関係性や社会環境へ影響を与える。たとえば、母親のラットは子どもの体温を調節し排便を促すために、子どもを舐め、毛づくろいをする。すると、母がどれくらい子どもを舐め、毛づくろいしたのかによって、子どものテストステロン濃度が影響を受け、高まる。つまり、母親のラットが一番舐め、毛づくろいした子どものテストステロン濃度が高くなるというしくみである。一方、母親があまり養育しなかったオスやメスの子どものテストステロン濃度は低くなる。母親の子どもたちへの異なる対応が、転じて、子どもが大人になった際の性的行動に影響を与える。たとえば、ほとんど舐められず、毛づくろいされなかったオスは、射精するまでに長い時間を要する。また、次の射精に至るまでの時間が長くなる。ここで重要なのは、ホルモンは社会的なつながりを変化させることで、間接的に行動に影響を与える場合があるということである。

多くの（おそらくすべての）哺乳類において神経系は、発生途中の生殖器系と同じように、種にもよるがテストステロンの持続的な刺激に応答できるのは、出生前あるいは出生直後（またはその両方）の限られた期間である。もし、これらの重要な時期（臨界期と呼ばれる）にテストステロン濃度が高くなければ、雄性化された神経構造が欠如し、動物が幼少期や成人後に性別に特徴的、かつ適応的な行動を示さなくなる（これについては完全に解明されているわけではない。これは、道徳的な問題ではなく、人間以外の動物においてもみられることから、進化的な問題である！）。ラットの神経系が雄性化する臨界期が生後一週間であることは、研究者によく知られている（なお人間の臨界期は、妊娠中だといわれているが、最近の研究成果によれば、生後数か月ともいわれている）。

人間は特別ではない？

社会的に性別が区別された世界で生きる人間は、動物の中では例外で、子どもの頃の遊びのスタイルと発生の初期段階の脳へのテストステロンの曝露の影響はほぼないと考えられている。しかし、この仮説については、議論の余地がある。また、ラットやほかの動物を用いた研究だけでは、人間の性別によって行動が変化する基本的なしくみしか理解できないのも事実である。人間の行動はほかの動物たちと比較して、非常に柔軟で変化しうるものだという考えもある。事実、子どもたちは、棒切れを銃やライトセイバー、さらには人形に見立てて遊ぶこともできるし、ただ単に古い木の棒として遊ぶこともできる。遊びたいと思っても遊ばないことを選択できる。そして性的行動においても、人間はほかの哺乳類とは異なり、さまざまな選択肢がある。人間はいつでも性的交渉を持つことができ、好きな相手も体位も選択できる。非常に魅力的で性的交渉を受け入れてくれる相手がいたとしても、その相手と性交渉を持たないことも選択できる。

ラットとは異なり、人間の遺伝子は複雑な文化的環境の中で発現する。しかし文化的環境には、多様な規範や慣習が存在し、行動に大きく影響を与える。人間は、明示的にも暗黙的にも、何らかの形でジェンダーの規範に適応することを求められる文化の中で生きている。そのため、テストステロンが人間に対してどのように作用するかについての確固たる結論を出すためには、やはり人間で仮説を検証する必要がある。

一方、ラットやほかの動物の研究成果は、私たち人間の行動について多くのヒントを与えてくれる。

そのため、ラットの研究成果は人間には無関係でまったく意味がないとして軽々しく切り捨てるのは大きな間違いである。人間やほかの動物の性的行動の根底にある神経化学およびホルモンに関する研究に取り組んでいる世界的な権威の一人に、カナダのモントリオールにあるコンコルディア大学神経科学・心理学の教授であるジェームズ・ファウスがいる。ファウスは、研究者人生を人間と動物の性的能力の関係性の研究に費やした。彼は、ほかの哺乳類で見られる性的行動を制御する基盤が、進化の過程で人間にもほぼそのまま受け継がれているのを見出した。

動物と人間の間で、性的行動に共通する神経化学的および神経解剖学的な基盤を同定したことは、性的行動が進化の過程で保存されたことを意味し、人間の性的行動の動物モデルは、前臨床試験として利用できることを意味する。

前臨床試験とは、薬や手術などの治療法をヒトで試す前に、その効果を評価するために実験動物を用いて行う最初の試験のことだ。ブタの睾丸を砕いた抽出液を販売していた時代から、ずいぶんと進歩したものである！　いずれにしても、ラットをはじめとする動物を用いた研究が存在しなければ、現代の医療は成立しえないのである。

注意しなければならないのは、ラットなどの動物を用いた研究成果をそのまま人間に外挿する場合である。しかし、人間以外の動物を使った研究成果と、5-αリダクターゼ欠損症の人びとを対象とした研究成果とを組み合わせることで、人間における組織化・活性化仮説を支持することにつながる。とくに遊びの性差は、胎内でのテストステロンの曝露による影響が大きい。しかしながら、5-αリダクターゼ欠損症の人びとの子どもの頃の遊びに関するデータは、5-αリダクターゼ欠損症の人びとが人里離れた物理的に社会から隔絶されてきたため、ほとんど存在しない。理想的なのは、子どもの遊びをより詳細に調べた研究である。両親や子どもたち自身の偏った報告に頼ることなく、子どもたちの遊びの嗜好を詳細に調査することが必要である。

脳への過剰なテストステロンの作用

先天性副腎皮質機能亢進症（CAH）は、一万五千人に一人の割合で発生する稀な遺伝性疾患で、男女ともに健康へ悪影響を及ぼし、とくに女児に対して大きな影響を及ぼす。CAHの胎児は、異常に高レベルのテストステロンに曝露されるが、医療を受けられる地域では、生後すぐに治療を開始することが可能である（CAHは、直ちに治療を開始しなければ健康にダメージを与えるので、障害と呼ばれる）。CAHの女の子は、胎児期に高濃度のテストステロン（ただし健常な男性ほどではない量）に曝露される。CAHの女の子の行動がほかの健常な女の子の行動とどのように異なるか明らかにすることは、発達中の脳に対するアンドロゲン曝露の影響について解明することにつながる。

CAHは、ステロイドホルモンであるコルチゾールの産生に必要な酵素の遺伝子の一つに変異があることで発症する。コルチゾールは、体内に貯蔵しているエネルギーを必要に応じて取り出すことや、緊急時に生命を維持するための行動（闘争・逃走反応）に重要な役割を果たしている（今日では、この生命維持システムは、交通渋滞にハマったときや、緊張する場で話しているときなどにおもに作動する）。コルチゾールは、腎臓の上に位置する副腎の外側の層（副腎皮質）で産生される。CAHは、さまざまな遺伝子の変異によって発症するが、多くの場合変異のある遺伝子は、ステロイド産生経路の一部である21-ヒドロキシラーゼという酵素である（図4・2）。この酵素は、ステロイド前駆体をコルチゾールに変換する。

血中のコルチゾールが不足すると、脳下垂体が、家が寒いときに作動するサーモスタットのようなはたらきをする。つまり脳下垂体は、副腎へ信号を送り、コルチゾールを産生するように促す。すると副腎はコルチゾールの原料となるステロイド前駆体を産生する。しかし、21-ヒドロキシラーゼが存在しないため、コルチゾールが産生されない。

その代わりに、副腎はすべてのステロイドホルモンの前駆体を、アンドロゲンへと変換する経路に送り込み、アンドロゲンが多量に生産され、血中に分泌される。

出生時にＣＡＨと診断された場合、コルチ

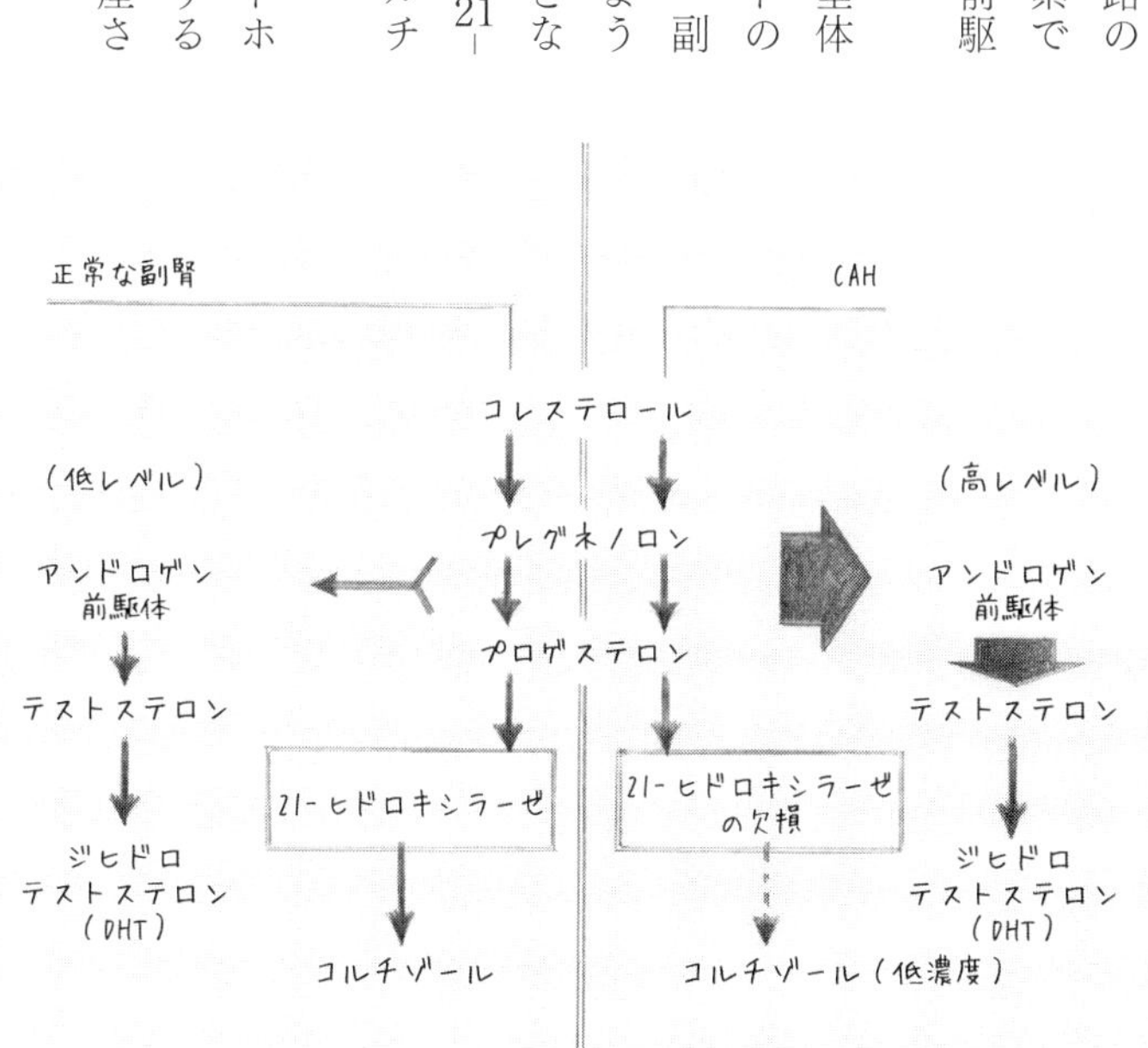

図4.2　先天性副腎皮質機能亢進症（CAH）におけるステロイド産生経路

ゾールの投与で直ちに治療できる。コルチゾールは、脳下垂体から副腎への情報伝達を抑制し、副腎の機能を正常化させる。CAHでは、血中アンドロゲン濃度が高いため、男児の外見にほとんど影響を与えないが、女児の場合は、そうはいかない。女の子の胎児は、男の子の胎児とは異なり、アンドロゲン濃度の増加に敏感なため、外生殖器の男性化が起こってしまう。テストステロンに曝露された量によって、CAHの女の子の症状の重篤さが異なってくる。比較的低濃度のテストステロンに曝露された場合、生まれつき陰核が肥大している場合がある。それよりもさらに高濃度のテストステロンに曝露された場合、陰核が陰茎のように変化しているが、それ以外については典型的な女性に見えるので、ほとんどの場合女性として育てられる。

女の子、男の子、そして遊び

組織化・活性化仮説の組織化に関する部分が、人間にもあてはまる場合、臨界期に高濃度のアンドロゲンに曝露された女の子の胎児は、ラットやサルのように、幼少期に男性でよく見られる行動を取るはずである。

ではCAHの女の子は、典型的な男の子のような行動を取るのだろうか？　この質問に答える前に、男の子と女の子の行動における、〝平均的な違い〟を頭に入れておく必要がある。逸話や個人的な経験ではなく、男の子や女の子が社会集団の中でどのように相互作用する傾向があるのか、その違いを端的に示す古典的な実験結果を振り返ることから始めてみよう。

研究者たちは、四歳と五歳の未就学児八〇人を四人ずつのグループに分け、個々のグループを男の子もしくは女の子だけにした。研究者たちは子どもたちに「テレビを見るための装置（ビューアー）越しにアニメを見ることができる」とだけ伝えた。しかし、アニメを見ることができるのは一人だけで、そのグループの三人のうち、一人はクランクを回し、もう一人は電気のスイッチを押し続け、協力しなければビューアーからアニメを見ることはできない。残りの一人は、ただ座っているだけである。研究者たちは男女のグループにそれぞれ指示を出した。

女の子よりも男の子のほうが、この実験を楽しんでいた。叩きあったり押し合ったりしながらも、アニメの視聴権を争って楽しんでいた。女の子もアニメを見る視聴権を巡って競い合うなか、視聴権を得るために、男の子とちがって女の子は別の間接的な方法、具体的には「非友好的な言葉を使って命令する」ことが多かった。しかし、女の子は男の子よりも、視聴権やクランクの作業をほかの女の子に譲ることも多かった。男の子は、身体的な接触を用いて、自分の望む権利を確保する傾向にあった。つまり、男の子は、体を用いるのに対し、女の子は言語を使う傾向にあった。実際、男の子は女の子の約六倍、相手を押したり、引っ張ったり、叩いたりしていた。

男の子と女の子が同じ戦略を取らないわけではない。もちろん、男の子と同じように体を張る女の子もいるし、優しい言葉で説得する男の子もいる。しかし、いずれにしても、男の子のほうが欲しいものを入手するために肉体的な闘争をする傾向が強いことは、さまざまな研究で明らかになっている。

二、三歳の頃までは、子どもは性別に関係なくよちよち歩く。しかし、ほとんどの子供は、世の中のさまざまな文化に触れることで、自分が男の子なのか女の子なのかを理解する。すると、自分と同じ性別に関するものに引き寄せられるようになる。子どもの遊び相手は、同性であることが圧倒的に多く、性別の偏りは八〜一一歳頃にピークを迎える。幼い頃は、自分が魅力を感じる遊び方をしている子どもに対して惹かれるため、緩やかな性別による棲み分けが起こる。しかし、子どもたちが成長するにしたがい、何をしても同性と遊ぶことが重要になってくる。

幼い子どもたちが、大人数で押し合いへし合いをし、砂場で笑い合いながら、ダンプカーのおもちゃで遊んでいると、性別に関係なく同じ遊びをしたい子どもたちは誰でも参加させてもらえる。男の子がままごとをしたり、生まれたばかりの赤ちゃんをお世話したり、おしゃれをしたいと言えば、女の子は歓迎する。つまり、大きなグループで身体的な活動を伴う遊びをする場合や、あるいは小さなグループで話をし、ままごと遊びをする場合、どちらの場合でも男の子も女の子も関係なく同じグループで活動する。しかし成長すると、社会的な結びつきがより重要になり、男の子は、性差別をし始める。女の子は、同じような遊びをしたい男の子と一緒に遊ぶことに対して寛容だが、男の子は性別の境界線をはっきりさせ、女の子を自分たちのグループに入れようとはほとんどしない。つまり、男の子は女の子よりも異性との付き合いをしなくなる。

子どもの遊びの性差は、大人になってからも確認できる。攻撃性、子育て、社会的ヒエラルキー、人と物に対する性差は、すでに若い頃から現れているのである。

先天性副腎皮質機能亢進症の女の子──過剰なテストステロンは性差を生み出すのか？

先天性副腎皮質機能亢進症（ＣＡＨ）の女の子の発達中の脳に対する過剰なテストステロンへの曝露は、実際に性別における行動に違いをもたらすのだろうか？

これまでにＣＡＨの胎児が高濃度のテストステロンに曝露されたことで遊びにどのような影響を与えるかについて、多くの研究がなされてきた。子どもたちは、時間があれば遊びたい。その遊び方には、男の子と女の子においてそれほど大きな違いはない。

三歳から一〇歳までのＣＡＨの子どもと健常な子どもの二つのグループに対して、さまざまなおもちゃで遊ぶ機会を与えて、その行動を比較する研究が二〇〇五年に行われた。具体的には、男女のどちらかが強く好むおもちゃ、あるいは男の子と女の子が同じように好むおもちゃを選択させた。女の子のおもちゃには、化粧道具、食器、着せ替え人形などがあり、男の子のおもちゃには、丸太やブロック、銃、工具セット、さまざまな乗り物などがあった。また、男女どちらも好む中立的なおもちゃには、パズル、塗り絵用のクレヨンや紙などがあった（なお、これらのおもちゃは、どちらかの性別に適している、あるいは自然に魅力を感じるといった理由で選別されたのではなく、過去の研究から一貫して男の子または女の子に好まれていたことから選ばれた）。

健常な男の子は、ほとんどの時間を男の子のおもちゃで、健常な女の子は女の子のおもちゃで遊んだ（残りの時間は「性別とは関係のない中立的な」おもちゃを選択した）。興味深いことにＣＡＨの女の子は、遊び時間全体の四四％を男の子のおもちゃ、二一％を女の子のおもちゃで遊んだ。対照的に、健常な女の子は、遊び時間全体の六〇％を女の子のおもちゃ、一三％を男の子のおもちゃで遊んだ（健常な男の子は、遊び時間の七〇％を男の子のおもちゃ、六％を女の子のおもちゃで遊んだ）。つまり、ＣＡＨの女の子は、健常な女の子と比較して、遊びの嗜好がより男性的であった（図４・３）。

この研究成果から、重要なことが二つ言える。第一に、ＣＡＨの女の子の遊びは男性化されているということ。第二に、ＣＡＨの女の子は、男の子のように遊ぶのではなく、健常な女の子と比較して、より男の子のように遊ぶということである。つまり、ＣＡＨの女の子の遊びは、健常な女の子と健常な男の子の遊びのちょうど中間だと分かった。

興味深いことに、ＣＡＨの男の子は、健常な男の子と比較しても、行動に違いは見られなかった。胎児のときに過剰なテストステロンに

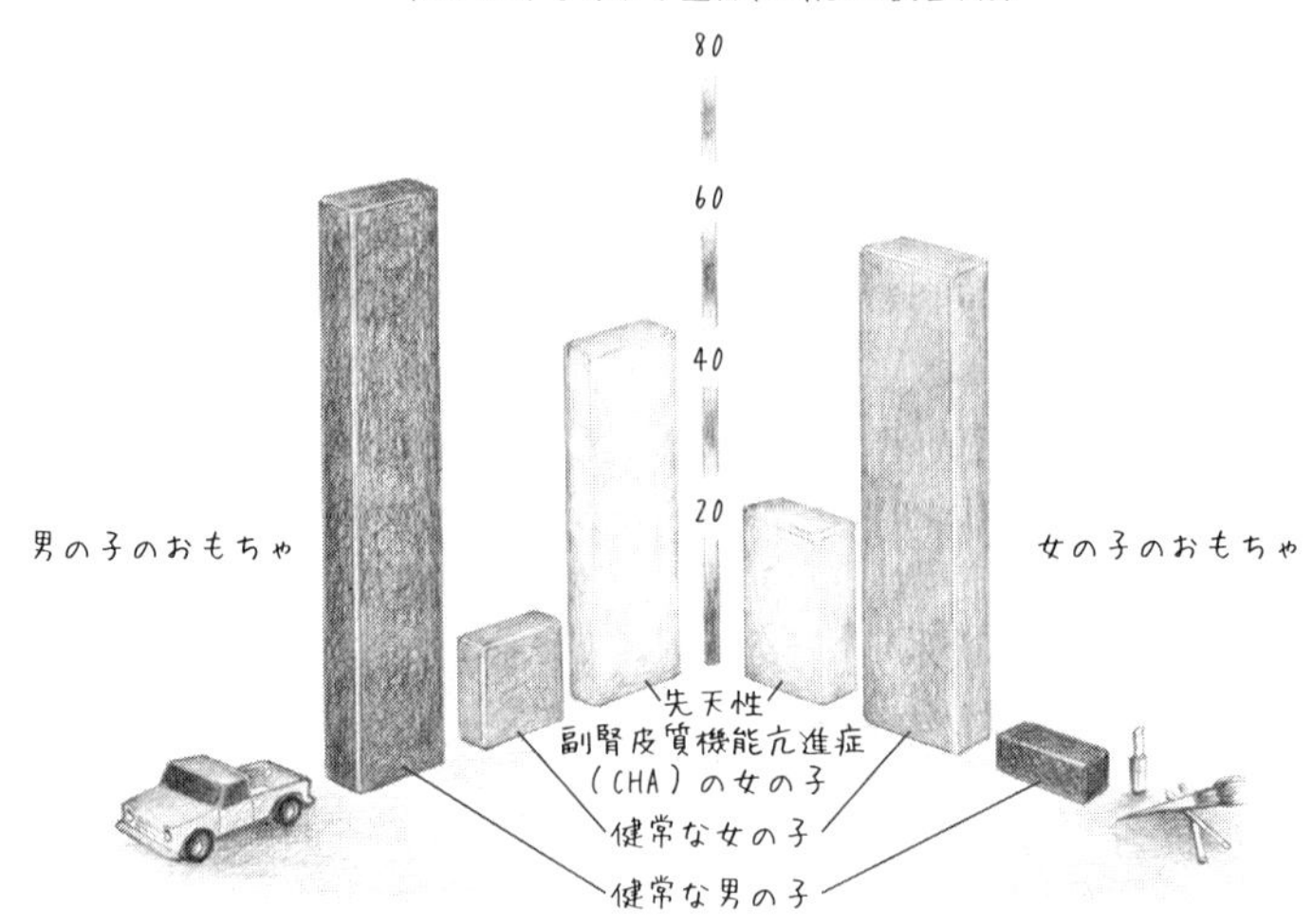

図4.3　先天性副腎皮質機能亢進症におけるおもちゃの嗜好性

曝露された男の子と女の子で見られる性差は、天井効果だと考えられる。天井効果とは、ある閾値を超えて高濃度のテストステロンに曝露されても、それ以上の男性化の効果は見られないというものである。これは成人男性に対するテストステロンの投与による効果と非常によく一致する。一方、テストステロン濃度のごくわずかな変化は、女性の行動や生理機能に対して大きな影響を与えるが、男性の行動や生理機能に対しては何ら影響を示さない。この点については次章で、男性と女性の運動パフォーマンスに対するテストステロンの効果について述べる。

一九六〇年代後半以降に発表された一〇〇報以上の学術論文や前述した二〇〇五年のおもちゃの好みに関する研究の結果から、ＣＡＨの女の子の遊びは、男性化されることが報告されている。つまり、子宮内で正常に発達した女の子たちと比較して、子宮内で高濃度のアンドロゲンに曝露された女の子は、より男の子らしい遊びをする。つまりＣＡＨの女の子は、同年齢の健常な女の子と比較して、荒々しく激しい遊びや、トラックや飛行機、ブロックといったおもちゃを選択して遊び、男の子たちと一緒に遊ぶことを好むのである。

この男性的な行動や嗜好の傾向は、大人になってからも継続する。ＣＡＨの女の子は、人との関わりが多い教師のような女性的な職業よりも、おもに物を扱う大工などの男性的な職業を好む傾向が強い女性へと成長する。そして何よりも、健常な姉妹よりも多くのお金を稼ぐ！

すべては頭の中に？

ＣＡＨの女の子たちを研究した結果から、胎内で高濃度のテストステロンに曝露されると、体だけでなく興味や嗜好、さらには行動までもが男性化することがわかった。

容易に想像できるように、この結論は、遺伝子やテストステロンよりも社会化によって性差が起こるとする仮説を支持する人びとから、さまざまな形で大きく反論されている。

社会化仮説では、ＣＡＨの女の子が遊びの中で男性化されるのは、アンドロゲンが脳に直接的に作用したからではなく、おもに病状が自分の体に対する感じ方や、他人が自分をどのように扱うのかによって〝間接的〟に影響を受けたためだと説明している。

彼女たちは、自分の性別や性器、身体的・心理的な健康状態に対して常に好奇の目で見られるため、そのような行為そのものが不快であり、トラウマを引き起こしかねない。最近では、治療法自体が変化しつつあるが、大きな陰核を持つ少女たちは、これまで陰核を小さくして女性化する手術を受けてきた。あるいは、手術を受けなくても、ＣＡＨの女の子たちは、頻繁に性器をつつかれ、性別に関する感情や行動について質問攻めにされた経験がある。さらに、ＣＡＨの女の子の病状を知っている保護者が、暗黙のうちに少女に男性的な行動をするように示唆している可能性もある。このような社会的な影響が、健常な女の子たちとは異なる行動をとるようになった原因ではないかと考えられている。

確かに、男の子が女の子らしい行動を取らないように、たとえば人形や食器や家具などで遊ぶことを避け、代わりにトラックやブロック、科学セットで遊ぶように誘導する保護者がいるのも事実である。

しかし、女の子は一般的に、仲間内での遊びも含めて、男の子よりも遊び相手や遊び方に対する自由度が高い。ひきかえ男の子は、女の子とかかわることは、男の子のグループの中での威信を失いかねないことから、女の子のような遊びをする男の子に対して寛容ではない。

　社会的な影響が、子どもの遊び方を形成することは確かで、親の影響も大きい。もし私が、グリフィンに人形や食器などの女の子らしいおもちゃばかり買い与え、そのおもちゃで遊んだことを褒めていたら、グリフィンは人形にお着替えをさせて、テーブルに座らせてお茶を飲ませるような遊びを好むようになっていたかもしれない。これと同じように複数の研究者は、養育者による差別的な扱いが、ＣＡＨの女の子たちの遊びを男性化させたのではないかと考えた。そこで、子どもを一人、あるいは両親と一緒に遊びの実験室（プレイラボ）に連れてきて、異なる条件下で子どもにおもちゃの選択をさせた。すると、ＣＡＨの女の子は、両親が一緒に部屋にいてもいなくても、女の子のおもちゃではなく男の子のおもちゃを選んで遊んだ。ちなみに、両親はＣＡＨの女の子にもっと女性らしくなるように話していた。つまり、両親は、ＣＡＨの女の子の遊びを男性化させるとは言えないのである。

　直感的には、社会的な影響が女の子と男の子の行動を異なるものにしているように感じるが、前述の研究結果から、子どもは、両親からの社会的圧力をまったく気にせず、自分のしたいことをして遊ぶことが分かった。そして、ほとんどの子どもたちは、幼い頃から、同性の仲間が遊んでいる遊びと同じことをしたいと思っている。どういうわけか、子どもたちの直感は正しいようである！

　ＣＡＨの女の子が社会的圧力により、男の子らしい遊びをするという仮説に対して反論できるもう一つの証拠も存在する。妊娠中の母親の血中テストステロン濃度は、胎児が曝露されうるテストステロン濃度を表す指標になる。その値についての解釈には、細心の注意が必要だが、研究結果は、ＣＡＨの女の子の研究結果とほぼ一致している。つまり、健常な女の子で女性器に異常が見られない場合、母親の妊娠中のテストステロン濃度が正常値よりも高ければ、その子どもの遊びの嗜好性は、男性的になることが示唆されている。もしこの研究成果が正しければ、性器の外見は、遊びの性差とはまったく関係ないということになる。

いずれにしても、男性のように見える女性器を持つこと、または医療関係者との不愉快なやり取りなどが、遊びが男性化するかどうかにかかわるかは、不明のままである。社会化仮説を支持し、テストステロン説に対して批判的な研究者たちが、ＣＡＨの女の子たちの社会的・身体的発達の複雑さに注目し、それらの要因が行動の違いにどのように影響を与えたのかについて研究することは、重要である。

早期のテストステロンが重要

モルモットやラット、アカゲザルなどの哺乳類を用いた実験から、胎内のメスに高濃度のテストステロンを投与すると行動が男性化し、胎内のオスにテストステロンを投与しないと行動が女性化することが明らかになっている。思春期以前に最も影響を受ける行動は、遊びの様式（プレイスタイル）である。テストステロンを投与されたメスは、オスのようなプレイスタイルになる。これは、進化論的には非常に理にかなっている。オスとメスでは繁殖上重要な関心事が異なり、そのため乳児期のプレイスタイルが異なっているのである。人間において、5-αリダクターゼ欠損症やＣＡＨのように、テストステロンの作用やその濃度に生まれながら差がある人びとの行動を解析した結果からも、人間も例外なく男女でプレイスタイルが異なることが示唆されている。

ここで役立つのが、「ほかの条件が同じであれば、より複雑な理論よりも単純な理論を選ぶべきだ」という科学的原則、オッカムの剃刀（思考節約原理）である。ギリシャの天文学者プトレマイオスは、惑星が地球の周りを回っているという理論と、惑星の観測結果を両立させるために、奇妙で複雑な惑星の動き〝エピサークル〟を提唱した。しかし、地球とほかの惑星がすべて太陽の周りを回っているという理論は、はるかにシンプルなものだった。この論争に誰が勝ったかは、ご存知の通りである。

人間は、テストステロンと行動の雄性化との関係性が観察されているほかの動物とは異なる特別な動物と考えるべきなのだろうか？　あるいは人間という動物も生物学的、進化的な圧力にさらされていると考えるのが妥当なのか？　社会的圧力だけで女の子と男の子の遊び方の違いを説明できるのなら、男の子よりも女の子のほうが乱暴な遊びを好むようになっていたと考えられるのではないだろうか？　内分泌学や進化論から見出された女の子と男の子の遊び方の差とまったく同じような差が社会的な圧力によって本当に引き起こされるのだろうか？　研究対象となった人びとは、異なる国ぐにで生活し、文化も大きく異なるにもかかわらず、遊び方の差が正確に再現されるというのであれば、それは偶然の一致としか思えない。

結論は、もう明らかだ。これまでの証拠から言えることは、テストステロンは男性の脳を生み出すのである。

5章　優位性

私はモクガディ・キャスター・セメンヤ。私は女性で、足が速い。

南アフリカの小さな集落の出身であるキャスター・セメンヤは、二〇〇九年ベルリンで開催された世界陸上選手権の女子八〇〇メートル走で金メダルを獲得し、国際的に有名になった。ところが、セメンヤの筋肉質な体つきや二位の選手に二秒以上も差をつけて圧勝したそのスピードから、セメンヤの性別について疑問が投げかけられた。

メダリストが呼ばれるレース後の記者会見に、セメンヤは姿を現さなかった。代わってその席に現れたのは、国際陸上競技連盟の事務局長であるピエール・ワイスだった。ワイスは、セメンヤが性別確認検査を受ける必要があるかもしれないという噂について、それが事実であることを認めた。

さらにワイスは「当該選手が女性ではないとの検査結果が出た場合は、金メダルをはく奪します」と参加選手や記者たちに説明した。

ワイスの記者会見は、セメンヤと同じレースに出ていたアスリートたちに、不満を述べる口実を与えたようなものだった。六位だったイタリアのエリサ・クスマは「セメンヤのような人物は私たちと競い合ってはいけない。そもそも、私にとってセメンヤは女性ではなく、男性だ」といいはなった。ロシアのマリア・サビノアは、セメンヤが性別確認検査に合格できないと述べたうえで、記者たちに「セメンヤを見ればわかるわ」と話していた。（皮肉なことに、サビノアはロシアの国ぐるみのドーピング行為により、二〇一二年ロンドンオリンピックで獲得した女子八〇〇メートル走の金メダルをはく奪された。その結果繰り上がりで金メダルを授与されたのは、なんとキャスター・セメンヤだった）。

セメンヤの世界陸上優勝というニュースは、セメンヤが性別確認検査を受けているというセンセーショナルな記者会見によって、吹き飛んでしまった。『タイム』誌のＷＥＢ版では、「世界陸上の女子チャンピオンは、男性？」という見出しでこのニュースを報道した。『タイム』誌だけでなく数多くの雑誌や新聞記事に、ゴールラインを切った直後のセメンヤの筋肉質なガッツポーズ写真が掲載され、〝印象操作的で誘導的〟な報道が展開されていた。

セメンヤの性別に関するきわめてプライベートなことが公衆の面前にさらけ出された一か月後、セメンヤは南アフリカの『Ｙｏｕ』誌の表紙に登場した。その表紙の中でセメンヤは、長く伸ばした爪に紫色のマニキュアを塗り、ふんわりとパーマをかけた髪をボブにセットし、化粧をしていた。そして、長いゴールドのネックレス、肘まで到達するほど何本ものゴールドのブレスレット、黒のドレスを身にまとっていた。その姿からは、セメンヤ本人だと認識できないほどだった。雑誌の見開きページの中でも、ハイヒールを履き、スパンコールを身にまとって幸せそうなセメンヤの姿が掲載されていた。

セメンヤは、自身の性別に関する話題について主導権を握りたかったのかもしれない。しかし、国際陸上競技連盟の代表であるワイスは、最新の情報に渇望している記者たちに性別確認検査の結果について次のような話題を提供した。「セメンヤが女性であることは明らかになったが、一〇〇％ではないかもしれない。もしセメンヤが、二つの性の中間だった場合、そのことによりほかの人よりも有利であるかどうかについて、見極める必要がある」と記者発表したのである。この会見を見る限り、ワイスは、センシティビティートレーニング（自他の感情を正しく客観的に理解させる訓練）を受講していないように見受けられる。

有利かどうかとは、テストステロン濃度が高いかということである。国際陸上競技連盟は当初、セメンヤが女性として競技に出場するためにテストステロン濃度を下げる必要があるかどうか（もし必要であるならば、どの程度下げるのか）が決定するまで、競技への参加を控えるべきだと述べていた。しかし、その後セメンヤはテストステロン濃度を下げる必要はなく、競技に復帰することが許可された。そして、二〇一八年までセメンヤの活躍は続いた。だが、二〇一八年以後、国際陸上競技連盟は性分化疾患（ＤＳＤ）の選手に対して新たな規制を導入した。セメンヤと彼女のサポーターたちは、この新たな規制はセメンヤだけを標的としたものだと主張した。この新たな規制によってセメンヤは、テストステロン濃度を下げなければ（そのためには、薬剤を服用する必要がある）、女性として中距離競技に出場できなくなった。国際陸上競技連盟は、この新たな規制に対して、〝性自認よりも生物的な性が優先される〟スポーツ分野が存在するため、陸上競技でもこの新たな規制を適用して何ら問題ないと自己弁護した。なお、この本を執筆している時点でセメンヤは、自身の血中テストステロン濃度を薬剤によって下げることを拒否している。つまり、セメンヤは、一人の女性として競技に参加するために自分の〝生まれもった肉体〟には何も改変を加えるべきではないと考えているのである。

さて、テストステロン濃度が高いことは、アスリートにとって有利に作用するのだろうか？　トランスジェンダー女性で、哲学の元教授、マスターズ・トラック世界選手権では二度の女子チャンピオンに輝いたサイクリストであるヴェロニカ・アイビー（当時はレイチェル・マッキノンとして知られていた）は、国際陸上競技連盟が行ったテストステロン規制は誤った科学に基づくものと主張し、二〇一八年のサイクリング専門誌のインタビューで自身の考えを披露した。

アイビーは「体内に内因性テストステロンが一般人よりも多く存在することが、あなたのパフォーマンスを上げる」という考えは、〝神話〟のようなものだと主張した（内因性テストステロンとは、体内で産生されるテストステロンのことである。一方、外因性テストステロンとは、注射などにより体外から導入されるテストステロンのことである。なお体は、血中のテストステロンが内因性か外因性かを区別できない）。

ソフィアとサム、そしてセリーナ

さて、スポーツにおけるパフォーマンスに大きな性差があるということについて議論がなされていないように思う。ではまず、グランドスラムで七度優勝したジョン・マッケンローが引き起こした騒動について見てみよう。二〇一七年、アメリカのナショナル・パブリック・ラジオでのインタビューの中で、司会のルル・ガルシア・ナバロがマッケンローに「セリーナ・ウィリアムズを世界で最高の〝女子テニスプレーヤー〟と呼び、なぜ〝世界最高の選手〟と呼ばないのか？」と尋ねた。マッケンローはそれに対し「なぜなら、もしセリーナが男性とプレーしたら、世界で七〇〇位くらいだろうからさ」と答えた。マッケンローはセリーナを素晴らしい選手だと繰り返し説明していたが、それをもってしても世界最高の男子プレーヤーに対してはなすすべがないだろうと語った。

予想通り、マッケンローは性差別主義者として非難された。これに対してセリーナは「事実に基づかない発言に私を巻き込まないでほしい」とX（旧 Twitter）で発言していた。そのセリーナであったが、マッケンローが語った内容の一部について、実は過去に同意していた。二〇一三年、デビッド・レターマン・ショーに出演したセリーナは、レターマンから「もし世界最高の男子テニスプレーヤーと対戦した場合、どのような結果になると思う？」と尋ねられていた。セリーナは、当時世界チャンピオンであったアンディー・マリーと対戦した場合、コテンパンにやられて負けるだろうと説明していたのである。

実際、アンディー・マリーとは、この話をしたことがあるの。私は「アンディー、冗談はやめて」と返したわ。男子テニスと女子テニスは、まったく別物のスポーツ。もし私がアンディーと対戦したら、おそらく〇–六、〇–六のストレートで五～六分ぐらい、いやもしかしたら一〇分かかるかもしれないけれど、いずれにしても負けてしまうわよ。いえ、本当よ。まったく違うスポーツだから。男性のほうがはるかに素早く動くし、サーブも強く、打撃も強い。まったく違うゲームなのよ。私は女子テニスが大好きなの。だから、私は、女子選手としか対戦したくないし、恥ずかしい

思いをしたくないわ。

この章の内容は、テニスの試合でアンディー・マリーがセリーナ・ウィリアムズを打ち負かす理由を説明するのに役立つ。つまり、テストステロン濃度に性差があることによって、ほとんどのスポーツにおいて男性が女性よりも優れたパフォーマンスを発揮する理由を説明できる。ちなみにこの章では、女性という区分で、どのような場合であれば競技に参加することを許可すべきかについては触れない。その代わりに、このような質問に対する答えを導き出すのに役立つ科学的な根拠について掘り下げる。とくに、〝テストステロンがアスリートの運動能力を向上させる証拠は何か?〟についてである。

まず、性差がほとんどないに等しい、すなわち、穏やかな幼少期から見てみよう。

架空の二卵性双生児を想像してみよう。ソフィアとサムの姉弟だ。ソフィアとサムはごく一般的な双子だ。ソフィアは数学が大好きで、ほかの女の子と良くおしゃべりしたり、リトルリーグ(野球)に参加し、母親と一緒にパンやお菓子を焼いたりしている小学生だ。片やサムは、漫画を描いたり、ピアノを弾いたり、ほかの男の子とレスリングごっこを楽しんでいる小学生だ。平均的な双子だが、ある点でソフィアとサムは珍しかった。それは、二人が成長するにしたがって、スポーツでお互いに競争し始めたことだ。六歳になると双子は、三〇メートル走で競い合った。一〇歳になると、二キロの自由形水泳で競い合い、やり投げでは互いに打ち負かそうとしていた。思春期を過ぎると、二人のスポーツに対する情熱はさらに高まり、二〇代になった今では、一緒にマラソンを走り、棒高跳び、重量挙げなどを行っている。ただ双子が二〇代になった今、この対決の勝者は、どちらなのか誰にもわからない。

一〇歳の頃までは、ソフィアもサムも、相手を追い抜いたり、投げ飛ばしたりすることはできず、どのスポーツでも勝負は五分五分だった。一二歳を過ぎ、思春期を迎えたサムは、本格的に頭角を現し始めた。一五歳の頃には、三〇メートル走でソフィアに四秒以上の差をつけて勝った。より遠く、より正確に球を投げられるようにもなった（投球フォームの違いは非常に大きい。ある研究者は「一五歳までに男子は、投球が上手い女子よりもさらに上手に球を投げることができる」と述べている）。ソフィアが、唯一サムに勝つことのできるスポーツは水泳だった（図5・1）。

性別の違いを気にする

私は三〇歳のときに、初めてフルマラソン

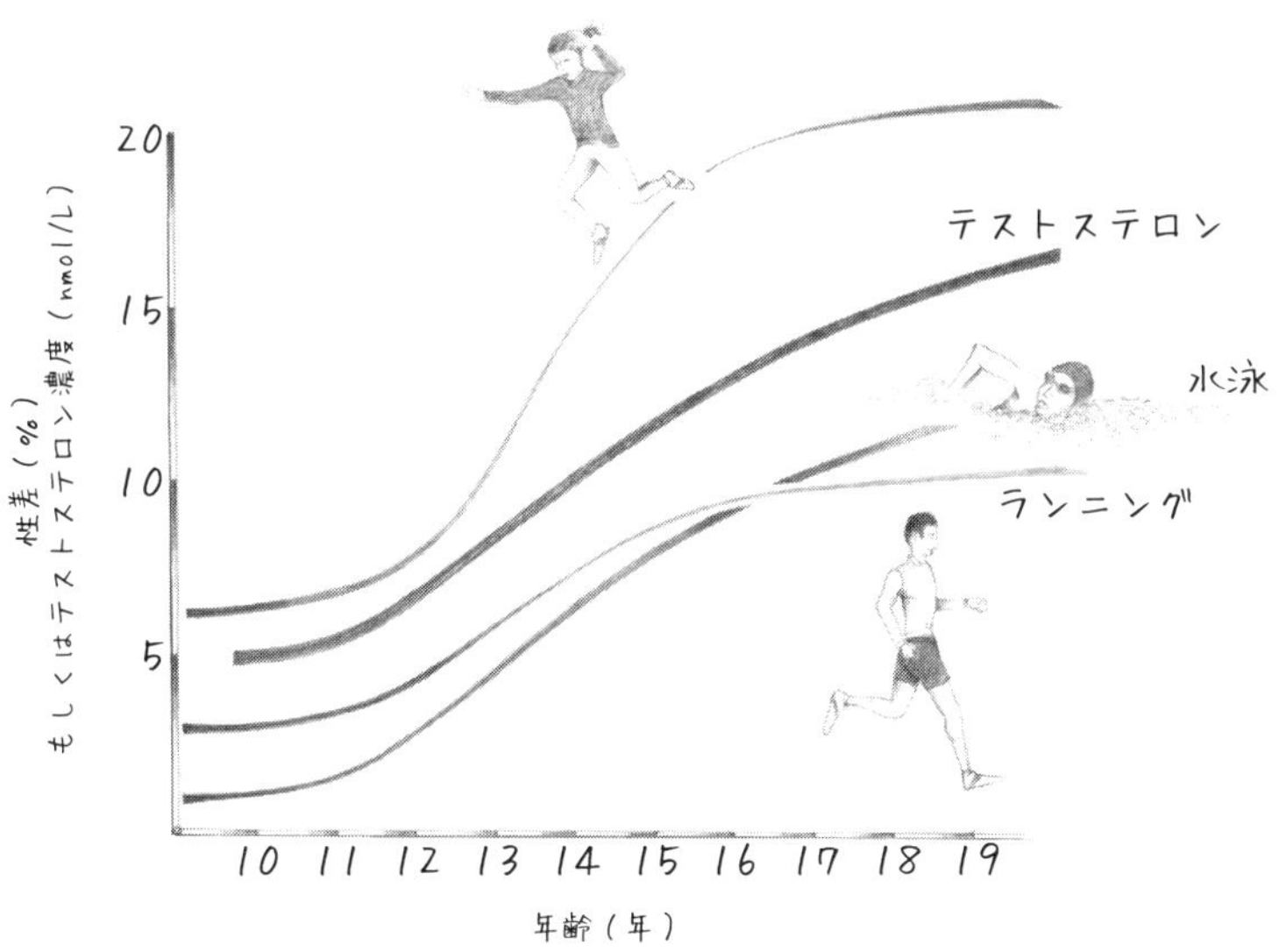

図5.1　思春期におけるテストステロンレベルとスポーツのパフォーマンスの性差（跳躍競技、水泳、ランニング）

に参加し、四時間で完走した。このタイムは三〇代にしては非常に良いタイムである。四〇歳になって、二回目のマラソンに参加し、一〇歳年齢を重ねたことを考慮しても、四時間という非常に優秀なタイムで完走した。五〇歳になったら三度目のフルマラソンに参加しようと思っていた私は、これまで出走したフルマラソンと同じペースで走るトレーニングを開始した。最高の気分で、私はまだできると思っていた。二五キロの長距離走トレーニングを始める前までは。長距離走トレーニングを始めてから、体のあらゆるところが痛くなった。しかし、私は痛みを我慢してトレーニングを続けた（普通に考えて、それは悪い行いだ）。無理した結果、最終的に怪我が重なり、走るのを完全にやめなければならない羽目になった（その後、細心の注意を払って走ることを前提に、トレーニングを再開した）。今までこんなことはなかった。五〇歳になった今、なぜこれほどまでに体に気をつけなければならないのだろうか。

その理由は、五〇歳の体と三〇歳または四〇歳の体では、どれだけ自分の体をいたわったとしても、同じ体ではないからだ。多くのスポーツでは、参加者を同じ年齢や体重などの階級に分けることで、どの参加者も優勝できるチャンスがあるように配慮されている。スポーツのパフォーマンスは、使える手足の数や視覚能力、情報処理能力や筋力の調整能力などによって、大きく変化する。これが、パラリンピックが開催されている理由である。つまりパラリンピックでは、身体的または精神的にハンディキャップを持つ人びとが、平等な環境で競技に参加できるよう考慮されている。しかし、ほとんどすべてのエリートスポーツにおいて、最も基本的なクラス分けは〝性別〟である。その理由は明白だとして、つい最近まで議論にすらならなかった。

女性の世界記録は常に、男性の世界記録よりも一〇%ほど低い。たとえば、女子マラソンの世界記録は二時間一四分で、ケニアのエリウド・キプチョゲが三三歳のときに打ち立てた男子マラソン世界記録である二時間二分よりも一二分ほど遅い。

この性差はマラソン大会で、女子のトップ選手の前には数千人もの男性選手が走っていることを意味する。たとえば、二〇一九年に開催された国際陸上競技連盟主催の一〇〇〇〇メートル走の大会において、大会に参加した男子アスリート総数のほぼ三分の一に相当する二五〇〇人が、世界最速の女子の一〇〇〇〇メートル走のタイムを上回っていた。つまり男女のクラス分けがなければ、男子が勝つだけでなく、女子はそもそも大会に出場する資格さえ得られないのである。

マスターズ・トラック世界選手権で二度の女子チャンピオンに輝いたサイクリストであるヴェロニカ・アイビーは「男子と女子のパフォーマンスの差は、すべてのスポーツにおいて小さくなりつつある。男子で新たな記録が打ち立てられるように、女子でも記録がより速いものへと変わってきている。その差は埋まりつつあるのだ。現在の世界記録の差を取り上げ、常に性差が当てはまるという考えは誤解を引き起こす」と話した。

残念ながら、アイビーは間違っている。原因が何であれ、男子と女子の世界記録の差は縮まっていない。一九七二年に制定されたアメリカの教育改正法第九編（アメリカ合衆国の公的高等教育機関における男女の機会均等を定めた連邦法の修正法。合衆国のいかなる者も、連邦政府から助成を受けている教育プログラムや教育活動において、性別を理由に参加を拒まれたり、利益の享受を否定されたり、差別の対象となったりすることがあってはならない。と明記されている）が施行されてから、確かに女性のパフォーマンスは男性と比較して相対的に向上したが、それは一〇年間で頭うちになった。より具体的に、一九七二年から一九八〇年までの間に、オリンピックの予選タイムの性差は、一七％から一三％（ランニング）、一三％から一一％（水泳）に縮まった。しかしそれ以後は、四〇年もの間、性差は縮まっていないのである（図5・2）。

ほかのテストステロンに懐疑的な人びとは、女性がパフォーマンス向上のために十分な取り組みをしていないことが原因だと考えているようだ。二〇一八年、ＢＢＣのラジオ番組である『Woman's Hour』において、トランスジェンダーのアスリートが陸上競技に参加することの是非が議論された。具体的には、トランスジェンダーの女性（男性として生まれたが女性であると性自認した人。第9章で取り上げる）が、女性のスポーツに参加する権利があるかどうか

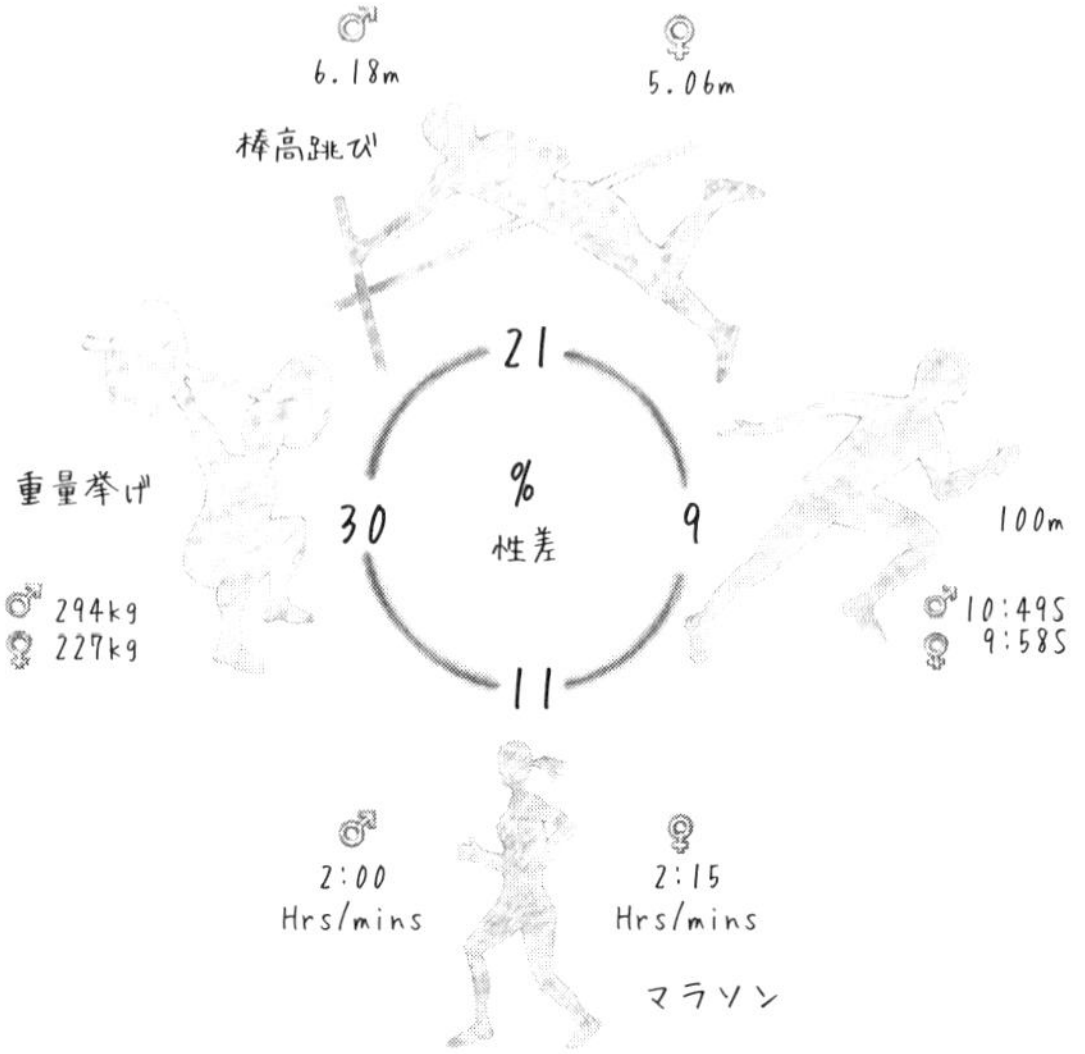

図5.2　世界記録における性差（2021年時点）

というものだった。ゲストの一人であるベス・ジョーンズという心理学者は、テストステロンが問題視されていることに疑問を呈した。「テストステロンが運動能力に直接影響を与えるという確固たる科学的証拠はない。何年か後にはスポーツにおける性別の区分を廃止することが可能になるかもしれない」と述べた。それに対してインタビュアーが「それでは、エリートレベルの競技に女性の参加者がいなくなるのではないか?」と反論したところ、ジョーンズは「女性はほかの女性と競争している場合、心理的に自分の能力を制限する。もし自分が男性と競っているとなれば、自分のパフォーマンスを上げ、より高いレベルで競うようになるかもしれない」と説明した。

内分泌学者やスポーツ科学者の多くが明白だと考えていることを、なぜ一部の学者は否定するのだろうか? おそらく、私たちがテストステロンの作用を誤って理解し、テストステロンが神話的な力を秘めていると感じているからかもしれない。世の中には悪い科学があらゆるところに転がっているのである。

おとり商法

テストステロン懐疑派の主張は、内分泌学の質の高い研究成果を引用するため、説得力があるように見える。ここでは、その一例として、二〇一九年に『ワシントン・ポスト』紙に掲載されたレベッカ・ジョーダン=ヤングとカトリーナ・カルカジスによる「テストステロンについての五つの神話」から「神話第五番:テストステロンが多ければ多いほど、アスリートは優れている」というコラムを見てみよう。

競技者のテストステロン濃度を解析することで、スピード競技や筋力競技の結果を予測できると結論づけた研究は存在しない。またテストステロン濃度は、筋肉の大きさや酸素摂取量など、運動能力に関係する要因に影響を与えるが、それが競技パフォーマンスの向上につながるかどうかは、はっきりしていない。

コラムの中でジョーダン゠ヤングとカルカジスは、オリンピックの重量挙げ競技と、陸上競技のエリート選手を対象とした二つの研究成果を紹介した。いずれの研究もテストステロン濃度が高い選手が必ずしも優勝するとは限らないことが報告されていた。ただ、ある種の競技では、女性アスリートのテストステロン濃度が高いほど良い競技パフォーマンスにつながることが示唆されていたが、いくつかの競技では、女性アスリートのテストステロン濃度とパフォーマンスとの間に関係がないか、あるいはテストステロン濃度が低いほうがむしろ有利であることも示唆されていた。男性アスリートについても、同じような傾向がみられた。このような研究結果からジョーダン゠ヤングとカルカジスは「テストステロンがスポーツのパフォーマンス能力を左右する重要な鍵であるということには疑問が残る」と述べていた。

少なくとも〝男性だけのグループあるいは女性だけのグループ〟において、テストステロンがパフォーマンスの違いを引き起こす主要な鍵ではないという彼らの主張は、正しい。多くの研究結果から、エリート選手においてテストステロン濃度（ただし、正常な範囲内である場合）が、各性別内でのパフォーマンスと関連性がないことが示されている。つまり、健康で典型的な男性（または女性）選手のテストステロン濃度が、健康的なほかの男性（または女性）選手と比較して高いからといって、特定のスポーツにおいてパフォーマンスが最高だとは言えないのである（ただし、持久力を求められるスポーツでは、最も優秀な選手のテストステロン濃度が比較的低い場合もある。つまり、上記とは反対の説明になるだろう）。しかし、テストステロン濃度の違いだけで男女間のパフォーマンスの違いを説明できないという結論は、ある意味巧妙でおとり商法的な論法だ。何が言いたいかというと、テストステロン濃度は、男性（または女性）だけのグループにおいて、スポーツで成功するかどうかを常に予測できるわけではないという科学的な研究成果に裏付けられた結論は、確かにある。ところが彼らはその結論を、テストステロン濃度の違いだけでは〝男女間〟におけるスポーツ能力の差を説明できないという、一見非常に似ているが、まったく科学的な研究成果の裏付けのない結論にすり替えているのである。

これから述べるように、すべての研究結果から同じ結論が導き出されている。それは、思春期と成人期におけるテストステロン濃度こそが（もちろん、出生前のテストステロンの関与も考慮に入れる必要があるが）、ほとんどのスポーツにおいて男性が優れたパフォーマンスを発揮するための重要なマスターキーなのである。

テストステロン濃度

体内のテストステロン濃度は、非常に複雑に調節されている。というのも、ある決まったテストステロン濃度といったものが存在しないからだ。つまり、テストステロン濃度は、生涯にわたって変化しつづけ、また一日の中でも大きく変化する。たとえば、テストステロン濃度は朝に高く、夜に最も低い。アスリートに関係するところだと、長時間の運動は一時的にテストステロン濃度を下げる。またアンドロゲン注射によるドーピングは、長期的なテストステロン産生能の低下を引き起こすおそれがある。なぜなら、高濃度のテストステロンが存在することで、精巣でのステロイドホルモンや精子の産生が抑制されてしまうからである。

さまざまな研究で報告されているテストステロン濃度は、通常唾液もしくは血液サンプルを用いて測定されている。ほかのステロイドホルモンと同じように、テストステロンもまた水とは混ざらない（疎水性と呼ばれる）。そのためテストステロンが血中で輸送されるためには、水に親和性が高い性質を持つ（親水性と呼ばれる）タンパク質と結合して輸送される必要がある。

血中に存在するテストステロンの九八％は、親水性の輸送タンパク質に結合しているため、細胞膜を透過できない。そのため、細胞内に存在するアンドロゲン受容体に結合することができず、輸送タンパク質結合型テストステロンは、生理活性がない。残り二％のテストステロンは、輸送タンパク質に〝非結合〟、つまり〝遊離〟している状態で血中に存在している。この遊離テストステロンは細胞膜を透過し、細胞内のアンドロゲン受容体と結合することで、遺伝子の転写活性に影響を与える。それにより、遊離テストステロンは体や脳機能へさまざまな影響を与える。血中テストステロン濃度を測定した場合、その値は、輸送タンパク質結合型および遊離テストステロンの総和量、もしくは遊離テストステロン量のみのどちらかになる。どちらのテストステロン濃度を測定するかは、測定方法によって決まる。

一方、唾液中に存在するテストステロンのほとんどは、生理活性のある遊離テストステロンである。そのため、唾液中のテストステロン濃度は、血中テストステロン濃度と比較して、はるかに低い値になる。つまり輸送タンパク質結合型テストステロンと遊離テストステロンの違い、また血中テストステロン濃度と唾液中テストステロン濃度の違いに注意さえしていれば、混乱が生じることはない。

さまざまな研究結果から、テストステロン濃度に性差がほとんどないというデータが示された場合にのみ、男性がスポーツで女性よりも優位なのはテストステロンが原因ではないと結論できる。そのためには、まず、テストステロン濃度に性差があるのか明らかにする必要があり、テストステロン濃度の測定方法とその解析結果について知っておく必要がある。

テストステロン濃度の測定は、身長測定とはまったく別物である。身長測定などの際に用いるものさしや巻き尺は非常に使いやすく、ほとんど同じ結果が常に得られる。だが、テストステロン濃度測定には、さまざまな測定方法がある。さらに悪いことに、同じ標本を測定しても、測定方法によって得られる値が異なるのである。

最も安価で一般に広く用いられている測定方法は、ラジオイムノアッセイ（ＲＩＡ）と呼ばれるもので、唾液中もしくは血中テストステロン濃度の測定が可能である。しかし、ＲＩＡにはいくつかの問題がある。ハーバード大学生殖生態学研究室では、ＲＩＡを用いての女性テストステロン濃度測定を止めた(ハーバードだけでなく世界中の研究室も同じように対応をした)。その理由は、第一に、同じ標本をさまざまなメーカーから販売されているＲＩＡ検査キットで測定すると、測定結果に大きなばらつきが生じるからである。第二にＲＩＡは、テストステロンに構造が似ているが、テストステロンのように筋肉増強を引き起こす生理活性のない体内のアンドロゲンを、テストステロンと誤って認識する。このような、ほかのステロイドホルモンに対する〝交差反応性〟があるため、女性のテストステロン濃度は実際よりも高く測定されてしまう。ただし男性では〝交差反応性〟は問題にならない。というのも、男性の場合、テストステロン濃度がテストステロン以外のアンドロゲンと比較してきわめて高いため、アンドロゲンを誤ってテストステロンと認識したとしても、結果には大きな影響を与えないからだ。

最近行われたＲＩＡによるテストステロン濃度測定の精度を調査した研究から、「交差反応性は、標本中に含まれるテストステロンが低濃度の場合、実際の濃度よりも高い値を示してしまう。この傾向は、テストステロン濃度が低い女性由来のサンプル中のテストステロン濃度を正確に測定する場合は、問題になる」と結論付けられた。ＲＩＡの精度を評価した別の研究では、その問題点をより明確に指摘している。「実際の濃度よりも二〇〇～五〇〇％も高い濃度を示すような測定キットでの測定に何の意味があるのだろうか？　このような推測よりも、女性のテストステロン濃度を測定するための安価で迅速かつ正確な測定方法が存在する」。

しかし、これらの問題点があるからといって、ＲＩＡで測定されたテストステロン濃度の結果からテストステロンと行動について考察されたすべての研究結果を破棄する必要があるわけではない。理由の一つは、男性のテストステロン濃度測定に対しては、ＲＩＡが比較的信頼できるからである。ただ、Ｒ

ＩＡによって女性のテストステロン濃度を測定した結果から、テストステロンの性差について考察がなされている場合には、注意する必要がある。

サリ・ヴァン・アンダースは、カナダのクイーンズ大学の心理学、ジェンダー研究、神経科学の教授で、〝社会神経内分泌学、性自認、生物学的・社会的性別と性的多様性、フェミニストと風変わりな科学〟を専門にしている。ヴァン・アンダースは「女性と男性のテストステロン濃度範囲は、かなり重なる部分がある」と主張した（ちなみに、同じような主張をしている学者は、ヴァン・アンダースだけではない）。最近行われた『ディスカバー』誌でのインタビューで、ヴァン・アンダースは、テストステロン濃度において、〝ジェンダーバイナリー（生物学的性で性別を分類する考え方）〟は存在しないと再び主張し、「ジェンダーバイナリーを掲げる目的は何だろうか？　科学の観点から見た場合、その目的は存在しない。たいていの場合、ジェンダーバイナリーは、政治的な理由のために存在する」と述べた。ヴァン・アンダースの研究は興味深く、革新的であり、生物学的性別やジェンダーに関する従来の考え方や研究方法に挑戦している。たとえば、社会的に認知されていない性的アイデンティティを持つ人びとに関する研究などがとくに優れている（本書では、男性と子育てに関する研究成果のいくつかについて参照している）。しかし、ここで取り上げる研究結果は、ヴァン・アンダースの主張とは相容れない。

さて、より信頼度の高い測定方法によるテストステロン濃度測定から何が言えるのだろうか？　質量分析法（ＭＳ、エムエス）は、テストステロン濃度の測定方法の絶対的基準（ゴールドスタンダード）で、臨床だけでなく行動内分泌学者の間でも用いられている。男女ともに高い測定精度が求められるアンチ・ドーピング機構でも、この質量分析法だけが唯一テストステロン測定法として採用されている。

ごく最近、オーストラリアの内分泌学者であるデビッド・ハンデルスマンによって、成人のテストステロン濃度の網羅的かつ精密な測定研究が行われた。なおハンデルスマンは、アンドロゲンとその生理作用、そしてアスリートでのアンドロゲン濃度測定においては世界トップクラスの研究者の一人である。ハンデルスマンの研究グループは、これまでに発表された論文を調べ、成人のテストステロンを質量分析法で測定した研究論文リストを作成した。このような解析方法は、〝メタアナリシス〟と呼ばれ、発表された大量の論文の内容を理解するために不可欠である。また、特定の質問に対してさまざまな研究がどのような結果を導き出しているのかを知るために有用な手法である。メタアナリシスでは、さまざまな理由で信頼性の低いデータを用いるのではなく、信頼性の高いさまざまな研究データを統合し、比較し、そして評価する。そのため複数の研究間でみられる一貫した結果は、特定の仮説をサポートするための強力な証拠を提供することになる。

ハンデルスマンらは、彼らが設定した厳格な基準を満たした、二〇〇五年から二〇一七年に発表された一三件の研究論文を評価した。彼らは、唾液ではなく血液標本を用いて女性のテストステロン濃度を測定した研究のみを対象とした。というのも、これが女性のテストステロン濃度を測る最も正確な方法だからだ。選び出した研究論文において、テストステロン濃度に対して何らかの影響を与える可能性がある、健康問題を抱えた被験者は含まれていなかった。そこでハンデルスマンらは、選び出したデータは二〇歳から四〇歳までの健康な男女からの標本だと仮定した。各研究論文の被験者の数は、少ないものでは二五人、多いものでは一五〇〇人を超え、ほとんどの研究論文で一〇〇人以上の被験者のテストステロン濃度を測定していた。

メタアナリシスの結果は、テストステロン濃度測定の正確さを裏付けるものとなった。とくに、男女それぞれのテストステロン濃度の上限値と下限値にほとんど差がなかったことからも、その正確性が見て取れる。このようなデータの一貫性は、男女間のテストステロン濃度範囲の重なりを評価するための非常に有力な証拠となる。それぞれ独立した研究室で測定されたテストステロン濃度の結果から、ハンデルスマンは、次のように結論付けた。「成人の血中テストステロン濃度は、男女間で大きくかけ離れていて、驚くほど重複しない二つの山を持った（二峰性（バイモーダル）の）分布をしている」。

第1章ですでに、成人の身長を例に、バイモーダル分布について説明した。バイモーダル分布とは、山（ピーク）が二つある分布のことである。身長の場合、男性と女性の分布は、裾野が広く重なり合った2つの山のように見える。言い換えると、男性と女性の身長分布で重なり合う部分が広いため、多くの女性より身長が低い男性がいたり、多くの男性より身長が存在する。しかし、テストステロン濃度の場合、図5・3のようなバイモーダル分布を示しており、二つの山が広い平野で隔てられたような〝完全に分離〟した状態になっている。言い換えれば、完全なバイナリー（二元性）を示すのだ。

健康な成人男性と女性のテストステロン濃度範囲はかなりの部分で重複しているという主張は、科学的な事実とは異なる。むしろ、男女間のテストステロンは完全にかけ離れているという強力な証拠が提示されている。性分化疾患、内分泌腺の重篤な機能障害、あるいはテストステロン濃度に大きな影響を与える非常にまれな疾患でない限り、健康な男性のテストステロン濃度は、女性のテストステロン濃度の一〇〜二〇倍程度高い。

病態とテストステロンの関係

図5・3では、病気によりテストステロン濃度が異常に高いもしくは異常に低い人びとを除外している。多嚢胞性卵巣症候群（PCOS）は、テストステロン濃度に影響を与える病気の一例である。PCOSは卵巣の疾患で、卵巣に多数の嚢胞（液体で満たされた嚢）が形成され、卵巣内でテストステロンやアンドロゲンが過剰に産生されてしまう疾患である。PCOSの患者のテストステロン濃度は、健常な女性の上限値に近いが、ときには正常な女性の上限値を超えることもある（その結果、体毛が増え、顔にひげが生え、ニキビが増えるという男性的な特徴が現れる）。PCOSは、生殖年齢にある五〜二〇％の女性に見られ、女性で最も一般的な生殖障害の一つである。別の疾患には前章で取り上げた非常にまれな疾患である先天性副腎過形成症（CAH）がある。もしCAHの女性が治療を受けないまま成長すると、成人期に至るまでの間、副腎では非常に高濃度のテストステロンが産生され続ける。

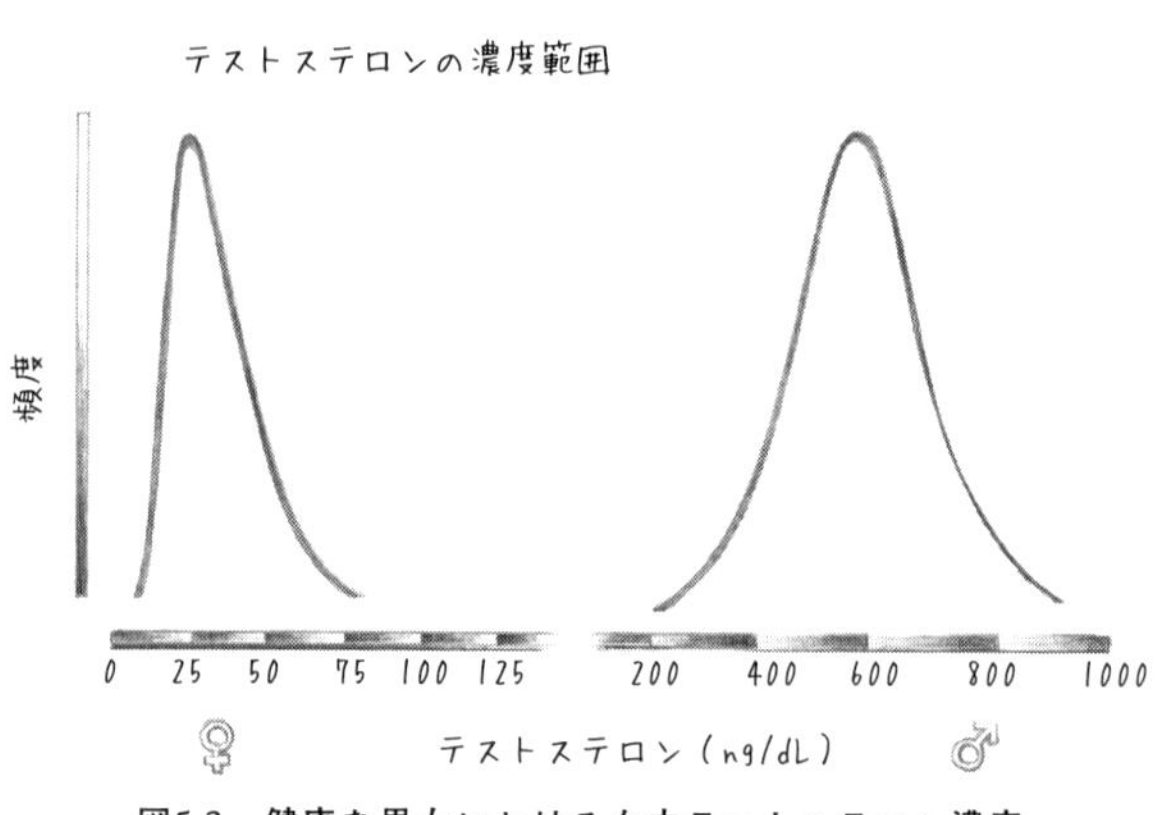

図5.3　健康な男女における血中テストステロン濃度

一方、男性において、正常に機能しない精巣を持つ男性もいれば、精巣の機能を抑える治療を受けている男性もおり、さらには精巣をまったく保有していない男性もいる。それぞれの男性のテストステロン濃度は低いか、ときにはゼロに近い値を示す。中には、男性ホルモンを分泌する精巣を保有しながらも、男性として発達しなかった人たちも存在する。たとえば、以前第3章で取り上げたジェニーのような完全型アンドロゲン不応症（CAIS）といった極端なケースが該当する。

第4章で取り上げた、5-αリダクターゼ欠損症（5-ARD）のタマンを覚えているだろうか？　タマンは生まれた当初は、女の子に見え、女の子として育てられていたが、思春期に陰茎と精巣が発達したことから、男性として生きることを選択した。ジェニーとは異なり、タマンは精巣、テストステロン、そして機能するアンドロゲン受容体を保有しているが、テストステロンからより強力なジヒドロテストステロン（DHT）を産生するのに重要な変換酵素である5-αリダクターゼを欠損している。5-ARD患者の多くは、思春期の間も思春期が終わってからも女性として生き続けることを選ぶ（彼らの精巣は一度大きくなると決して小さくならない）。なお、女性として競技に出場しているエリート選手には、XY染色体を持つ性分化疾患患者が多く、その多くが5-ARDのためテストステロン濃度が高い。

健康な成人男性と女性のテストステロン濃度の測定に関するハンデルスマンのメタアナリシスの結果から、テストステロン濃度にジェンダーバイナリーが存在することが明らかになった。しかし、解析に性分化疾患患者や何らかの疾患を持つ人を含めると、ジェンダーバイナリーは見られなくなってしまうのだろうか。このような疑問に答えるために、アメリカのアンチ・ドーピング機構の理事会メンバーであるリチャード・クラークの研究チームは、ＰＯＣＳ、ＣＡＨに加え、性分化疾患の5-ＡＲＤや不全型アンドロゲン不応症（ＰＡＩＳ：アンドロゲン受容体のテストステロンに対する結合能が低下している）を患う人びとのテストステロン濃度を測定した研究論文を再調査した。

図5・4では、ＰＣＯＳ患者（ＸＸ性染色体を保有）とＣＡＩＳ、ＰＡＩＳおよび5-ＡＲＤ患者（ＸＹ性染色体を保有）のテストステロン濃度範囲を表している。クラークの研究チームは、ＰＣＯＳ患者（卵巣を保有）のテストステロン濃度は、女性の上限値に近いが、正常な男性のテストステロン濃度の下限値には届かないことを明らかにした。彼らはまた、5-ＡＲＤとＰＡＩＳ患者（精巣の除去手術を受けていない）のテストステロン濃度は、健康な男性のテストステロン濃度範囲内に収まることも明らかにした。

ＸＸ染色体を保有する人のテストステロン濃度が、健康な男性の範囲内もしくはそれ以上の場合、テストステロンは卵巣または副腎の腫瘍によって産生されている。このような深刻な病態を除いて、成人男性のテストステロン濃度を自然に

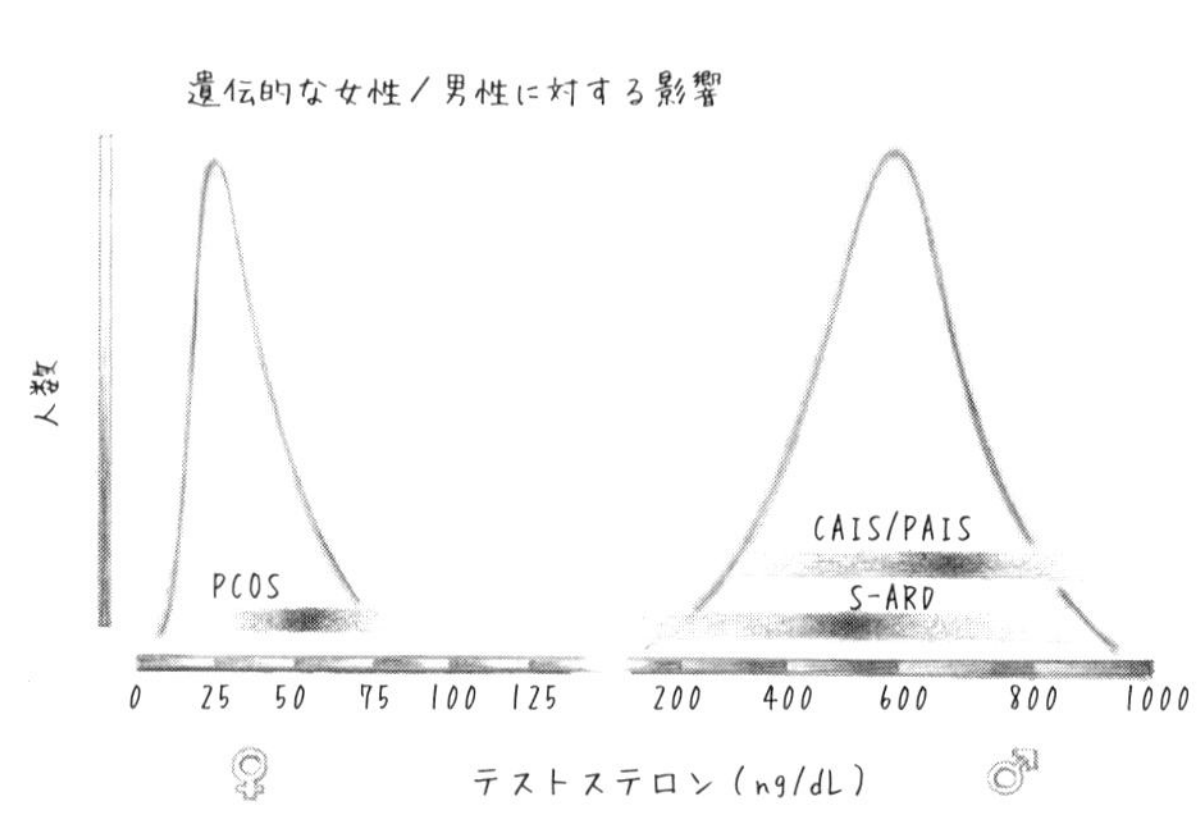

図5.4　非定型状態の人びとも含めた場合の血中テストステロン濃度

引き起こす唯一の方法は、精巣を保有し、男性として思春期を迎えることである。

もちろん、テストステロン濃度に男女差があるというだけでは、テストステロンが男女間の運動能力の違いを引き起こす原因だと証明することにはつながらない。では、ここでもう一度、架空の双子であるサムとソフィアの話に戻そう。サムは、男性にしか存在しないアスリート遺伝子を保有するので、おそらくサムは、ソフィアよりも大きく、たくましく、そして足が速くなるだろう。あるいは、ほかの生物学的な説明ができるかもしれないし、はたまたサムの両親がウィーティーズ（訳注　アメリカで人気のシリアル）をサムに食べさせ続けたことが原因かもしれない（冗談だが）。しかし、内分泌学的な研究結果から、サムの優位性は、おもにテストステロンによるものと証明されている。それはすべて思春期に始まっている。

男の子から男性へ（そして、女の子から女性へ）

サムは、四回、それぞれ異なる時期に高濃度のテストステロンにさらされる。まず、子宮内で高濃度のテストステロンにさらされることで、生殖器と脳の男性化が引き起こる。そして、出生直後に再度高濃度のテストステロンにさらされる（この〝ミニ思春期〟と呼ばれる現象の生理的な目的については解明されていない）。その後、サムのテストステロン濃度は、思春期が始まるまでは、幼児のソフィアのテストステロン濃度と同程度まで低下する。なおサムのテストステロン濃度は、この身体的発達の初期段階で、ソフィアの二〇から三〇倍ほどまでに上昇する。ソフィアのテストステロン濃度はわずかに上昇する程度である。その後、サムのテストステロン濃度は、二〇歳頃にピークを迎えた後、数年間はその濃度を維持し、そして徐々に減少していく。欧米人では、四〇歳以降、毎年平均で一・二%ずつ減少していく（ただ、このテストステロン濃度の減少は、異常値が含まれていることが原因のように思われる。というのも、欧米以外の地域、つまり工業化の進んでない地域の男性のテストステロン濃度は全体的に低く、成人しても比較的低下しにくい）。

思春期は、運動能力を向上させるための重要な時期であり、視床下部から分泌されるホルモンによって制御される。この視床下部は、脳の奥深くにあるアーモンド大の構造物で、神経系と内分泌系の橋渡し役として進化的に古くから存在し、もちろんサムとソフィアにも存在する。視床下部は、真下に存在するエンドウ豆ほどの大きさの脳下垂体に対して性腺刺激ホルモン放出ホルモン（GnRH）を分泌して、情報を伝達する。すると脳下垂体は、黄体形成ホルモン（LH）と卵胞刺激ホルモン（FSH）を血中に分泌し、ソフィアの卵巣とサムの精巣の機能を調節する。この情報伝達システム（図5・5）は、視床下部―脳下垂体―性腺（HPG）軸と呼ばれ、卵や精子形成に加え、性ステロイドホルモン産生における中心的な役割を担っている。

ソフィアは、一一歳頃に思春期が始まる。ソフィアの卵巣が脳下垂体から分泌されたホルモンを受容すると、陰毛が生え、胸が大きくなり、顔にニキビができはじめ、そして身長が伸び始める。その一年後には、初潮を迎える。サムは、一二歳半ごろ（男子の場合、女子の一～二年後に）に思春期が始まり、陰毛が生え、顔の肌が脂っぽくなり始める。さらにサムの陰茎と睾丸は大きくなり、声変りが始まる。思春期が始まった一八か月後には、最初の射精を経験する。思春期が始まるとサムはすぐに母親よりも背丈が高くなる。ソフィアの急激な成長は、サムよりも前に始まるが、サムよりも早く終わりを迎える。

その後、三〜四年の間に、子どもでもなく、まだ完全な男性でも女性でもないが、子孫を残すことのできる体を持つ一〇代へと成長する。子孫を残すためには、サムとソフィアの体は、まったく異なる発達をしなければならない。何よりもまず、次世代に受け渡す遺伝子の入った小さな乗り物、つまり配偶子を作り出さなければならない。そこでまず、配偶子を産生する工場である精巣と卵巣が発達する。しかし、工場で生産された部品が顧客に輸送されなければ、生産するために投資したお金が無駄になるように、精子もそれを卵に届けるためのシステムがなければ意味がない。同じようにに、

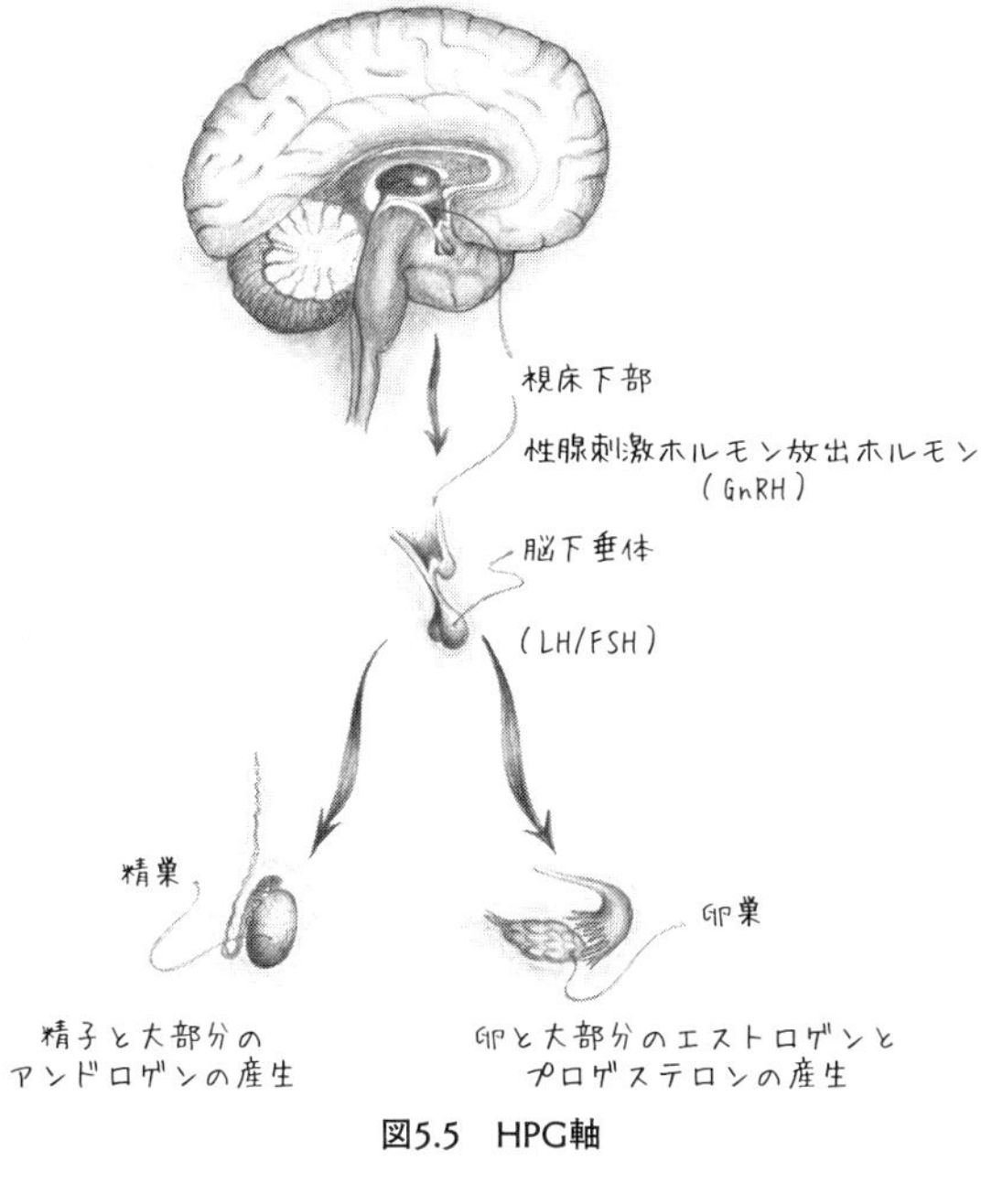

図5.5　HPG軸

卵も胎児を育てるための場所がなければ意味がない。つまり、性ステロイドホルモン（テストステロン、エストロゲンやプロゲステロンなど）の濃度上昇によって、精子と卵を用いて次世代を残すことのできる体の準備が整う。逆にいうと、私たちの体は、精子や卵を利用できない状況では、生殖をサポートする臓器や組織に対してエネルギーを供給しないように進化の過程で最適化されている。つまり、子どもの頃や高齢期の女性などでは、性ステロイドホルモン濃度が低く保たれている。

胸が大きくなったり、声変りしたりという思春期に起こる身体的な変化、つまり第二次性徴は、性ステロイドホルモンによって引き起こされ、性別の識別を容易にする。ソフィアでは、太ももや臀部、さらに胸や腰に脂肪が蓄積し、骨盤が広くなり、丸みを帯びたからだつきになってくる。この広い骨盤は、胎児を出産するために必要不可欠である。ソフィアに蓄積した脂肪は、自分の体内で芽生えた胎児を育てるため、また出産した後、乳児に母乳を与えるために用いられる。サムは、精子を産生するだけで済むと思われるかもしれない。だが、サムの大きくなった体や筋肉は、子孫を養うための資源を獲得する競争に勝つために必要なだけでなく、女性を引き付けるのにも役立っている。つまり、高濃度のテストステロンは、サムの生殖器官を発達させるだけでなく、骨を強靭なものにし、筋肉量を増強させることで、ソフィアよりも大きな体を作り上げるのに役立っている。

サムとソフィアの両方に存在する性ステロイドホルモンは、成長ホルモン、インスリン、インスリン様成長因子（IGF－1）、甲状腺ホルモンなどを一元管理している管理者のようなものである。これらのホルモンが一致団結して、サムとソフィアの体に生殖機能を持たせるような変化を引き起こす。つまり性ステロイドホルモンは、体に性徴を引き起こすように促すが、ほかのホルモンの手助けがなければば、実際には性徴は起こらないのである。

思春期が始まると、サムはすぐにソフィアを腕相撲で確実に倒せるようになる。というのも、成長ホルモンとＩＧＦ-１はテストステロンとともに、筋肉で必要なタンパク質の合成を促すからである。テストステロンは、幹細胞（脂肪細胞か筋細胞かどの細胞に分化するか決まっていない細胞）に作用し、筋細胞への分化を誘導し、脂肪細胞への分化を抑制する。つまり、サムの血中に存在する高濃度のテストステロンは、筋肥大を促進し、より強く、より大きな筋肉組織への成長を促すのである。

ソフィアの高濃度のエストロゲンと低濃度のテストステロンは、サムと比較して幹細胞を筋組織よりも脂肪組織へ分化するよう促す。ちなみに思春期の間、サムとソフィアの二人とも体内に脂肪を蓄積するが、ソフィアの脂肪蓄積率は、サムよりなんと二倍も高い。一〇代後半になると、サムとソフィーの体の発達が止まり、成人の体として安定化したとき、サムの除脂肪体重（体重から脂肪量を除いた重さ）は、ソフィアの除脂肪体重の一・五倍にもなっている。脂肪は、子どもを産み育てるためのエネルギーの貯蔵庫となるが、スポーツの場合、ソフィアの脂肪はサムと比較して余分に運ばなければならない自重が増えていることを意味する。それはあたかも、ソフィアに母なる大地から自然の恵みが施され、彼女の体に小麦粉の入った袋がいくつかくくりつけられているようなものだが、サムには何もくくりつけられていないようなものである。これでは、ソフィアが懸垂勝負でサムに勝てないのは明白である。

とはいえ、ソフィアが懸垂勝負でサムに負けることが、生物学的に運命づけられているわけではないことを強調する必要がある。さまざまな種類の生活習慣の違いが、たとえば両親からの励ましの言葉でさえ、ソフィアがサムを打ち負かす要因になるかもしれない。あるいは、サムが一日中ソファーに座ってビデオゲームに興じ、ケーキばかり食べている間に、ソフィアが自分の体を鍛え、健康的な食事に気を配っていたとしたら、ソフィアがサムを打ち負かす可能性はさらに高まるだろう。環境、育て方、文化、さらには個人的な生活習慣が、人びとの運動能力に大きく影響することは間違いない。しかし、すべての条件が同じであれば、サムはスポーツにおいてソフィアよりも有利である可能性が高い。それは単に、サムがソフィアよりも筋肉量が多いというわけではない。実は骨の違いも重要なのである。

　骨は、エストロゲンとテストステロンの両方に対する受容体を発現しており、双方とも骨を長く成長させることに関与している。エストロゲンは、男の子と女の子の骨の成長において重要な役割を担っている。しかし、なぜサムはソフィアよりも思春期の頃に骨が成長したのだろうか？　実はすべてのエストロゲンは、アロマターゼという酵素によってテストステロンから産生される。男の子の骨の成長におけるエストロゲンの重要な機能は、一九九〇年代まで、非常にまれな疾患であるアロマターゼ欠損症の男の子の研究が進められるまで、不明であった。アロマターゼ酵素の遺伝子に変異を持つ男の子は、エストロゲンを産生できない（アロマターゼがなければ、テストステロンからエストロゲンを産生することができない）。そのため欠損症の男の子は、体内のエストロゲンが欠乏した状態になり、成長後は、去勢された男性で見られるように骨に問題を抱えていた。アロマターゼ欠損症の男の子は、背が高く、手足は長いのだが、骨はもろい（これらに加え、代謝についてもいくつかの問題があり、男性の成長と健康においてもエストロゲンが重要な作用をしていることが明らかになった）。当初医師たちは、テストステロン注射によって、アロマターゼ欠損症の治療を試みたが、テストステロンは何の効果も示さなかった（というのも、アロマターゼ欠損症の男児は当初から十分な量のテストステロンを体内で産生している）。一方、テストステロンではなくエストロゲンを注射したところ、アロマターゼ欠損症の男の子たちの骨密度が正常化し、最終的には成長し続けていた骨の成長が止まったのである。

急増したエストロゲン（男の子の場合は、テストステロン由来）は、思春期において骨の成長を促進するが、実は思春期の終わりに骨の成長を止めるのもまたエストロゲンの作用である（アンドロゲンも骨の成長を促進するが、エストロゲンほど重要ではない）。女の子の思春期は、男の子よりも一〜二年早く始まるので、一時的に男の子よりも背丈が高くなる時期もある。つまり、女の子は成長期を先取りしているのである。

しかし女の子は、一四〜一五歳頃、男の子よりも早くにその成長期が終わる。一方で男の子は、女の子よりも一年余分に幼少期の時期を費やす。そのため、女の子が思春期に突入したときの背丈よりも男の子はさらに背丈が高い状態で思春期に入ることから、男の子の思春期が終わる一六〜一七歳頃には、男の子はずいぶんと身長が高くなっているのである。なお、男女とも、思春期の終わりにかけてエストロゲン濃度が高値に達する。このエストロゲンが、長い骨の端にある骨端線（成長板と呼ばれる成長期特有の軟骨組織）を閉鎖（骨化）することで成長を止める。

サムのより大きくて強い骨は、増加した筋肉と高濃度のテストステロンが引き起こした結果である。思春期の骨は、機械的な負荷にとくに敏感で、その負荷に反応して成長する。思春期の男の子の筋肉は、女の子の筋肉と比較して、成長中の骨により大きな負荷を与える。つまり、大きく発達し強くなったサムの筋肉は、骨を常に引っ張る。その結果、骨の中のミネラルの密度と骨の直径が太くなる。これらの効果（伸長、肥大、強化）は、ほとんどの場合、永久的なものである。成人したサムが、ソフィアのテストステロン濃度に合わせたとしても、身長の高さはもちろんのこと、骨の強度においても、サムはソフィアよりも優位である。

さらに、思春期でのテストステロン濃度の増加は、ほかの哺乳動物と同じように、サムのヘモグロビン濃度を増加させる（男性のヘモグロビン濃度は、女性よりも約一二％高い）。ヘモグロビンは、赤血球の中に存在するタンパク質で、肺から筋肉へ酸素を運搬し、筋肉の機能を高め、持久力を高めるなどの効果がある（テストステロンのこの効果は、永久的なものではなく、サムやソフィアが成人してからもテストステロン濃度を変えることで、ヘモグロビン濃度も操作できるのである）。

サムは、テストステロンによる思春期の変化に加えて、日々テストステロンの作用によって、その後の残りの人生においてもさまざまな利益を得る。高濃度のテストステロンは、第一次性徴、つまり陰茎、睾丸そして内部生殖器の発達を正常に引き起こす（一方、低濃度のテストステロンは、勃起不全、睾丸萎縮、精子数の減少を引き起こす。後の章でも、高濃度のテストステロンの利益を望まない、たとえば成人男性から女性へのトランスジェンダーがテストステロンを抑制した場合、どのようなことが起こるのかについて述べる）。高濃度のテストステロンは、サムの第二次性徴、とくに骨の強さと筋肉量の増加を引き起こす。さらに、高濃度のテストステロンは、ヘモグロビン濃度を高い状態に維持し、有酸素運動能力を高める。そして、このテストステロンが、サムの脂肪量を低く保ち続け、サムの行うきついトレーニングと相まって、ソフィアに対する運動能力の優位性は確実なものとなるのである。

テストステロンと筋肉、そしてテストステロン懐疑論

たとえば、バリー・ボンズやマーク・マグワイアといったプロ野球選手のようにタンパク質を作り出す作用（訳注　タンパク質同化作用と呼ばれる）のあるステロイドを摂取した前後で体つきが大きく変わることから、テストステロンが筋肉量を増加させる作用があることは明白だと考えているかもしれない。動物を去勢したり、動物のアンドロゲン受容体を機能不全にしたり、はたまた動物のテストステロン濃度を減らすと、筋肉量が低下するという予想通りの変化が起こる。ヒトにおいても、テストステロン濃度を操作すると、たとえばホルモン療法を受けているトランスジェンダーや、テストステロンの補充を受けている高齢者、テストステロンの作用を阻害する薬剤で治療した前立腺がん患者のいずれの場合でも、筋肉で予想通りの変化が起こる。

それでもなお、テストステロンの作用について懐疑的な人の中には、結論を避けるための巧妙な方法を見つけた人物もいる。ジョーダン＝ヤングとカルカジスの著書『テストステロン（Testosteron：未邦訳）』からの引用である。内分泌学者シャレンダー・バシンらによる、テストステロンが男性の筋肉に与える影響について解析が行われた、最も明快で最も影響力のある研究成果を取り上げている。

この古典的な研究成果は、テストステロンが筋肉量を増やすという証拠として最も引用されている。一方で、この研究成果から導き出された主張のいくつかには限界があることを理解するにも非常に良い例である。まず初めに、テストステロンの筋肉への作用について調べるため、バシンらの

研究グループは、従来の研究用のテストステロンより六倍多い量を投与した。そして第二に、これほどまでに高濃度のテストステロンを投与しても、筋肉量、とくに筋力の増加は、テストステロンの投与に加え定期的に運動をしたグループのみで見られ、テストステロンの投与だけでは、効果が見られなかった。つまり、テストステロンの投与だけでは効果がないのである。

しかし、これには問題がある。傍線（私が傍線にしたのだが）で示した部分の主張は、不当である。バシンの研究室では、確かにテストステロンが筋肉の成長へ与える影響について研究を行っている。『テストステロン』の著者であるジョーダン＝ヤングとカルカジスが議論に用いた研究成果（一九九六年のバシンらの論文）は、筋肉の成長に及ぼす非常に高濃度のテストステロンの影響を評価するために行われた研究であり、筋肉量を増加させるために必要なテストステロン濃度を同定するために行われたものではない。しかも、著者が引用した一九九六年のバシンらの論文では、**運動をしない男性**でもテストステロンの投与によって筋肉量が増えたのである。ここで衝撃的なことがある。テストステロンを投与された男性（プラセボ注射ではなく）のうち、運動をした人は、運動をしなかった男性よりも筋肉量がさらに増えた。つまり、〝テストステロンのみ〟でも筋肉量は十分に増え、効果があったのである。

さて、ここで投与量の異なるテストステロン（正常な男性のテストステロン濃度の範囲以下、範囲内、範囲以上の三つの条件）が筋肉量へどのような影響を与えるのか、この問いに答えるために行われたバシンの研究成果を見てみよう。

二〇〇一年にバシンの研究グループによって行われた非常に影響力のある研究は、六一人の若い男性

（一八歳〜三五歳）に二〇週間にわたってさまざまな濃度のテストステロンを投与し、その作用を評価するものだった。バシンらは、被験者のテストステロン濃度を完全に制御するために、まず被験者の体内に存在するテストステロンの産生を阻害した。実験では、被験者を無作為に五つのグループに振り分け、研究者も被験者もどのテストステロン濃度を投与している（投与されている）のかがわからないという、可能な限り質の高い実験方法で行われた（この実験方法は、〝ランダム化二重盲検比較試験〟と呼ばれる）。**すべての被験者は、実験期間の二〇週間の全期間にわたって、体重負荷運動を控え、**研究者は被験者の筋肉量と筋力の変化を測定した。大腿筋量（図5・6）、大腿四頭筋量、レッグプレス強度、除脂肪量は、テストステロン投与量依存的に変化し、テストステロン濃度が高くなるほど、より大きな増加を示した。テストステロンは、運動をしなくても、健康な男性のテストステロン濃度の範囲内であっても、筋肉量と筋力を有意に増加させた（図5・6）。さらに驚くことに、これらの研究成果は、バシンらと同じような実験手順を用いて別の研究グループが行った実験でも再現されている。

バシンの行った研究方法と成果について時間を割いて説明したのは、私がこの本を執筆した動機の一つについて理解してもらいたかったからだ。それは、性やホルモンに関する不正確もしくは誤解を招く主張が世の中に広がることで、批判の対象としてテストステロンがやり玉にあげられているという点である。そして、その好例がここにある。テストステロンと筋肉の関係について**頼りになる**研究が、いつの間にか**テストステロンが筋肉量を増やすという主張の限界を示す**ものとして説明されているのである。しかし実際の研究成果は、**テストステロンは筋肉量を増やす**ことを明確に示しているのである。

このような最良の科学研究成果を歪曲する例は、テストステロンに関する専門書の中だけでなく、新聞や雑誌の記事、さらにはインタビューなどで何度も繰り返し行われている。そのため、科学、そして科学研究を行う科学者、さらには研究成果について理解したいと思っている一般大衆にまで害を及ぼしているのである。そのため、科学を教える教員としての私は、科学的な解析手法が完全であることや研究成果の価値を守ることはもちろん、確固たる研究成果に対する誤解を正すために時間を割かなければならず、年々教えることが大変になっているのである。科学が歪められ、研究成果が恣意的に選ばれると、科学にかかわる人びとは困惑し、誤解してしまい、結局は、私たちの世界を理解するための最も強力なツールであるはずの科学を頼らなくなってしまうだろう。いずれにしてもバシンの研究は、内分泌学の研究分野で最も厳格にデザインされた解析手法を用いて行われたものである。そのような確固たる科学から得られ

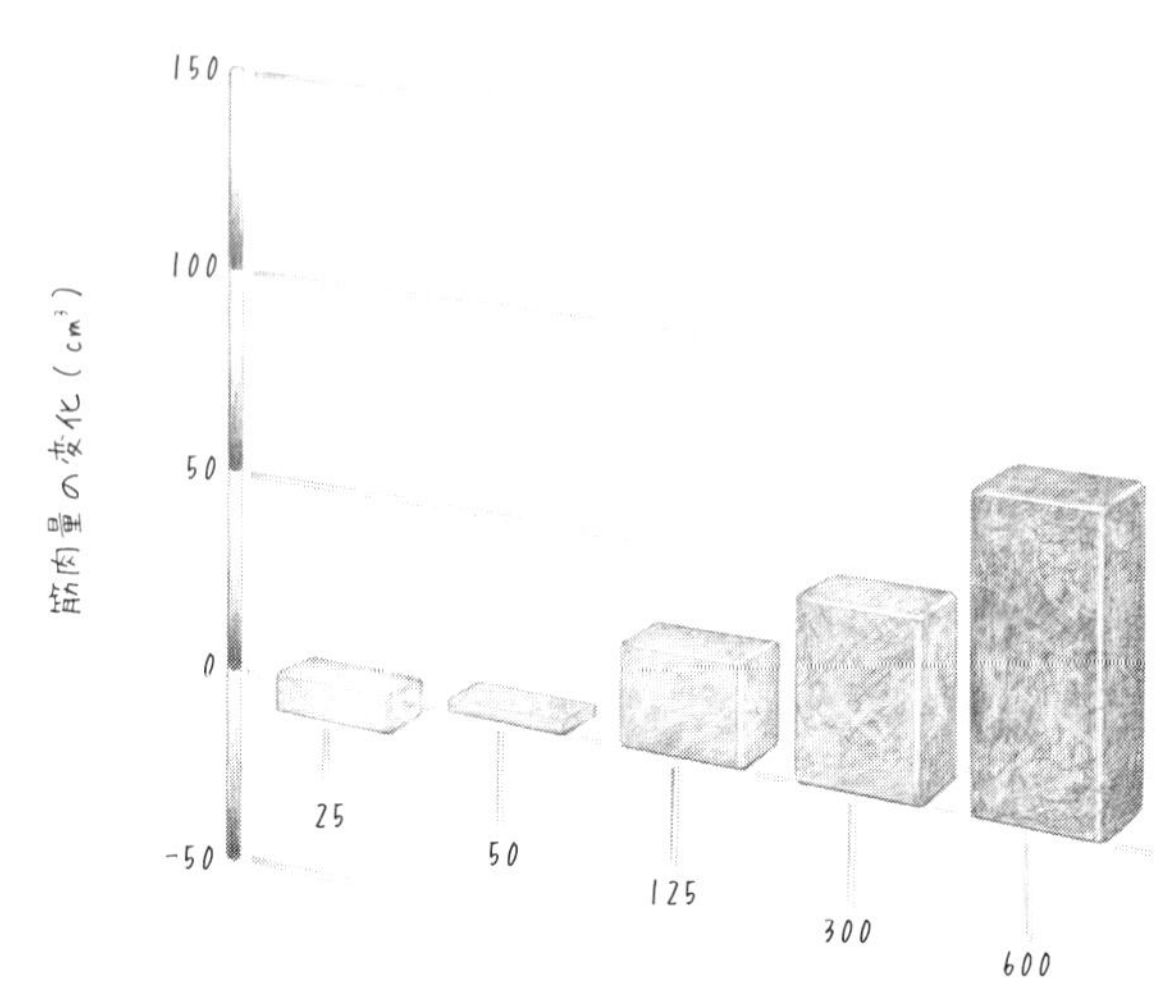

図5.6　2001年にバシンらによって行われた研究成果より

た研究成果を議論や政策に役立てようではないか。

つまり、テストステロンは筋肉を作り出す。男性は女性よりもより多くのテストステロンを体内で産生していることから、スポーツにおいて女性よりも非常に有利なのである。

アスリートにおけるテストステロン濃度の違い

これまでの研究結果から、5-αリダクターゼ欠損症などの性分化疾患を患う女子アスリート（つまり、テストステロン濃度が男性のテストステロン濃度の範囲にある）が女子部門の競技に参加することは、健常な女性（つまり、テストステロン濃度が女性の範囲にある）よりも有利だということは、誰もが予想できるのではないだろうか？　実際、そのような研究成果が得られている。推測によると、性分化疾患を患う女子アスリートの割合は、一般人の有病率の一四〇倍も高いのではないかと考えられている。

研究論文の網羅的なレビューによって、多嚢胞性卵巣症候群（ＰＣＯＳ）を患う女性のテストステロン濃度の最大値は、健常な男性の下限値の半分だが、健常な女性の五倍になることが分かった。ＰＣＯＳは強い痛みを伴い、生殖機能に支障をきたす。しかし、ＰＣＯＳを患っているからといって、女子スポーツに参加できないことはない。

ＰＣＯＳを患っている女性のテストステロン濃度が高いことから、女子エリートスポーツ選手にＰＣＯＳが多いのではないかと予想するかもしれない。しかし、5-αリダクターゼ欠損症の女子アスリート（精巣を保有し、テストステロン濃度が高い）と比較して、PCOSを患う女子アスリートの優位性はわずかでしかない。とはいえ、スウェーデンの女子オリンピック選手九〇人を対象とした研究では、三七％の選手がPCOSを患っており、これは同年齢層の一般人口の約三倍に相当することが報告されている。

高濃度テストステロンの作用に対する懐疑論

テストステロンが、男子を大きく成長させ、速く走ることを可能にし、力強い男性へと変化させる生理作用については、内分泌学の教科書に記載されている基本事項である。にもかかわらず、テストステロンの作用に対して懐疑的な人びとの話は、かなり説得力がある話に聞こえる。

5-αリダクターゼ欠損症といった性分化疾患を患っている女子アスリートについて、さまざまなメディアやマスコミでは、性分化疾患に対して何の言及もせずに、〝**生まれながらにして**テストステロン濃度が高い女性〟や〝アンドロゲン過剰症の女性〟として紹介する。このような説明は、性分化疾患を患っている女子アスリートが、あたかも生まれながらにして両腕を広げたときの長さが非常に長い、オリンピックチャンピオンの水泳選手マイケル・フェルプスのようなものだと思わせる効果がある。もし、男性の両腕を広げたときの長さの分布を調べたいのであれば、フェルプスのデータだけ除外してもよいという理由は一切ない。確かに、フェルプスは、単に厳しいトレーニングをこなすことができたから金メダルに輝いたわけではなく、遺伝子のいたずらで水泳選手にとって有利な形質（腕が長く、手足が大きいといった特徴）を生まれながらにして得ていた。ただし、基本的にフェルプスは、一般的な普通の男性とテストステロンについては何ら違わないのである。

女性選手として活躍するアスリートの中には、ＸＹの性染色体とテストステロンを産生する精巣を持つ人がいるのは事実である。しかし彼女たちは、〝生まれながらにしてテストステロン濃度が高い女性〟で、その濃度を下げなければならないという、マスコミが紹介するような女性ではない。以下に示すのは、二〇一九年、『ニューヨーク・タイムズ』誌に掲載されたセメンヤのようなアスリートへのテストステロン濃度制限に対するスポーツ仲裁裁判所の最近の判決について紹介した記事の冒頭部分である。

生まれながらにしてテストステロン濃度の高い女子陸上競技選手がオリンピックなどの主要な国際大会の特定のレースに参加するためには、テストステロン濃度を下げなければならないとする画期的な判決が、世間での議論が白熱する最中のことだ。国際スポーツ界の最高裁判所において水曜日に下された。

セメンヤのようなアスリートは、女性として生きており、自身を女性と認識している。そして人びとは、セメンヤのような人びとのジェンダーアイデンティティやプライバシーを尊重すべきだと思っているため、非常に判断の難しい微妙な問題である。しかし、『ニューヨーク・タイムズ』誌の記事は、重要な発達段階から成人期に至るまでの、男性特有のテストステロン濃度の変化がもたらす体への劇的な影響について、あえてふれないようにしているともいえる。より中立的な冒頭の書き方は次のようになるはずである。「女性として自身を認識している陸上競技選手は、体内に精巣を有し、男性と同程度のテストステロン濃度である…」。

重要な判断を下す際、それが人びとの性差に大きく依存する場合、私たちは事実を正確に把握する必要がある。生物学について誤解を招くような記述で重要な議論を混乱させることは、誰のためにもならない。人びとの人権、個性、そして価値を尊重するために、科学的知見や専門用語を捻じ曲げる必要はない。いずれにせよ、そのような誤りを正すのは、科学者である私たちがすべきことである。

テストステロンは、身長、筋肉量、筋力、ヘモグロビンの増加を介した有酸素運動能力に対して強力な効果を発揮し、スポーツパフォーマンスを高める作用をもっている。一部の人びとは、スポーツパフォーマンスに影響を与えるテストステロン濃度の生まれながらの違いについてだけ注目するのは公平ではないと議論している。しかし、年齢や健康状態を除けば、運動能力に差のある大きな集団の中で、明確かつ一貫してその運動能力の差を引き起こすことに関係しているのはテストステロンだけである。

スポーツにおける性別の分離

キャスター・セメンヤは、スポーツにおける性別の二元的な生物学的性で分類することに対して疑問を呈した最初の人物ではない。国際陸上競技連盟と国際オリンピック委員会は、女性というよりも男性としての生物学的特徴を持つアスリートが、女性として競技に参加したいと希望した場合の権利をどのように認めるかといったことや、公正な競技を行うためにはどのようなバランスをとるべきかといったことに対して、さまざまなことを試みてきたが、失敗し続けてきたという長い黒歴史がある。たとえば、公正な競技を行うために、女子選手が〝正しい〟生殖器、遺伝子、そして染色体を保有していることを確認するために、強制的に検査を受けさせたといったことも行われた。いずれにしてもこれらの検査は、非常に不正確なだけでなく、選手にとって屈辱的なものでしかなかった。

一九六六年、ブダペストで開催されたヨーロッパ陸上競技選手権から実施されるようになった裸のパレード検査もその一つである。ほかの多くのアスリートと同じように、身長一メートル九〇センチもある大柄なマレン・サイドラー（アメリカの砲丸投げ選手）も、この検査は好きではなかった。「机の後ろに三人の医者が一列に並んで座っている部屋の外側で並ばされました。部屋の中に入って、シャツをめくりあげ、そしてパンツを下さなければならなかったのです。医師たちはただ見ているだけで、彼らが協議して大丈夫だと判断するのをただ待つだけでした。私が並んでいる間、痩せて小さな少女、おそらく短距離の選手だと私は記憶しているのですが、頭を振りながら部屋から出てきたのです。そして彼女は『うーん、私は身長が足りなくてだめだったわ。医師たちは、身長が足りずまだ大きくないので、出場できないし、家に帰らなきゃならないって…』と言いました」。

スポーツが男性と女性を区別しているのは、男性の思春期が運動パフォーマンスにもたらす利点と、成人後もテストステロンの作用が維持されるという利点があるためである。性別による区別がなければ、男性の思春期を経なかった人たちが、エリート競技から事実上締め出されることになってしまう。しかし、性別の区別にはもちろんコストがかかる。もしあなたが女性として育てられ、誰からも女性として扱われ、自分自身を女性として認識し、法的にも女性であるならば（地域の法律によっては、男性として生まれた人も希望によっては女性の性を選択できる）、もちろんあなたは女性として競技に参加したいと思うであろう。

もし、あなたがトランスジェンダーの女性である場合、女性のスポーツ競技に参加する権利を与えられるべきだと思うかもしれない。ただ、女子のカテゴリーで競争したいと考えるこのようなアスリートの中には、男性の思春期による身体的なメリットを経験しており、男性から女性へ性転換することでテストステロンを減少させたとしても、思春期のメリットがすべて消失するわけではなく、ジレンマが生じる。

たとえば、テストステロンの産生を抑制する薬剤を摂取した場合、テストステロン濃度が高いことで得られるスポーツに関連する数多くの優位性が失われる。たとえば、ヘモグロビン濃度は女性のレベルにまで低下する。しかし、骨の太さ（もちろん身長も含む）は、変化せず、そしてテストステロンによって引き起こされた骨の強度も維持される。

専門家や活動家たちは、テストステロン濃度が低下することで筋力と筋肉量がどれくらい低下するのかという質問をよくするが、男性型の筋肉量や筋力は完全に失われず、その変化量は各個人で大きく異なることが分かっている。一部のトランスジェンダーの女性では、筋肉量がまったく減少しない人がいる一方で低下する人もいる。一方で、女性から男性へ性転換した人、つまりテストステロン濃度が女性から男性へと変化した人の場合、筋肉量が増加する。この増加幅は、男性から女性へ性転換することによって失われる筋肉量の減少幅よりもきわめて大きい。これらの研究は、エリートアスリートではないトランスジェンダーの人びとを対象にして行われたものである。そのため、エリートアスリートにおいてテストステロン濃度を低下させた場合、その効果は異なる可能性がある。

しかしながら、誰が女性のスポーツ競技に参加できるのかについてのジレンマを解決したとしても、当然のことながら、一部の人びとは苦しみを感じるだろう。この問題は、汚名や差別を引き起こす可能性がある非常にセンシティブな問題であり、私自身この問題をどのように解決すべきなのか、分からない。

最後に、二〇一九年、国際陸上競技連盟の性分化疾患規制に対するキャスター・セメンヤの訴えを審理したスポーツ仲裁裁判所の言葉を記す。セメンヤと彼女の代理人は、性分化疾患規制について「健全な科学的根拠がなく、女性のカテゴリー内の公正な競争を確保するために不必要な規制であり、その規制によって影響を受ける女子アスリートにとって重大かつ不当で、回復不能な損害を与える可能性が高い」と主張した。スポーツ仲裁裁判所は、デビッド・ハンデルスマンを含む多くの専門家の意見を聞いたのち、セメンヤの訴えを棄却した。ただ、スポーツ仲裁裁判所は次のように述べたのである。

審査委員団は、この難しい係争の間、セメンヤの気品と不屈の精神に敬意を表するとともに、彼女の品位ある立ち振る舞いと係争中の模範的な行動に対して感謝の意を表する。

内分泌学は、セメンヤのようなアスリートが女性のカテゴリーで競技することを許可されるべきか否かについて判断を下すことはできない。セメンヤやセメンヤと同じような問題を抱えるアスリートたちに対して私たちは、敬意を持ち、そして科学的事実に基づいて公平に判断するべきだということには、同意できるはずである。

6章　角と攻撃性

WISDOM11

二〇一九年一〇月初旬、私はスコットランドの西海岸沖にあるラム島の岩山のくぼみに座っていた。その場所で私は、身を切るような風から身を守りながら、同時に素晴らしい景色を眺めていた。キルモア・グレンが目の前に広がり、右手には、短い草に覆われ、ごつごつした岩が点在する起伏のある丘が連なっている。左手にはキルモリー・ベイがあり、ごつごつした海岸線に波が絶え間なく打ち寄せていた。

アカシカプロジェクトの研究施設を訪問するために、ラム島に来たが、私にとってこの島に来ることは、大学院時代からの夢だった。とはいえ非常に長い道のりの旅だった。大西洋を横断するフライトからスタートし、素晴らしい景色がひろがるスコットランドのハイランド地方を五時間かけて列車で走り、スコットランド西海岸のまるで絵画のような美しい小さな町、マレイグに到着し、そこで一泊した。そして翌朝早くのフェリーで、一〇〇〇頭のシカと人口三三人の最終目的地ラム島にやっとのことで到着した。埠頭では、プロジェクトに参加している二人の研究アシスタントの一人であるアリが出迎えてくれた。私たちは、現地に向かうためランドローバーに乗りこみ、背丈の低い草と苔に覆われたなだらかな砂岩の丘の舗装されていない道を走った。しばらく道を進むと、メスシカを奪い合うオスシカたちの咆哮が聞こえてきた。

私は丘の上から、研究者の間でWisdom11（子どもの名は、母親の名に生まれた年を付加する）と呼ばれている、誇らしげで威厳のあるオスシカを見ていた。Wisdom11は、重い立派な角を高くかかげていて、それを長く太い首とふさふさしたたてがみをまとった体が支えている。シカの角は、頭の両側から枝分かれし、頭頂部で再び湾曲して五つの鋭い先端を形成する。角の長さは九〇センチ近くにもなる。角は目の上で短く二本に分岐していて、ライバルの目を突くのに最適な位置にある。体の前部はかなり大きいが、その体を比較的細い足で支えている。Wisdom11のような大型のオスシカの場合、体長は約二メートル、体重は二〇〇キログラムにもなる。

Wisdom11の周りには、二二頭の小柄で角のないメスシカがハーレムを形成していて、Wisdom11の大きさと強さを印象付けていた。丘や谷間に点在する五つの小さなハーレムには、それぞれ一頭のオスシカがいるのが見えた。

ラム島の一〇月初旬は、発情期と呼ばれるアカシカの繁殖期である。この時期のラム島は活気に満ち溢れ、ある意味テストステロンがそこら中であふれているともいえる。野生動物におけるテストステロンが、交尾と攻撃性にどのように関与するのか興味がある人にとって、これほど見事にまで、実例を見ることのできる場所は、地球上ではここラム島ぐらいしかないだろう。

ラム島のアカシカ集団は、一九五三年に研究が開始されて以来、世界中のどの野生脊椎動物の集団よりも長く研究されている。ここでの研究成果をもとに、一〇〇報以上の進化生物学に画期的な貢献をした科学論文と三篇の書籍が出版されている。オスシカの年齢、体の大きさ、角の形状が、メスシカを獲得できる数に影響を与え、勝者が敗者より、より多くの子孫を残せる可能性が高いということを、私はこれらの論文から知っていた。私は講義の中で、進化によってオスの攻撃性や性行動がどのように形成されるのかを示す有力な例として、このラム島で行われた研究データを学生たちに紹介していた。

今、私の目の前には、ハーレムに囲まれた勝者と、（今のところ）単独で放浪している敗者のオスシカがいる。少なくとも六頭のオスシカが、Wisdom11 の周辺を歩き回り、Wisdom11 のハーレムを虎視眈々と狙っているのが見えた。谷間のハーレムに比較的近いところにいるオスシカもいれば、丘の上の安全な場所にいるオスシカもいた（図6・1）。

すべてのオスシカは、縄張りとハーレムを手に入れようと意欲的に行動する。しかし、毎シーズンこれらの入手に成功するのはそのうちのごく少数でしかない。大半のオスシカは、少なくとも一頭のメスシカを手に入れることはできるが、Wisdom11 のようなオスシカの存在によって、大半のオスシカは、独身のままシーズンを過ごす羽目になる。オスシカは、大きく、強く、健康で、若すぎず、年を取りすぎていないことが必要である（七歳から一〇歳が適齢期）。適齢期には、経験や体の大きさだけでなく、闘いの重要な武器となる角の大きさと強さも最適な状態になっている必要がある。というのも、二頭のオスシカが角をぶつけ合い、相手を押しあう際、小さい角や弱い角は不利だからである。

〝角と角〟を突き合わせる戦いで勝てそうにないオスシカは、独り身の状況を打破するために別の戦略を考えなければならない。私が足を伸ばしたり、景色をよく見ようと思って立ち上がったりすると、数メートル先に一頭のオスシカがいたことに何度か驚いた（シカが人を襲うことはめったにないとは知ってはいたが、シカがその気になればいとも簡単に私を殺すことができると思うと、恐怖で震えが止まらなかった）。ハーレムを持たないオスシカは、丘の岩の間に隠れて、Wisdom11のようなハーレムを保有しているオスシカが、メスシカの群れに気を配ったり、ハーレムのメスシカと交尾したり、侵入してくるほかのオスシカを追い払うなどして、ハーレムを維持するための仕事に気を取られるのを待っている。一方、子孫を残そうと必死なオスシカは、機会があればWisdom11の隙をついて、メスシカを手に入れようとWisdom11の縄張りに果敢に飛び込んでいく。オスシカは、メスシカの発情期（約二時間程度）のにおいを嗅ぎ分けることができるため、ハーレムを持たないオスシカが近隣や遠方からそのにおいを手がかりに集まってくるの

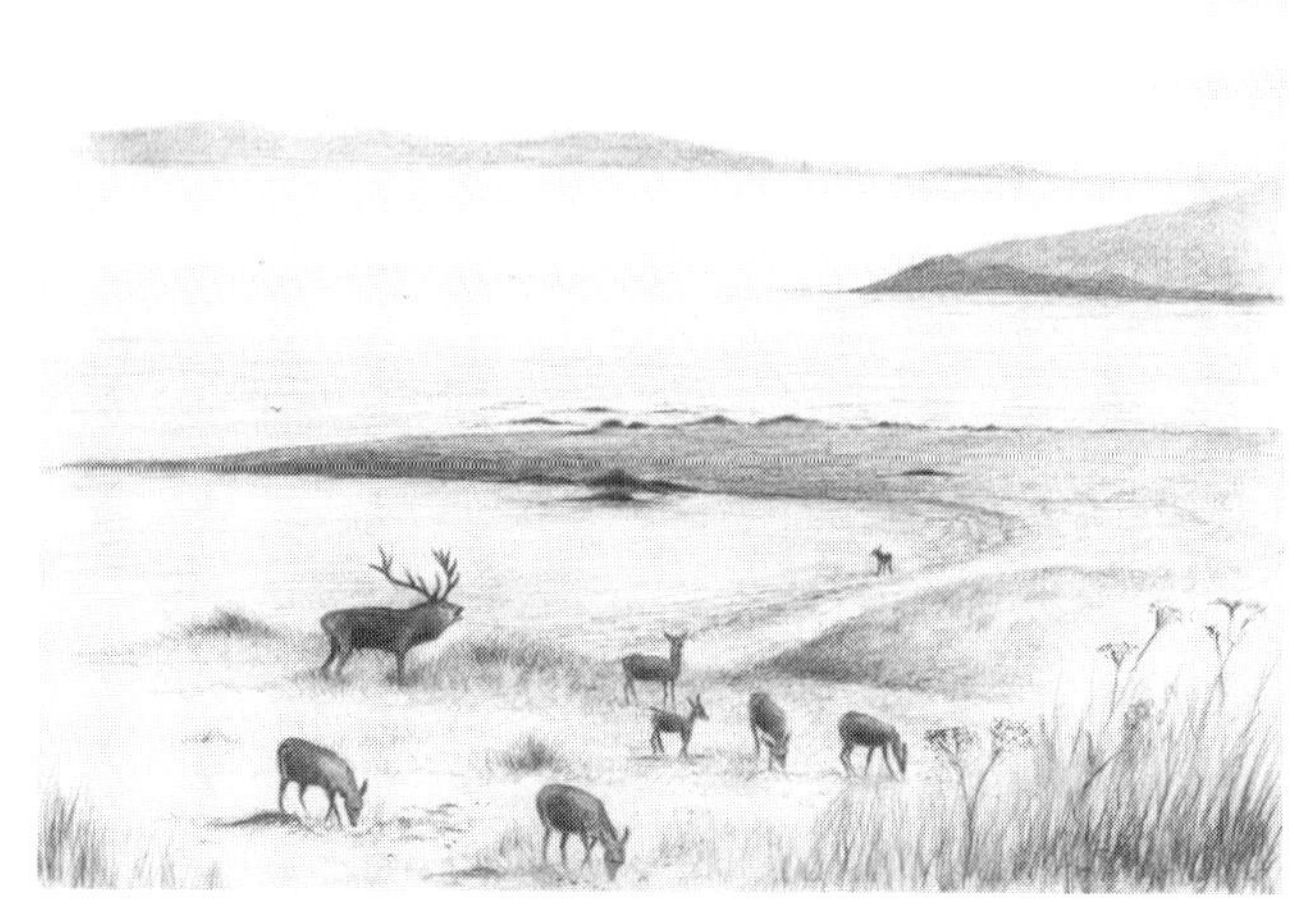

図6.1　Wisdom11と彼のハーレムのメス

である。研究者たちは、このように他人のハーレム内のメスシカと交尾をしようとするオスシカのことを卑劣な交尾者（sneaky fuckers）、略してＳＦｓと呼んでいる。この低リスク戦略は、とくに若いオスシカにとっては有益である。というのも、大胆な行動をとる練習ができるだけでなく、Wisdom11のような強大な支配者に直接挑戦することで受けるけがという高いリスクを避けることができる。そして、まれに交尾にありつくこともできるからである。

　Wisdom11は、小さな塚の上に背筋を伸ばして周囲を見渡していた。巨大な角が背中にかかるように首を傾げ、大きな身体がより一層たくましい体つきに見えた。そして唸り声を上げた。続いて、もう一度、さらにもう一度、そしてさらにもう一度。それに応えるように、後ろの丘を歩き回っているオスシカのTattler06も唸り声をあげた。Wisdom11はTattler06のほうに向き直り、丘から駆け下りてきたTattler06にゆっくりと近づいて行った。

　発情期にこのように近づいてくるのは、決してオス同士の友好的な挨拶ではない。これはパーソナルスペースへの侵入であり、直接的な挑戦を意味する。二頭のオスシカは立ち止まり、背筋を伸ばし、お互いに向き合い、さらに数分間、咆哮合戦を続けた。この時点で、周囲に集まってきた多くのオスシカたちは勝算がないことを察して、逃げるという賢明な行動をとる。しかし、Tattler06は違った。Tattler06は、Wisdom11と闘うことを選んだのである。そしてそれは、二頭のオスシカが次の闘いのステップである並列歩行（パラレルウォーク）に進むことを意味していた。

　人間でもそうだが、アカシカのオスも無謀な闘いに挑むことはない。闘いはリスクが高く、体力を消耗するので、そのリスクに見合うだけの報酬（一般的にメスシカやその後メスシカの獲得に役立つ何らかの優位性）が得られる場合に限り、闘うことがベストである。しかしオスシカは、死をもいとわない激しい争いを最終的には行うようにプログラミングされているため、もし威嚇だけで済むのであれば闘わず、体格や武器、さらにはライバルを怯えさせる方法を選ぶ。ライバルたちは、これらの外見の情報に注目して戦闘するかどうかを判断している。ラム島の研究者たちは、オスシカの咆哮が戦闘能力を示す指標の一つであることを見つけている。つまり、より大きく、より野太く、より頻繁に咆哮できる個体は、最も多くの戦闘に勝利した健康なオスであることを意味する。また、咆哮自体の行為を偽ることはできず、体力と体格、そして決闘の場で、戦闘能力が高いものだけが大きく、より頻繁に咆哮することができる。そのため、咆哮は闘いに勝つために必要な資質の一つである。

誰がボスかを決めるとき、実際に闘うことなく戦闘能力を評価することができれば、双方にとってメリットがある。敗者は交尾相手を獲得するための別の戦いに備えて生き延びることができ、勝者はハーレムを維持することができる（ただ

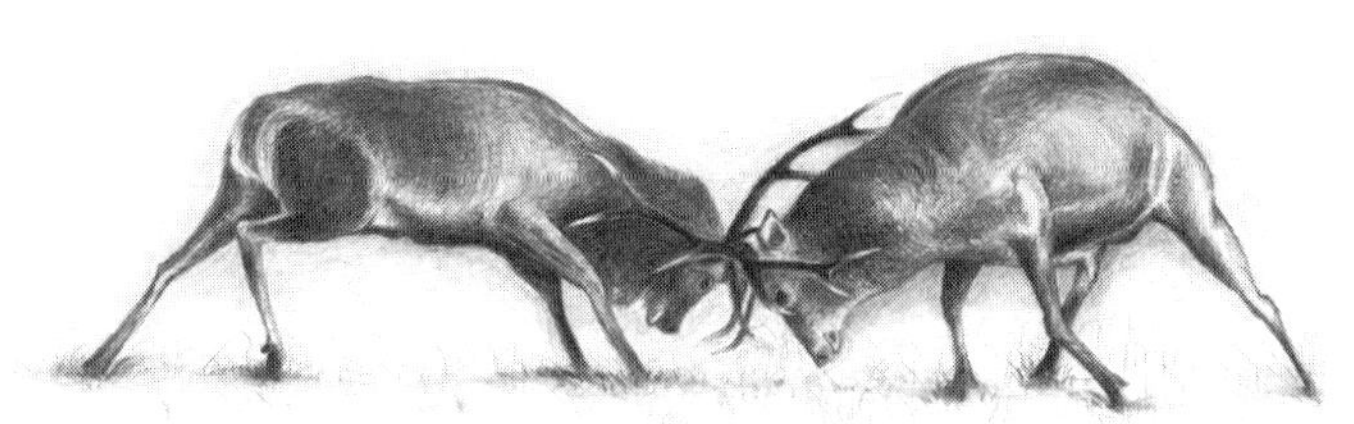

図6.2　オスシカ同士の戦闘

し、敗者が自身のための交尾相手をすでに確保している場合、勝者はそのメスシカを入手するかもしれない)。肉体的な闘いは、お互いにとって勝利が手の届くところにあると信じていたり、発情したメスシカのにおいに刺激され自暴自棄になって、ボスのオスシカの縄張りに飛び込んで交尾をかすめ取ろうとしたりなど、常軌を逸した場合にのみ起こる。

かといって、力がすべてではない。技術や根性も力と同じように重要である。ケンブリッジ大学の進化生物学者であり、ラム島で長期間研究に従事しているティム・クラットン゠ブロックは、次のように説明した。

さまざまな要素が、闘いに対する個体の勝率に影響を与える。地面の状態や傾斜、相手の行動などを巧みに利用して闘うオスシカもいれば、そうでないオスシカもいる。体の大きなオスシカに何度押し戻されても粘り強く闘い続けるオスシカもいれば、あっさりとあきらめてしまうものもいる。

つまり、闘ってもいない相手の戦闘能力を事前に評価することは難しく、闘いが開始されてからでないと勝敗がわからないこともある。

Wisdom11とTattler06は、互いに頭を高く上げ、屈強な首と角を見せあいながら、ゆっくりとした足取りで、相手に対して危害を加えるぞという印象を最大限に与えながら、お互いに近づいて行った。そして、Wisdom11とTattler06は向きを変え、五メートルほど離れたかと思えば、お互いにまっすぐ前を見ながら並んで歩いた。この緊張感のある並列歩行は数分間続き、前後に行ったり来たりしていた。すると突然、Tattler06 が Wisdom11 のほうに顔を向けた。Tattler06 は、角の生えた頭を下げ、Wisdom11 に正式な闘いを挑んだ。すると Wisdom11 は、それを受け入れ、角を下げた。二頭の角が激突して硬い骨がぶつかる音が聞こえた（図6・2）。そして互いのオスシカが相手のバランスを崩し、地面にねじ伏せようと押し付けてもがき合っているのを見た。どちらかのオスシカが倒れれば、勝者のオスシカは、躊躇なく角の先端を相手の首や脇腹に突き刺す。

すると突然、闘いが終わった。Tattler06 と Wisdom11 は、数秒前までは互いの目を突こうとしていたのがまるで嘘のように、離脱して再び並列歩行を始めた。1分ほどの並列歩行の後、Tattler06 は頭を下げ、Wisdom11 を再度闘いに誘った。一連の行動は、私にとって非常に紳士的に見えた。いかさまもなければ、一切おかしなこともない。アカシカのオスたちは、私が長年に渡って読み込んできた科学論文の通り、また学生たちに講義してきたように、儀式に従い闘っていた。さて、Tattler06 と Wisdom11 の二回戦は、1分足らずで終了した。Tattler06 は、すぐさま安全な丘に逃げ込み、Wisdom11 は、自分のハーレムに戻った。

四日間のラム島に滞在した間、闘いの時間が短かったり、長かったり、中には角で顔を刺されて血まみれになったオスシカもいたが、合計で一〇数回ほどこのような闘いを私は自分の目で見ることができた。また Wisdom11 が、隣の大きなハーレムを持つ Glariola09 に闘いを挑む場面に遭遇することもできた。短い闘いの後、Glariola09 は自分のメスシカ達を Wisdom11 に残して逃げ、Wisdom11 はメスシカ達を新たに自分のハーレムコレクションに加えた。

オスシカの行動もさることながら、私の興味を引いたのはメスシカの対照的な行動だった。というのも、メスシカは繁殖行動だけに集中していた。メスシカの場合、交尾する場合もあるが、ほとんどの時間を食事や休息に費やし、そしてハーレムのボスの嫌がらせから逃れようとしていた。ハーレムのボスは、メスシカが遠くに離れたり、交尾に応じないと、咆哮したり、追いかけたり、ときには蹴ることもあるため、メスシカはハーレムのボスに従う（ただし、メスシカはハーレムのボスと一緒にいるわけではない。どうしてもボスを気に入らなければ、ほかのハーレムへ逃亡することも独立することも可能である）。メスシカが健康で、出産に必要な栄養素やカロリーを摂取し、出産まですべてがうまくいけば、翌年の春には、新たな仔シカが生まれる。

オスシカがメスシカとはまったく異なる特徴を示すのは、どのようなホルモンの作用によるものなのかについて、すでにここまで読んだあなたなら想像がつくだろう。ただ、オスシカの特徴として、闘いと交尾を頻繁に繰り返すという特徴がある。このように、ラム島のアカシカを研究することは、テストステロンがどのようにして、またなぜ闘いをうながし、ときにはオスの間で暴力が行われることにつながるのかを理解するのに完璧なサンプルなのである。

冷静な時期

一年のほとんどの期間を Wisdom11 や Tattler06 そして Glariola09 さらにはその他大勢のオスシカたちは、闘わず冷静に過ごす。というのも、メスシカたちの発情期は非常に短く、妊娠する機会がなく、性的魅力もないためである。この冷静な期間、つまり非発情期のメスシカ達は、オスシカとは別行動をする。具体的にはメスシカ達でグループを形成して生活し、養育や食事をする。オスシカたちは、独身の群れの中でも誰がボスなのかを理解し、たとえボスの地位の確認が必要になった場合でも、通常は闘わずに決着する。つまり、咆哮したり、並列歩行したり、角を突き合せたりすることはない。そもそも、発情期が終わると角は抜け落ちてしまう。

メスシカは、定期的に小競り合いをすることはあっても、危険な闘いはしない。そのため、一年を通して、比較的穏やかで安定した生活を送る。追いかけまわしたり、鼻でつついたり、まれに後ろ足で蹴ったり、後ろに下がって前足で殴り合ったりすることもある（このボクシングは、発情期以外のオスシカの闘い方でもある）。最良の状態のメスシカでいることは、良い餌場へのアクセスを可能にし、生涯で残すことのできる子孫の数を増やすことにつながる。このようにメスシカは、オスシカのように毎シーズン交尾のために闘う必要がないため、攻撃的になる必要はない。それよりも、十分な栄養を得て、健康を維持することが重要である。メスシカは毎年仔シカを産み、生涯で最大一四頭程度産む。ただし、Wisdom11 のようなオスシカの場合、一年で七頭、生涯で合計三〇頭の仔シカをもうけることが可能である。ちなみに、二〇二〇年に Wisdom11 は一五頭の仔シカをもうけた。これは二〇二〇年シーズンに生まれた仔シカの総数の約二五%を占める驚異的な数字で、ラム島のオスシカとしての最高記録でもある。しかも、これは九〇頭近いオスシカの集団の中の記録である。

オスシカもメスシカも、それぞれの繁殖戦略のために多くのエネルギーが必要で、性ステロイドホルモンは繁殖に必要な行動に対してエネルギーを分配する作用を担っている。

ハーレムのボスは、非常に多忙で、発情期に食事をする贅沢な時間はない。彼らが食事に費やせる時間は、全体の五％程度でしかない。そのため、シーズンオフ、つまり非発情期には、メスシカと同じように食事と休息にほとんどの時間を費やす。また、闘いや交尾に集中するためのエネルギーを貯蔵するため、体を鍛え脂肪を蓄積しなければならない。また、怪我に気を付けなければならない。しかし、気性が荒いとこれらの目標は達成できないため、闘いを行わず誰に対しても友好的であることは、オスシカにとってメリットがある。発情期が終わると、精巣はゆっくりとその機能を停止し、血中テストステロン濃度も非常に低くなる。これは一時的に去勢されたような状態に似ている。繁殖するチャンスがないため、精子もテストステロンも必要ないのである。そしてオスシカは、冷静な状態に戻るのである。

頭角を現す

夏の終わりから秋に向けて日が短くなると、オスシカの精巣は、眠りから醒め始める。精巣は三倍にまで大きくなり、テストステロンの産生量が最大になる。そしてテストステロンは、身体や脳に素早く作用するので、繁殖可能時期の前までに、攻撃的な闘いの素地を作り出す。これまでの章で見てきたように、テストステロンはオスの生殖システムを雄性化する。思春期になると、オスの特徴でもある高濃度のテストステロンによって、骨が長く丈夫になり、筋肉量も増加する。たとえば、大型のオスシカの体重は、平均的なオスシカの約二倍に到達する。また、テストステロンは思春期のオスシカの喉頭を引き延ばす。声道が長くなることによって、より野太い声が出るようになる。ヒトの場合、声変わりして野太い声になり、まるでリーダーのような男性になるように、オスシカの場合も野太い声になって、ライバルを威嚇し、メスを惹きつけるようになる。

発情期のテストステロン濃度は、精子の産生をサポートするために必要な濃度よりもはるかに高い。テストステロン濃度がこの濃度よりも低くても精子の産生は通常通り行われる。この過剰なテストステロンは何のためにあるのだろうか？　それは、交尾のためではなく、闘いのためにある。つまり、テストステロンは、オスをより威圧的にし、優れた戦闘員へと変化させるのに役立つのである。

オスシカの角は発情期の最後、つまり前年の春に抜け落ちる（テストステロン、攻撃性、そして角の成長の季節的な変化については、図6・3）。角が抜け落ちた後、すぐに新しい角が成長し始めるが、夏の終わり頃まではあまり丈夫な角ではなく、柔らかい被膜で覆われた袋角である。成長中の袋角の内側には、血管があり、その中心部に骨質が形成される。成長因子や栄

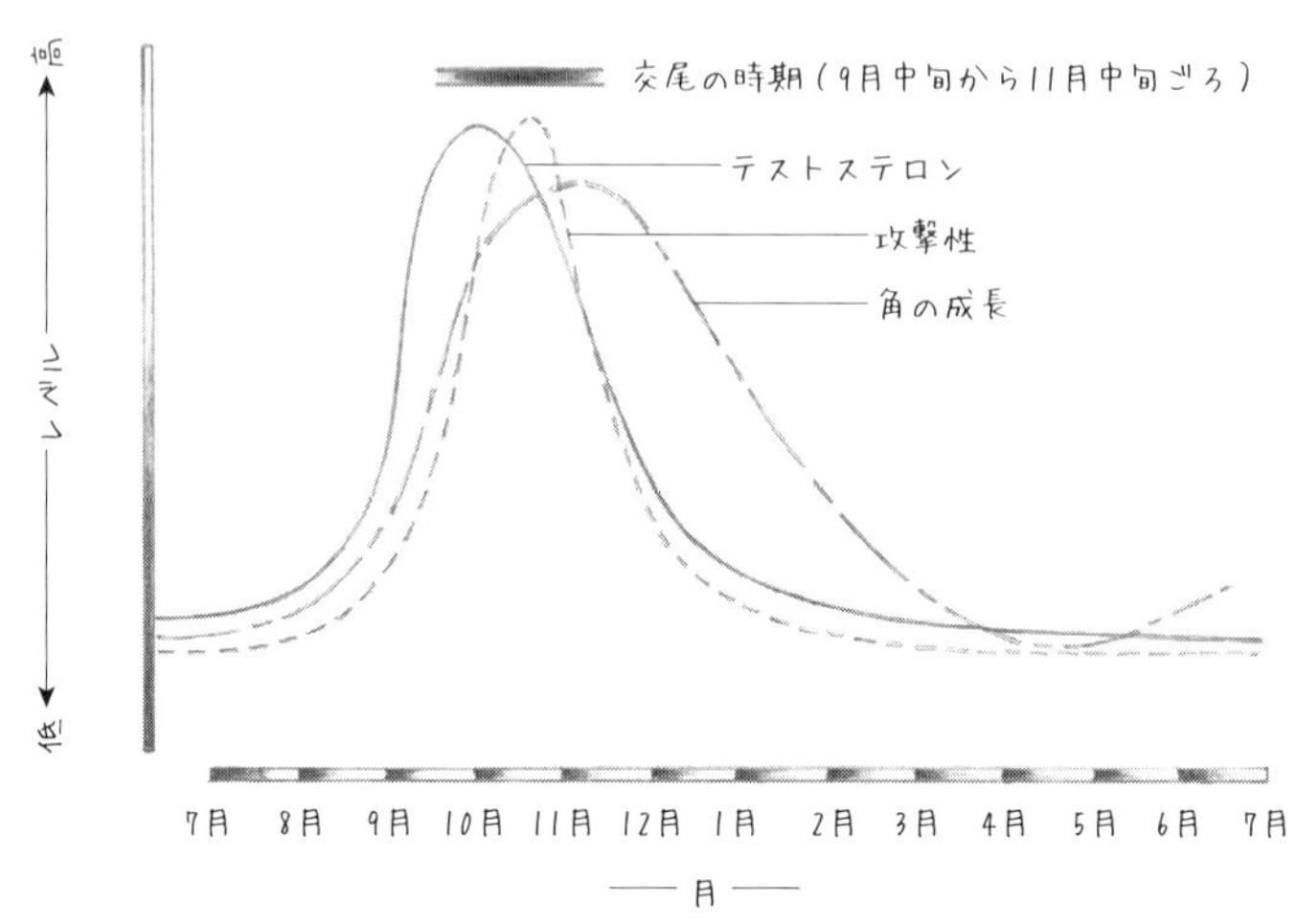

図6.3　オスシカのテストステロン濃度と攻撃性、そして角の成長率

養分が豊富に補給されると一日に二センチ近くも成長する（この袋角は、なぜかストレスや勃起不全を軽減し、性欲や体力、さらにはテストステロンの分泌量を増加させる効果があると宣伝され、インターネット上で販売され話題になっている）。この状態のオスシカは、革でできた鞘にプラスチックの剣を刺して入れて持ち歩いている騎士のようなものである。

八月から九月にかけてテストステロン濃度が上昇すると、オスシカは頭にある巨大な角を利用できるようになる。ヒトの場合、テストステロン濃度が上昇すると骨の石灰化が進み、骨が強くなる。オスシカの場合、この石灰化が角で優先的に起こる。そのため、角の骨はほかの部位の骨と比較して、約三倍もの強度を持つようになる。テストステロン濃度の高いオスシカの角はより硬くなり、戦闘時に折れにくく、ヒエラルキーの頂点に立ちやすくなる。また、テストステロン濃度が高くなると、袋角からの血液供給が途絶え、袋が脱落し、角の先端が鋭くなる。

高濃度のテストステロンは、発情期前のオスシカの首周りの筋肉の発達を促すだけでなく、胴回りを二倍にする。ヒトの場合、首周りの太さは戦闘能力を評価するための目安になるが、オスシカの場合はそれ以上に重要となる。というのも、首の筋肉が太くなればなるほど、角の威力が増し、ライバルを地面にねじ伏せる際により大きなダメージを与えることができるからである。また、オスシカの首周りに毛深いたてがみが生えてくることで、首の太さがさらに強調され、より一層威圧的に見えるようになる。

さらに、オスシカの高濃度のテストステロンは、赤血球の産生を促進し、酸素運搬量を増大させるといった作用もある。結果として筋肉への酸素供給量が増大することで、消耗戦のような闘いであっても、スタミナを維持することができるのである。

テストステロンと行動との関係

高濃度のテストステロンは、明らかにアカシカのオスの闘いにとって重要である。もちろん、このテストステロンの作用がなければ、自分の遺伝子を次世代に伝えるためのＤＮＡが詰め込まれた精子をメスシカの卵へ到達させることができない。では、オスシカの行動が友好的なものから獰猛なものへと変化することについてはどうだろうか？　テストステロンがオスシカの脳に直接作用し、神経回路を変化させ、オスシカの行動を攻撃的に変化させたものが原因なのだろうか？　そうだとしても、これらは仮説のひとつでしかない。相関関係や関連性は、因果関係とは別物である。つまり今回の場合だと、仮にテストステロンが攻撃的な行動を引き起こすとして、それはテストステロンが脳に直接作用して引き起こしたわけではない可能性も考えられるのである。

さまざまな仮説があるが、たとえば、オスシカが攻撃的になるのは、テストステロンが雄々しい角と筋肉をオスシカに与えたことによって、オスシカの社会的関係に何らかの影響を与え、その結果行動に影響が現れたというものがある。あるいは、テストステロンがメスシカへの性的好奇心を高め、その結果オスシカの闘争心を掻き立てたのかもしれない。または、テストステロン以外の何か別の要因によって攻撃的な行動が引き起こされたのかもしれない。あるいは、攻撃的な行動が逆にテストステロン濃度を高めたのかもしれない。

さて、どのようにして因果関係を明らかにすればよいのだろうか？　多くの親にとって身近な例として、砂糖と子どもの活動との関係を考えてみよう。私の息子であるグリフィンは、いつもハロウィーンを楽しみにしているが、砂糖たっぷりのお菓子をたくさん食べた後は、いつもの時間に寝付けない。その原因は何だろう？　一つの仮説は、摂取した砂糖の余分なエネルギーを消費するために、はしゃぎまわり、そのため寝付けないのではないか、というものである。実際、子どもがお菓子を食べた後に走り回っているのを見かけた人は多いだろう、この場合、砂糖が原因ではしゃいでいるのではないかと考えてしまうだろう。

しかし、グリフィンがいつもの時間に寝付けず、はしゃぎまわっていたのは、お菓子を食べたことで摂取した余剰なエネルギーを消費するためではなく、ハロウィーンという行事に対して興奮していたとしたらどうだろうか？　グリフィンは、宇宙人の衣装を着て、友達と楽しい夜を過ごし、これから毎日大量のお菓子を食べることを楽しみにしていた。つまりこの仮説の場合、糖分と興奮した行動とは単に相関関係があるだけで、因果関係はないのである。

では、お菓子に含まれている糖分は、子どもがはしゃぐ原因になるのか、それとも単に関連があるだけなのか、どう判断すればよいのだろうか？　たとえば、血糖値の上昇が活動量の増加を引き起こすしくみは、明らかになっているのだろうか？　ヒト以外の動物においても、糖分を摂取しすぎると行動がおかしくなるのだろうか？　社会環境が子どもの活動に影響を与えるという証拠はあるのだろうか？

第2章で紹介したアーノルド・ベルトルトが、オスのニワトリの精巣を舞台に行った〝除去と交換〟実験をグリフィンに対して行うこともできる。ただ今回は、精巣ではなく、お菓子の中の砂糖を除去して交換してみることにしよう。実験条件をできるだけ同じにするために、グリフィンの就寝前にシュガーレスにもかかわらず奇跡的に本物の味がするチョコレートを一週間与える。その後、就寝前に砂糖入りの通常のチョコレートを一週間与える。もし、砂糖入りの通常のチョコレートを与えた後に、子どもがはしゃいで眠りにつくのが著しく難しくなれば、砂糖が寝付きを悪くする原因であるという仮説を支持することになる。だが、もしグリフィンが二週間、毎晩はしゃぐことなくリラックスしてベッドに入り眠りについたとしたら、ハロウィーンという行事に対して興奮していたことになる。

さて、お分かりになっただろうか。因果関係を明らかにするためには、念入りな実験計画が必要で、ほかの確立された理論との整合性も重要となってくる（上記で紹介した砂糖仮説については、実は似たような研究が行われており、根拠のない説であることが分かっている）。

ホルモンと行動の関係は、とくに複雑な社会的・生態的環境に生息する野生動物の場合には、一筋縄にいかない。しかし、野生においても肉体的な攻撃性に関しては、複数の動物種を対象とした〝除去と交換〟実験により、テストステロンが中心的な役割を果たすことが分かっている。中でも一九七〇年代にラム島のオスシカを対象とした実験は、野生動物を対象とした初めのものだった。

アカシカの攻撃行動におけるテストステロンの役割を調べるために、研究者たちは三頭のラム島のオスシカを、繁殖期とそれ以外の異なる時期に去勢した。テストステロンが枯渇したオスシカの角はすぐに抜け落ちてしまった。その後、新たに角が生え始めたが、変形していて、枝分かれしておらず、通常ならば抜け落ちるはずの袋角に覆われたままだった。首の筋肉は夏の頃の細い状態のままで、発情前の時期にたてがみも生えてこなかった。無処置のオスシカが袋角を脱ぎ捨て〝硬い角〟を持つようになっても、柔らかい小さな角しか持たない去勢されたオスシカは、闘いたくても闘えなかった。去勢されたオスシカたちの攻撃性とヒエラルキーでの地位は地に落ちてしまった。しかし、彼らは気にも留めていないようだった。さらに去勢されたオスシカは、発情したメスシカの匂いに興奮せず、咆哮することもなかった。

去勢されたオスシカの攻撃性は低下したが、この行動の変化が、脳に作用するテストステロンが減少したことによるものなのか、はたまたテストステロンの間接的な作用によるものなのか、研究者たちは確信を持てなかった。あるいは、オスシカがおとなしくなったのは、自分自身や仲間が闘いの相手としてふさわしくないと感じ取ったからかもしれない。

この疑問に答えるため、研究者たちはテストステロンをオスシカたちに投与した。具体的には、去勢したオスシカに、体内で徐々に放出され長時間作用する薬剤カプセルを用いて、発情期に見られる高濃度のテストステロンを投与した。そして、発情期とそれ以外の時期にテストステロン濃度を人為的に増加させ、性行動や攻撃行動への影響を解析した。去勢して角を失ったオスシカにテストステロンを投与したところ、メスシカに対する興味が復活し、メスシカを探してハーレムを形成しようとした。しかし、このオスシカに対する性的な効果は、メスシカが繁殖可能な発情期にのみ見られた。メスシカの発情期以外の時期には、テストステロンの投与はオスシカに性的行動を引き起こさなかった。おそらく、性的行動を刺激するほかの環境的な刺激（メスシカの発情期特有の匂いや発情期の到来を知らせる日長の変化など）がなかったためだと考えられる。

テストステロンを投与されたオスシカたちは、非発情期のオフシーズンには、性的行動に興味を示さなかったが、優位性には興味を持っていた。これまでおとなしかったオスシカもテストステロンの投与によって、角が生えておらず、まだ柔らかい袋角の状態であったとしても、近隣にいるオスシカに闘いを挑むようになった。

これらの研究結果から、性的行動が起こるためには、テストステロンが必要なのは確かだが、それだけでは不十分であることが明らかになった。そして、テストステロンがオス同士の攻撃性に及ぼす影響は、大きく鋭い角を持つこと、ほかのオスから攻撃的な行動を受けること、あるいは、発情したメスの存在や高まった性的衝動といったテストステロンと関連する何かによるものではないことも示唆された。これらの実験結果は、決定的な証拠には残念ながらなりえないのだが、ほかの有力な説明が存在しないのも事実である。ただ、アカシカをはじめとする多くの動物から得られた証拠から、テストステロンが脳に作用して攻撃性を高めることが強く示唆されている。

性的行動と攻撃性は、一緒に語られることが多いが、テストステロンがこれら二つの異なる行動を調節する作用があることは、進化上有意義なことである。アカシカのように季節的に繁殖する動物やチンパンジーのように季節に関係なく繁殖する動物など、さまざまな動物のオスにおいて、繁殖可能なメスが存在しない場合には、お互いの上下関係、つまり支配関係を確立するために、再度その支配関係について確認が行われる。この支配関係は、オスが後に獲得できるテリトリーの大きさなどの資源や交配相手を見つける能力に影響する。言い換えると、交尾に直接関係がなくとも、攻撃性はオスに利益をもたらすのである。つまりテストステロンの濃度変化は、オスの繁殖能力に役立つのである。

選択と性別

残念ながら子孫を残せないオスシカも当然存在する。進化学の視点から見ると、彼らの遺伝子は彼らの命とともに終わるため、彼らはすでに死んだも同然である。つまり、怪我を負うリスクを払ってもほかのオスシカを排除し、メスシカを独占しようとすることは、進化上有利なのである。わずかでも体が大きく筋肉質であったり、角が鋭かったりする遺伝子を保有するオスシカは、大胆に行動するため、ほかのオスシカの目をつぶしたり、傷つけたりすることができ、ライバルよりも多くの子孫を残すチャンスが高く、繁殖上の利益を得る可能性が高い。このような選別の過程を何世代にも渡って経てきたことで、オスとメスの姿がまったく異なるようになったと説明できる。

アカシカには繁殖期が存在することから、オスに対するテストステロンの効果を示す格好の良い例となっている。テストステロン濃度変化と季節的な変化や社会的・物理的環境が連動して、オスシカに劇的な変化をもたらす。具体的には、精子と武器である角を持たない比較的平和なオスシカの状態から、非常に攻撃的で性欲の強い危険なオスシカへと劇的な変化を遂げる。ただアカシカは、多くの哺乳類に共通してみられる、性の非対称性な特徴が数多くあり、とくにその中でも、オスはメスよりもより素早く子孫を残すことができる。

この非対称性は、卵（大きくて数が限られる）と精子（小さくて数が多く、持続的に産生される）の大きさと量から、哺乳類のオスとメスの身体的特徴にまでおよぶ。メスは、自分の体内に子どもを宿し、養わなければならず、その間は次の子どもを産むことができない。だが、ほとんどの哺乳類のオスは、ただ自分のDNAを子孫に受け渡すだけで、余った時間とエネルギーを次の交尾相手を探すために自由に使うことができる。これらの違いから、オスは交尾相手を獲得するための闘いを優先し、メスは健康と生存に必要な資源の獲得と、交配相手としてふさわしいオスを選ぶことを優先するという、生物学的な性に基づく行動をとることが予想される。

イギリスの自然科学者であるチャールズ・ダーウィンは、一八五九年に出版した『種の起源（岩波書店）』の中で、このような性差のパターンとその説明を初めて取り上げた。ダーウィンは、「種の選択は、ほかの生物や外的条件との関係における生存競争ではなく、一方の性の個体（つまりオス）が他方の性（つまりメス）を獲得するための闘争に依存する」と述べた。第2章で説明したように、ダーウィンはこのことを**性淘汰**と呼んだ。性的選択とは、寒さを防ぐためのボサボサの毛や外敵を欺くための擬態など、生存競争に役立つ形質ではなく、交尾相手を獲得する能力を高めるための形質のことである。たとえば、オスシカの角は、メスシカを得て子孫を残すのに役立つ、といった形質のことである。

ダーウィンが述べたように、オスが交尾の機会をめぐって闘うことは、性淘汰の一つのタイプにすぎない。もう一つの性淘汰の形は、メスがオスを選ぶもので、鳥類で知られている現象である。ダーウィンの言葉を借りれば、「極楽鳥（フウチョウ）やほかの鳥たちのオスは、念入りに手入した精巧な衣装で着飾り、お互いに華麗な羽を見せびらかす。またオスたちは、メスの前で、多彩なダンスを踊る。メスたちは、観客としてオスたちを見物し、最後にもっとも魅力的なオスを選ぶ」。

このような交尾相手の選択による性淘汰の典型例として、長く鮮やかな色と装飾の羽を束ねているオスのクジャクに見て取れる。それと比較して、メスのクジャクの背中の羽は、発育が悪く、くすんでしまっている。ダーウィンはこのような性的二型について長い間悩み、一八六〇年に友人であるハーバード大学の植物学者エイサ・グレイに宛てた手紙の中で「クジャクの尾の羽を見るたびに気分が悪くなる」と訴えたのは有名な話である。

ダーウィンは、一八七一年に出版した二冊目の〝傑作〟『人間の由来（講談社）』の中で、鳥類のオスの華美な装飾について次のように説明している。

鳥類のオスがどのようにして徐々に装飾性を獲得していったのか、その過程を理解することはさほど難しいことではない。すべての動物には個体差があり、人間が最も美しいと感じる個体を選んで飼い鳥を改良できるように、より魅力的なオスをメスが習慣的に、あるいは時折選別することで、ほぼ確実にオスの改良につながるだろう。

交尾相手の選択は、ダーウィンが考えていたよりも複雑だが、基本的な考え方は正しい。鳥類だけではなく、両生類、魚類、爬虫類、霊長類など、多くの種でみられる性的二型のある側面は、交尾による選択から説明できる。メスが特定のオスを積極的に交尾相手として選択する場合、それが美しいオスであれ、大胆なオスであれ、歌のうまいオスであれ、意地悪なオスであれ、香りの良いオスであれ、メスの〝選択〟は、そのオスの第二次性徴（つまり、性差や思春期、そして生殖行為に直接関与しない性徴）の進化を強力に促す可能性が高い。

女性の攻撃性

進化は、メスの攻撃性や屈強さを高めることもある。とくに、餌や巣穴、オスといった資源を獲得するために直接メス同士で闘う必要がある場合などに、そのような進化が起こる。これら繁殖のための資源は、交尾相手によって間接的に提供される（たとえば遺伝子）場合もあるが、ときには、競合相手の生殖能力を不能にすることで、自分自身の資源量を増加させることも行われる。このような例が、アフリカの砂漠の地下でコロニーを形成し生息しているハダカデバネズミのメスである。ハダカデバネズミは体毛がなく、シワシワのピンク色の皮膚をしている小さなネズミで、歯のある陰茎のような見た目である。メスはオスに対して支配的で、攻撃的なメスはほかのメスに対して嫌がらせをする。その結果、嫌がらせを受けたメスは、ストレスの影響で卵巣機能が停止し、不妊になる。その結果、女王となったハダカデバネズミは、自分好みのオスを独占することができる。

また、悪名高いマダラハイエナのメスは、非常に攻撃的で、専門家でもオスとメスを見分けるのが難しい（クリトリスが陰茎にそっくりなだけでなく、また偽の陰嚢までもあるからだ）。

さらに別の例として、ミーアキャットがあげられる。ミーアキャットのメスは、グループの頂点に立つと、最長で一〇年もの間グループ内の繁殖機会を独占する。そのため、グループの頂点に立つことは、繁殖において莫大な利益を生むため、メス同士は非常に激しく闘う。時として、ライバルのメスの子どもを殺すといった卑劣な行為に出ることもある。

これらのケースにおいて、メスの攻撃性を引き起こす内分泌的な調節機構については不明で、またオスと同じくテストステロンとの明確な関係についても見られない。ただし、これらの動物において、出生前のテストステロンが重要な作用をしていることを示す証拠がいくつか存在する。たとえば、ミーアキャットやマダラハイエナでは、群れの中で上位のメスは、下位のメスよりもテストステロン濃度が高い。そして、上位の母親から生まれた子どもは、下位の母親から生まれた子どもよりも攻撃的になる。ひょっとすると、母親の高濃度のテストステロンは、胎児の脳に作用し、大人になったとき、攻撃性を高めるように作用するのかもしれない。

メスが攻撃的になることで利益を得る場合、攻撃性を高めるためにテストステロンを利用することはない。というのもメスは、攻撃性を高めることで繁殖に有利になるしくみをテストステロンとは別に持っているためである。そのため、オスで見られるようなテストステロンによる調節機構に依存する必要はないのである。

メスは、自分の子どもの命が脅かされ、食料や交尾相手を巡る競争や、それらの資源を獲得するために必要なグループ内での地位が脅かされるなど、繁殖の成功が危うくなったときに攻撃的になる。しかし、全体的に見れば、オスと比較して、メスは用心深く、健康で長生きすることでより多くの利益を得ている。そして、その利益は、メスの攻撃性の低さが可能にしているのである。

調整と連絡

性淘汰は、身体だけでなく行動にも影響を与える。もちろん、これは理にかなっている。というのも、シカの角や鳥類の煌びやかな羽のような特別な武器のようなものを動物に与えても、それを用いて他者と交尾を巡って闘ったり、交尾相手の気を引いたりしなければ、奇妙なことになってしまう。進化は、エネルギーの無駄遣いを嫌うため、コストのかかる無駄な形質をもたらす遺伝子は、集団から淘汰される傾向にある。

オスシカは、チャンスがあれば、ライバルの足をへし折ったり、目を突いたりする動機がある。けがを負い、自分のハーレムのメスシカを手放さなければならないようなライバルに対しては、とくにそのような衝動が起こる。そして、メスシカを奪い合い、交尾しようとする衝動が起こるのは、メスの発情期だけである。

強く、冷酷な闘争心と交尾への熱意は、より多くの子孫を残すことに繋がる。そしてその子孫は、父親の高い性欲と好戦的な遺伝子を受け継ぐのである。これらの遺伝子は、次世代のオスの体内でテストステロンによって活性化される。都合よく、テストステロンは、メスにおけるこれらの遺伝子の活性化に関する問題も同時に解決する。というのも、テストステロン濃度が低ければ、これらの遺伝子は活性化されないのである。

もしあなたが、一時的に武器を持っていたとして、その武器を持っているときだけ、ほかのオスを押しのけなければならないとしよう。そうでなければ、バナナを持って強盗をしようとしている間抜けな強盗のようなもので（ときどき世の中で起こるが）、もちろんうまくいかない。つまり闘うための武器やそれを使う機会がなければ、精子も役に立たないのである。このように、テストステロンは、物事の調整と連絡を担い、物事を効率よく動かすように機能する。言い換えると、テストステロンによる性淘汰という解決策は、生殖器の解剖学的特徴と生理学的特徴とをうまく利用するために必要な行動をいかに一致させるかである。

敗者のトカゲはどちらか？

アリゾナ州南東部の山岳地帯にのみ生息するハリトカゲは、季節ごとに一夫多妻制で繁殖する。体は小さく、角のない爬虫類だが、繁殖様式はアカシカにきわめてよく似ている。繁殖期以外の時期、オスはアグリゲーションと呼ばれる、仲間のトカゲに押し倒されたり、踏まれたりするような、密集した状態で生活していることが多い。しかし、トカゲたちはそのような状況でも大人しくしている。

オスのトカゲは、繁殖期以外には、縄張り意識がほとんどない。縄張りを持ち始める夏場は、攻撃性が低く、秋の繁殖期にはその攻撃性が高くなる、という三段階の攻撃性をとる。つまり、繁殖期以外の冬から春にかけては、エネルギーを蓄え、トラブルに巻き込まれない（＝無用な争いを避ける）ことで、繁殖期に最高の戦闘態勢で臨もうとしているのだ。グループ内の平和を維持し、脂肪を増やすために、冬になるとテストステロン濃度が低下する。しかし、夏になるとグループ内は険悪になり、オスたちは繁殖地に戻り、地位や縄張り、そして最終的には交尾を求めて毎年恒例の闘いを開始するのである。

メスが登場するのは、秋になってからである。そのため、オスはメスが登場する繁殖期までに攻撃性を最も高めておく。しかし、夏の間は、闘いよりも、人目を引く大げさな〝トカゲ流〟の腕立て伏せをして、近くにいる仲間の注意を惹きつけ、縄張りや健康な体をアピールするために、頭を揺さぶったり、身体を振るわせたりする派手な動きをする。このトカゲの微妙な動きを無視すると、突撃されたり噛まれたりすることもあり、危険である。ちなみに、このような攻撃性を引き起こすために、トカゲのテストステロン濃度は、ゴルディロックスレベル（訳注 『3びきのくま』に登場する少女・ゴルディロックスに由来し、ちょうどよい状態のことを意味する）にあるが、それでも冬のテストステロン濃度の一〇倍に到達している。つまり、テストステロン濃度が、高くもなく、低くもなく、ちょうどいい状態にあるのである。

しかし、テストステロン濃度が中程度であることは、何が良いのだろうか？ 逆に、テストステロン濃度が高いと何がいけないのだろうか？ 繁殖にとって、テストステロン濃度が高い方が良いのであれば、メスが登場する前にテストステロン濃度をゴルディロックスレベル以上に高めておくのはどうだろうか？ そうすれば、トカゲはもっと人目を引く非常に激しい腕立て伏せをして、より広い縄張りを獲得し、最終的にこれまで以上のメスと子孫を得ることができるのではないだろうか？ いっそのこと、一年を通してテストステロン濃度を上げておくのはどうだろうか？ テストステロン濃度が常に高いトカゲは、試合が始まる前から相手を打ち負かすことができるのではないだろうか？

科学者たちもこれらと同じことに疑問を持ち、一九八〇年代後半からその答えを得るために、研究を開始した。秋の繁殖期にトカゲを去勢し、テストステロンを体内から取り除くと、予想通り縄張り行動やメスに対する性的関心が低下した。縄張り意識が強く、テストステロン濃度が低〜中程度の通常の夏のトカゲを、通常は秋の繁殖期でないと到達しないテストステロンの最大濃度レベルにまで上昇させると、縄張り意識と攻撃的な行動が増加した（ただし、繁殖可能なメスが存在しない場合は、縄張り意識や攻撃的な行動はそれほど増加しなかった)。

テストステロンが好戦性や性欲を高めることが科学的に証明された！　といいたくなるかもしれないが、ちょっと待ってほしい。なぜオスは、競争相手より優位に立つため、常にテストステロン濃度を高いレベルで維持しないのかという疑問に、科学者はまだ答えていない。

そこで研究者たちは、夏の終わりにテストステロン濃度を人工的に上昇させたトカゲと、実験手続きは同じだがテストステロン濃度は変化させなかった通常のトカゲとを比較した。なお、通常のトカゲのテストステロン濃度はゴルディロックスレベルである。比較の結果、テストステロン濃度がゴルディロックスレベルのトカゲの場合、次の年に八〇％生存し、新たに迎えた夏をいつものように過ごしていた。具体的には、一日に約三時間、隠れ家から外に出て日向ぼっこをしたり、好物の昆虫を食べたり、縄張りを守ったりしていた。一方、テストステロン濃度を高めたトカゲでは、隠れ家から外に出て自分の縄張りをパトロールしたり、ほかのトカゲを攻撃したり、自己顕示する時間が二倍以上に増えた。つまり、エネルギーを消費する時間が増え、休息や食事に費やす時間が減ってしまったのである。

テストステロン濃度の高いトカゲの多くは、自分の縄張りを広くすることに成功した。しかし、その大きな縄張りが功を奏すはずの秋の繁殖期のシーズンに向けて準備を怠っていたのである。テストステロン濃度がゴルディロックスレベルのトカゲと比較して、テストステロン濃度が高いトカゲは、かなり痩せこけているか、最悪死んでしまうこともあった個体もいた。そして、半数以上は早死にした。彼らは闘いに向かうのが早すぎたのである。つまり、交尾のための貴重なエネルギーを早く、そして無分別に使ってしまったのだ。テストステロン濃度がゴルディロックスレベルのトカゲたちは、休息し、エネルギーを蓄えて太り、発情期のメスたちが訪れるのに備えた。結局のところゴルディロックスレベルのトカゲたちは、より賢明な遺伝子を次世代に伝えたのである。さて、どちらが敗者のトカゲだろうか？

献身的なオスたち

イギリスの進化生物学者で鳥類愛好家でもあるジョン・ウィングフィールドは、一九五〇年代から六〇年代にかけて、イギリスの片田舎で育ち、自然に親しみ、季節ごとに変化する地元の鳥たちの行動に強い関心を抱いていた。彼の研究成果は、行動内分泌学の分野で最も影響力があるものの一つであり、その多くは米国東部に生息するウタスズメの繁殖行動のホルモンによる制御についてであった。そして彼は、テストステロン濃度が高いことで繁殖行動において敗者になることを見出した。

茶と白色の体は一一～一八センチぐらいの大きさで、メロディアスな歌声を持つこのウタスズメは、ほかの鳥と同じく季節ごとに繁殖する。ウタスズメの体の色、歌声、繁殖行動、そして闘争傾向は、寒くて暗い冬から春になるにつれ変化する。アカシカやハリトカゲなど、ほかの季節繁殖動物と同じように、精巣がほとんど機能せず、精子が産生されていない時期は、オス同士の関係は比較的良好である。しかし、気温が上昇してメスが繁殖可能になると、オスは次世代を残せる可能性の高いメスを引き寄せようと、奪い合う（おもに歌でアピールするが、ときには補助的に身体的な攻撃を加える場合もある）。

繁殖期の間、メスは何度も卵を産み、その間に繁殖可能な状態とそうでない状態とを繰り返す。メスが繁殖可能な状態となれば、交尾相手だけではなく、周囲のオスにとっても性的魅力のある存在となるため、かなりの確率でメスは浮気する。そのためヒナの約四分の一は、生物学的な父親が異なる！　これにより、オスは、自分のパートナーにオスが近寄らないように、メスをガードする必要がある。そして、餌を与え、パートナーとひなを外敵から守らなければならない（そして、メスを巣に留まらせようとする）。その結果、オス同士の闘争が激しい時期のはじめには、テストステロン濃度が最も高くなる。しかし、闘争の後、鳥たちがペアを組むと、テストステロン濃度は交尾や子育てに必要なゴルディロックスレベルにまで低下する。

図６・４は、ウタスズメの繁殖行動とテストステロン濃度との関係を簡略化して示したものである。

ウィングフィールドは、こうした行動の変化が、単にテストステロン濃度の変化と連動しているだけでなく、テストステロン濃度の変化によって制御されていることを示した。オスのニワトリやアカシカ、トカゲなどを去勢すると、性欲や攻撃性が激減することはよ

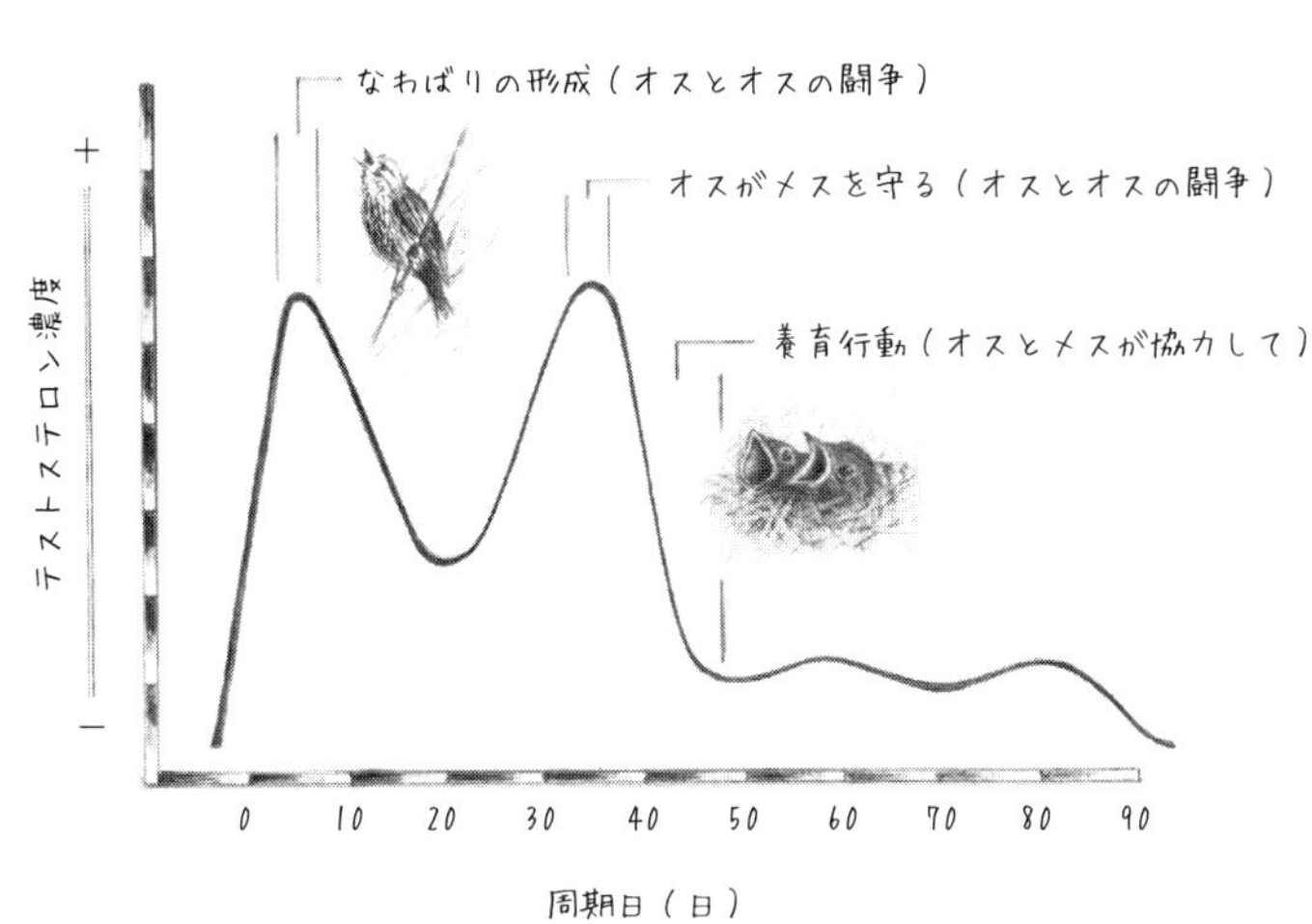

図6.4　ウタスズメの繁殖行動とテストステロン濃度の変化

く知られている。これと同じようなことが、繁殖期のウタスズメのオスでも起こることをウィングフィールドは発見した。つまり、テストステロンがなければ繁殖行動もしないのである。では、もしテストステロン濃度を人工的に上昇させたらどうなるだろうか？ 今回は、テストステロン濃度がゴルディロックスレベルにある、父親としての役目を果たしているオスのウタスズメのテストステロン濃度を上昇させた。テストステロン濃度を増加させた代償として餓死することもあったハリトカゲのように、ウタスズメのオスも餓死したのだろうか？ 結果は、そうではなかった。犠牲になったのは、オスではなくヒナだったのである。

ウィングフィールドは、一日中カブトムシや種子、ミミズなどのおいしい餌を探し巣に持ち帰る、父親として忙しく献身的に活動しているオスたちのグループのテストステロンを増加させた。テストステロン濃度が増加した結果、オスのほかの活動が活発になったのである。つまり、テストステロン濃度の高い父親たちは、ヒナのために時間と資源を費やす代わりに、自身の縄張りの周囲で四六時中歌を歌うことで、周りのオスたちを立ち去らせ、新たな交尾相手のメスを獲得するような行動を取ったのである。つまり、テストステロン濃度の高い父親は家族を顧みなくなり、ヒナが餓死する可能性が高まったのである。

挑戦仮説

ウィングフィールドは、別のウタスズメを用いた実験で、すでに確立された縄張りの真ん中に侵入者のオス（それぞれケージに入れられていた）を置いた。侵入者のオスは歌を歌い続けたが、縄張りの住人であるオスは、その行為を不愉快に感じていた。そのため、住人のオスは、獲得した縄張りを守るために、侵入者よりも高い周波数で歌い、侵入者のオスの入ったケージを攻撃した。ウィングフィールドの研究チームは、怒りに震えて攻撃しているこれら縄張りの住人であるオスたちを捕獲し、通常の生活をしているオスたちのテストステロン濃度と比較した。すると、縄張りへの侵入、つまり繁殖への挑戦が行われたことで、縄張りの住人であるオスのウタスズメのテストステロン値は最大値まで上昇していた。

ウタスズメは、あらゆる種のオスと同じように、健康、生存、繁殖への悪影響を避けるために、ほとんどの時間、テストステロン濃度を可能な限り低く保っている。これにより、安定した社会システムを構築できるだけでなく、地位を維持するための闘いも減るため、日常的な攻撃性が低下することにつながる。その結果、テストステロン濃度を高く保つ必要がなくなるのである。しかし、社会システムが不安定になり、オスがメスとの交尾を巡って闘い、また交尾を獲得するために地位や食料といった資源をめぐる激しい闘争をしなければならなくなると、テストステロン濃度が高くなる。つまり、オスが繁殖の準備をするか、家族の世話をするか、ライバルと闘争するかによって、テストステロン濃度が変動するのである。ウィングフィールドは一九九〇年に発表した論文で、これを〝挑戦仮説〟と名付けた。

挑戦仮説は、テストステロンと脊椎動物の攻撃性を関連づけ、さまざまな知見を理解するのに役に立つ。オスのテストステロン濃度は、日長や気温などの物理的環境の変化に絶妙に反応する。たとえば、季節繁殖を行う動物では、日長や気温は、生殖のための生理機能を高め、生殖行動を活発（ときには低下）にするための信頼できる情報となる。しかし、ライバルのオスや性的魅力のあるメス、空腹の子どもの鳴き声などの社会的環境からの情報は、オスにテストステロン濃度を高める必要があるか、あるいはテストステロン濃度を低下させ、繁殖にエネルギーを割くために攻撃性を低下させる必要があるかを教えてくれる。

つまり、テストステロン濃度の変化は、状況に適応するために上昇もしくは低下するのであって、テストステロン濃度が常に高いこと、あるいはテストステロン濃度が常に低いことが、必ずしも良いこととは限らず、状況によっては致命的なこともある。ウィングフィールドが提唱した挑戦仮説は、新たな研究成果に応じて、その都度修正、更新されてきたが、季節的な繁殖者と非季節的な繁殖者、一夫一婦制の動物と多夫一婦制の動物、鳥類、魚類、哺乳類、さらには昆虫まで、テストステロンと行動との関係を理解するための基本的な原理として、何百もの研究によって追試され、正しいことが確認されている。挑戦仮説の背景にあるメカニズムは、性淘汰の優美さを象徴している。

生殖内分泌学者（そして私の学位論文の指導教官でもある）であるピーター・エリソンは「男性の生殖生理は、体内のエネルギーを交尾行動へと変換するシステムとして特徴づけることができる。テストステロン濃度変化の生理的意義は、このシステムを管理することにあると考えられる」と述べている。

ヒト以外の哺乳類において、このシステムが機能していることについては、疑う余地がない。さて、私たちヒトでは、この変換システムは機能しているのだろうか？

7章　暴力的な男たち

席に座れ

カナダ在住のジャーナリストであるデーモン・フェアレスは、妻のリアナとともに楽しい大晦日の午後を過ごしていて、トロントの屋外リンクでスケートを楽しんだ後には、夕刻の地下鉄へ乗り込んだ。リアナの実家で新年を祝うためだ。車内はすでに新年の祝賀ムードで、祝杯をあげている客もいた。しかし、しばらくすると、粗暴な酔っ払い集団の行動が目立つようになった。

二〇代前半の酔っぱらった男が、トンネルを抜けるときにドアをこじ開けて頭を出そうとするのを、フェアレスは苛立ちと信じられない思いで見ていた。車内の騒ぎ声も小さくなり、ほかの乗客も緊張した面持ちでその様子をうかがっていた。「人間以下のバカ野郎だ」とフェアレスは思っていたが、周囲の罵声や高まる不安に耐えきれなくなってきた。次第にフェアレスは、この事態を収拾できるチャンスが自分にあるかどうか見定めるために、自分の優位な点を列挙し始めた。相手はおそらく一五歳は若そうだが、自分も体格面では負けておらず、身長約一九〇センチ、体重約九〇キロある。体調も良いし、酒は一滴も飲んでいない。もし酔っ払いが自分に襲い掛かったとしても、容易に叩きのめせると思っていたが、事態は急速に収拾不能になった。一連のできごとをフェアレスは二〇一八年に出版した『狂気の血が騒ぐ（Mad Blood Stirring：未邦訳）』の中で次のように書き記している。

冷静だった私の心に波が立ち、その波が大きくなり、迫っている。いや、波が差し迫ってきた。でも、その波の中には、深く魅力的なうねりもあった。相手は、ごみのような泥酔客だ。こめかみあたりに、冷たいものが覆いかぶさってくるのを私は感じた。周囲の乗客は、泥酔客を怖がり、神経質になり、身の危険を感じている。でも、私は違う。私の中では、別の感覚、痒みが増し、それが欲望へと変化していくのを感じた。それは捕食者のような欲望だった。私は、泥酔客を跪かせ、服従させ、恐怖に陥れたくなった。気が付いたときには私は、座席から立ち上がり、泥酔客の横に立っていた。

「席に座りやがれ」と泥酔客に告げた。私の顔は、緊張しているように感じたが、歯を見せ不気味ににやにやしていた。

奴は、顔を上げ、驚いていた。そして私を見つめ、首をかしげていた。「お前、誰だ？」と奴は叫んだ。彼の息は、酒臭かった…。

私は身を乗り出し「お前を席に着かせることのできる男だよ」と不満のある話し方で奴の耳元でささやくように告げた。

その後、奴がなんと言ったのか「この野郎」とかかもしれないが、一切覚えていない。奴は、握

りこぶしを頭の上に掲げていただけでなく、リアナに近づき過ぎていた。

私は、奴の前に立ちはだかり、胸と胸が触れ合った。

「お前はぐちぐち言ってばかりで、殴ることもできないみたいだな。この女々しいやつめ。殴るなら殴ってみろよ。さもなくば、席に座れよ」……

心の中にあった波が崩れた。突然すべてのことがクリアで単純になった。解決方法は明らかだった。それを思いついたことに、私はほっとさえしていた。

私は、自分の額をハンマーのように奴に振り下ろした。奴の鼻めがけて頭突きをしたつもりだったが、奴も素早く頭を動かした。そのため、私は文字通り漫画で出てくるような星を見た。奴はよろめいていたが、まだ立っていた。

私の頭の中では「攻撃だ！　攻撃だ！　攻撃だ！」という声が響き渡っていた。


その後も小競り合いは続き、もう一人の男がフェアレスの上に覆いかぶさってきた。フェアレスが相手の目を突こうとする前に、周囲の乗客が何とか二人を引き離した。結局、この酔っ払いは手錠をかけられて警察に連行され、誰も大きな怪我をすることなく済んだ。

驚くような話だが、二人の男が（アカシカのような角という武器を持っていないにもかかわらず）文字通り頭突きをするというのは、納得しやすい話でもある。しかし、このできごとを想像しにくくする簡単な方法がある。それは、主人公の性別を変えることである。女性が攻撃的ではない、ということをいいたいわけではない。女性も男性と同じように、怒ったり、相手に危害を加えたりする場合もある。

しかし、怒りをどうやって表現するか、そしてどのように相手に危害を加えるかという点において、男性と女性とでは、天と地ほどの差がある。

有害な男らしさ

男性の攻撃性が高いのは、家父長制とそれに従った社会的規範のせいだという説が近年注目されている。家父長制による社会規範とは、両親の性別を問わず、男の子には、感情や弱さは悪いことで、ストイックさや攻撃性は良いことだと教え込み、女の子には何も教えない。

たとえば、アメリカ心理学会の学会誌に二〇一八年に発表されて以来、今もまだ世間で広く流布している有害な男らしさと暴力理論について、次のように紹介されている。「一次的な性役割（ジェンダーロール）を求める社会では、男性に支配的かつ攻撃的な行動を要求し、家父長制度の維持を要求する。つまり、ジェンダーロールとは、生物学的な現象ではなく、むしろ心理的かつ社会的に構築された概念であり、変更可能なものである」と説明している。

ブラウン大学人類学の教授で、二〇一九年に出版された『男とは動物なのか？（Are men animals?：未邦訳）』の著者であるマシュー・ガットマンもこの理論に賛成している。ガットマンは、一般の人びとにも知られ始めている最新の研究成果において「テストステロンと攻撃性の間にはほとんど関連性がない（ただし、テストステロン濃度が非常に高いか、もしくは非常に低い場合を除く）」と説明した。またこの研究成果は、ほかの科学論文の結果とともに、テストステロンが男性の暴力について説明できるものではない。つまり「テストステロンが、男性の行動や考え方について何らかの影響を与えていると思っているならば、それは自分自身を欺いている。文化が男性の行動様式を許しているからであって、決して生物学的にそのような行動様式を取ることを要求されているわけではない」と、ガットマンは確信しているようである。

行動は常に外部環境と、遺伝子などの生物学的特性との相互作用から生じる。本書の重要な点を再度繰り返すが、テストステロンのおもな生理作用は、オスが生殖するための解剖学的、生理学的そして行動を統合し、調節することである。ラム島のアカシカのように、交尾のために戦わなければならない多くのオスにとって、繁殖行動を直接的に支える行動特性が攻撃性である。

テストステロンが、オスの暴力行為において中心的な役割を果たしていることは、ヒト以外の多くの動物で正しいことが分かっている。ヒトは本当に例外なのだろうか？

攻撃性の目的

攻撃性とは、広義には、相手に危害を加える（あるいは少なくとも相手を威嚇する）ことを目的とした行動である。これは生き物の現実であり、生存と繁殖のためにライバルを攻撃する。動物は、餌を食べ、交尾相手を見つけ、そして、捕食されることを避け、子孫を残すことが究極の生存目的である。ただ、これらの目的を達成するために、たとえば、餌を探すための敏感な鼻を持つ、ほかの性に対して魅力的に見えるように着飾る、捕食者から隠れる、何千もの次世代を残し、これらのうち数匹だけが生き残る、といった攻撃的ではない生存戦略を取ることもある。別の生存戦略には、身体的な攻撃性がある。たとえば、飢えたライバルや宿敵、親や子を脅かす捕食者を攻撃するといったものである。ただこの攻撃性という戦略は、動物界全体で、オスだけでなくメスも用いる生存戦略である。

ただし、オスとメスがそれぞれの繁殖にかかわる課題に直面した場合、オスとメスとでは解決策が異なる。繁殖を成功させる鍵は、交尾の機会をいかに増やすかである。つまり、オスの場合、性淘汰によって、武器を持つことやライバルと戦うモチベーションなど、戦闘能力を高める形質を発達させることが解決策になるのだ。

男だけではない

男性が暴力的な性であるという固定観念（ステレオタイプ）は、多くのデータによって示されているが、女性が過激な暴力行為を実行できないと考えるのは誤っている。一九九四年、東アフリカのルワンダで起こった大量虐殺では、少なくとも五〇万人が殺害された。ポーリン・ニラマスフコは、当時、家族福祉・女性の地位向上担当大臣を務めていたが、後に大量虐殺とレイプの罪で有罪判決を受けた。目撃者によると、ニラマスフコは、自分の車に搭載していたガソリンで七〇人の女性や少女を焼殺するよう民兵に命令した直後、民兵たちに「なぜ殺す前にレイプしないんだ？」と怒鳴っていた、とのことである。

男性が女性よりも身体的な攻撃行為におよぶのは事実だが、ときとして女性も身体的暴力を振るう場合がある。交際相手（パートナー）からの暴力（現在または過去のパートナーや配偶者からの暴力）は、よく起こることだが、現実的には、警察などの関係各所にほとんど報告されていない。パートナーからの暴力に関する性差研究の成果については、研究手法にばらつきがあり、また世界中において、信頼できるデータが得られていないため、議論の余地があるのが現実である。ただ、現時点で得られたデータから、おもな加害者は男性であるが、少なくとも欧米諸国では、女性が身体的暴力を行う割合が、男性と同程度であることが分かっている（補足すると、これは身体的暴力の頻度が同程度であることを意味し、暴力そのものの深刻さや動機を示すものではない。また、身体的暴力以外の虐待や強要、そして服従についてては含まれていない）。

たとえば、ヘレン・ギャビンとテレサ・ポーターの著書『女性の攻撃性（Female Aggression：未邦訳）』によると、ミシガン州デトロイトに住む夫婦間で起こった六二〇〇件の身体的暴力に関する調査では、妻が加害者となるケースが多く、ナイフや銃などの武器を用いて、夫に危害を加えている。また、別の研究では、ヨーロッパの六都市〔ロンドン、ブダペスト、シュトゥットガルト、アテネ、ポルト（ポルトガル）、エスタースン（スウェーデン）〕における、パートナー間の暴力の頻度とその特徴について解析がなされた。その結果、女性が男性よりもパートナーに暴力を振るう頻度が高いという結果は得られなかったが「各都市において、男性が加害者である割合の高い性的強要を除き、加害者と被害者の割合は男女で同等である」ことが明らかになったのである。

この研究結果を、私は初め懐疑的に思っていた。家庭内暴力について、これまで私が学んできたこととこの研究結果は反しており、女性が加害者になるとは考えにくかったからである。しかし、私はこの研究結果の中身をよく吟味しておらず、研究成果には確かに違和感があるが、しかし、私がその結果から見出したものは、納得いくものだった。

女性と男性では、パートナー（または元パートナー）への身体的暴力の割合に差は見られないかもしれないが、ただ、女性が攻撃的になったとしても、男性に深刻な身体的ダメージを与える可能性はきわめて低い。具体的に説明すると、女性がパートナーに皿を投げたり、平手打ちしたり、殴ったり、蹴ったりしたとしても、男性がパートナーに対して暴力行為を行った場合と比較して、パートナーが受ける怪我は、それほど深刻ではない。これは、体格と体力がまったく違う異性間において、とくに顕著である。

男性が女性と比較して、被害者に重傷を負わせる可能性が高いのは、単に体格が良く、力が強いというだけではなく心理的な問題も含まれる。共感とは、他人の気持ちを理解する能力のことだが、文化の違いを問わず、男性は女性よりも共感能力が低い。このことは、ヒトの男性と女性にだけ当てはまることではなく、動物に広くみられるものである。実際、チンパンジー、ボノボ、ゴリラ、ゾウ、イヌ、オオカミなどの動物では、オスのほうが、介護、協力、援助、慰めなど、共感に関連する行動をとる割合が低い。この共感性の低下は、男性の屈強さがもたらす影響を増悪させるだけでなく、男性がパートナーに対して銃のような殺傷力のある武器を使用する頻度が高いことの説明にもつながるかもしれない。いずれにせよ、パートナーからの暴力の発生率は男女間でほぼ等しいかもしれないが、暴力行為がもたらす最終的な結果は同じではない。男性は、より多くの被害を与えるため、パートナーへの暴力の最も極端な形である殺人において発生率が有意に高い。そのため全世界において、女性がパートナーの手によって殺害される確率は、男性の六倍にも上るのである。

パートナーに対する身体的暴力の動機は、男女において異なる。男女とも、相手の貞節が失われる可能性を感じた場合は暴力的になることがあるが、そのような場合、男性のほうが、パートナーを逃がさないための手段として暴力を振るうことが多い。一方、女性がパートナーに重傷を負わせたり殺害したりする場合は、自分自身や子ども、そして家族への脅迫や虐待が原因である場合が多い。つまり、女性の動機は自己防衛の場合が多い。

女性は、ほかのメスの動物と同じように、必要に応じて暴力的になる。そして、自分の命、子どもの命、将来の繁殖の成功が危険にさらされている場合には、攻撃的になる必要がある。

意地悪な女の子

ヒトはさまざまな面で不思議な動物だが、その中のひとつに、お互い痛みを与え合う際に創造性を発揮する点があげられる。たとえば「この野郎」と罵倒したり、相手の顔に向かって拳を振り上げたり、シカのように角をぶつけあったりするのは、直接的な攻撃の例であるが、人間の攻撃はこのような直接的な攻撃だけではない。友人や同僚の悪口を広め、その人物を排除しようとする間接的な攻撃は人間にのみ特有のものである。

女子高生のことについて知っているなら、この種の間接的な攻撃は、お馴染みのことだろう。中学生のとき、私の友人グループのリーダー格の女の子が、私の幼馴染の一人をグループから排除することを画策していた。私はそれを止めさせるために、アルファ・メス（アルファ・メス）に立ち向かうことが恥ずかしながらできなかった。先日、高校の同窓会でその友人に再会し、友人がそのいじめられたできごとによって、どれだけトラウマを感じているのか話してくれた。その話を聞くまで、私は彼女がどれほどひどい目に遭っていたのかをまったく知らなかった（その結果、彼女はより誠実な友人たちを得ることができたのも事実である）。もちろん、男の子や男性もこのような悪意に満ちた行為をする場合もあるが、女の子や女性は、それに輪をかけて、卑劣な行為をする傾向がある。

自分の子どもが脅されると、メスは強い攻撃性を示す。今朝、私と息子が横断歩道を渡ろうとした際、信号無視をした車が道を横切ったため、私はドライバーに対して、大声で怒鳴った。このような母性的な攻撃性は、ヒトやほかの動物において、メスの目的である繁殖を達成するのに貢献する。しかしながら、その行為にはテストステロンは一切関与しない。実際、ヒト以外の動物において、妊娠中や授乳期のホルモンによって、母性的な攻撃性が高まることが分かっている。つまり、女性の攻撃性は、男性の攻撃性とは目的が異なるため、テストステロンではない別のホルモンによって調節されているのである。

攻撃性について広義に定義した場合、つまり前述の間接的な攻撃性、母性的な攻撃性、さらには直接的な攻撃性のすべてを含めるなら、ヒトの女性だと、男性と同等に攻撃的になるということが理解できるだろう。しかし、攻撃性をより狭く定義した場合、つまり攻撃性とは頭突きやレイプ、殺人といった行為により身体的に危害を加え、加害者の命を脅かすようなものだと定義した場合、議論の余地はないだろう。男性のほうが圧倒的に攻撃的である。

攻撃性の種類

攻撃性と一口に言っても、その中にはさまざまな行動が含まれる。駐車スペースを横取りされて怒鳴る、友人を排除する、子どもを脅して罰する、暗殺を企てる、といったこれらすべてが攻撃行為に該当する。ただ、攻撃的な行為であること以外において、何ら共通点がないように見える。では、攻撃的な行為はどのように分類できるのだろうか。直接的な攻撃と間接的な攻撃とを区別する方法についてはこれまでにも述べたが、研究者たちはほかの区別の方法も提案している。

それは、反応的攻撃と能動的攻撃との区別である。この違いを理解するために、次のような状況を想像してほしい。あなたがたまたま仕事の途中で帰宅し、寝室に入ると、パートナーが全裸の姿で浮気相手とシーツの中で髪の毛をくしゃくしゃにし、一緒にいるのを発見した。その場にいるあなたは、頬が熱くなり、胸がドキドキするだろう。そして、浮気相手に罵声を浴びせ、パートナーと一緒に撮った写真の入ったフォトフレームを浮気相手の頭めがけて投げつけるだろう。これが反応的攻撃である。

もう一つ別のシナリオがある。現場に居合わせても、冷静に判断して行動する。パートナーと一緒に撮った写真の入ったフォトフレームを浮気相手に投げつける代わりに、まず自分のスマートフォンを取り出し、二人がベッドに入っている写真を撮る。そして後日その写真をインスタグラムに投稿し、パートナーの浮気相手を晒すこと（顔写真など個人を特定する情報をネット上に公開する）で復讐を果たす。これが第二の攻撃方法で、能動的攻撃と呼ばれるものである。ただ、男女ともに、反応的および能動的攻撃を行う割合は、同程度である。

二〇一九年に、リチャード・ランガムが出版した『善と悪のパラドックス（NTT出版）』の中で指摘しているように、反応的攻撃は、個人間で起こりやすく（本章の冒頭で取り上げた二人の頭突きのように）、能動的攻撃は、人びとの集団、あるいは組織によって実行されることが多い。ランガムはさらに、戦争、拷問、処刑、奴隷、虐殺などの残虐行為には、〝連合的〟な能動的攻撃というものも存在すると述べている。

しかしながら、テストステロンが能動的攻撃を引き起こすという証拠はほとんどない。それよりも能動的攻撃における神経系の役割について研究がなされている。本章では、男性の地位や仲間、あるいはそれらを獲得するための資源を巡る戦争の際、反応的攻撃が行われる傾向があることに焦点を当てる。後述するが、この反応的攻撃には、テストステロンとの関連性が強く示唆されているのである。

攻撃性の測定

攻撃性を測定することは容易なことではない。動物がどのような行動を取るかを知るには、その動物が進化的に適応した生息地で、自然な環境下での行動を観察したときに、最良のデータが得られる。私たち人間は、狭い場所に住み、日々見知らぬ人と接し、学校や職場でほとんどの時間を過ごし、マッチングアプリを利用し、マクドナルドでお腹を満たす。しかし、だからといって、これが私たち人間の進化の結果ではないので、攻撃性の測定が難しい。さらに、攻撃性に関する目撃者の情報は、とくに目撃者も加害者であった場合、バイアスがかかる可能性が高い（この問題に対する部分的な解決策は、仲間からの情報や、子どもの場合は、親や教師からの報告など、さまざまな情報源を利用することである）。実験室で実験を行えば、攻撃性をより客観的に測定することができ、ホルモンレベルや挑発の種類を注意深く操作することも可能である。しかし、実験室のような人工的な環境での行動から、外界での行動をどのように推測すればよいのかは、不明である。

このような場合であっても、暴力犯罪を研究することで、ある程度はこの問題を克服することができる。一般的な、いわゆる軽犯罪の統計は、その信頼性にばらつきがあるが、暴力犯罪は正確に報告・記録されている可能性が高いためである。すべての犯罪が、必ず解決されるわけではないが、暴力犯罪の解決率は、軽犯罪と比較して格段に高い。とくに殺人は、偏向報道の影響を受けにくいため、解決率が高い。喧嘩が、殺人事件に誤って分類されることはなく、ほとんどの殺人事件は報道される。

暴力犯罪統計は、多様な地域や文化、異なる時代など、さまざまな資料が入手可能なため、攻撃性の性差の進化的基盤を評価するために非常に有用なデータである。しかし、この手の統計は、身体的暴力の極端な例だけを対象としているため、限られた情報しか得られない。それはあたかも、極端に身長が高い人だけに注目しているようなものである。たとえば、身長約二一〇センチの一〇〇人のグループの中に女性が一名いればよいほうである。つまり、身長約二一〇センチ以上の人の九九・九％以上は、男性であり、これはきわめて極端な性差である。一方、身長約一六五センチの一〇〇人のグループの中に女性は、二二名いる。この身長約一六五センチは、男女の身長の平均値に近い。このような場合、性差ははるかに小さくなるのである。

攻撃性（あるいは、ほかのどのような事柄においても）における性差も、これまで説明してきた身長の例と同様である。ほとんどの人は、殺人を犯したり、人を殴ったりすることなく一生を終える。ただ、大多数の男女は、他人を押しのけたり、言葉で脅迫したり、物を投げつけたりしたことがあるはずだ。このような攻撃的な行為は、犯罪統計に記載されることもなく、男女間の差も暴力犯罪と比較してはるかに小さい。

このような背景を考慮したうえで、極端な攻撃性の現実について議論してみよう。遠い昔から、また国を問わず、男性は女性よりも殺人や身体的かつ性的暴行を行う傾向が圧倒的に高い。全世界の殺人事件の約九〇〜九五%は、男性が犯したものであり、そのほとんどがほかの男性を殺害している。一方、男性が女性を殺害する場合、自分の妻や元妻、恋人や元恋人であるのが普通である。この場合の動機は、性的な嫉妬、つまり女性に捨てられたり、不倫されたりしたことに対する罰である。

男性が妻や恋人を殺害することは、男性が最も守りたい女性を排除することになるため、進化論的にはおかしいのではないか、と疑問に思うかもしれない。しかし、肉体的に脅迫しても、性的および感情的に男性に対して忠誠することを拒否するパートナーに対し、その脅迫が本当のことであると知らしめるための、過剰な反応として、殺人という手段に訴える場合がある。家族内殺人の進化的基盤についてマーティン・デイリーとマーゴ・ウィルソンは次のように説明している。

男性はさまざまな手段で女性を支配しようと努力するが、女性は、強制的に支配されることに対して抵抗し、自分の選択権を維持しようと努力するため、その成功率はさまざまである。このような争いは、瀬戸際まで駆け引きが行われる。そのため、男性もしくは女性の配偶者による殺人は、

この危険なゲームに失敗したものだと考えることができる。

暴行のような犯罪の統計は、殺人統計ほど正確ではない。とくにレイプについては、深刻な過小報告や起訴が行われていない可能性があるだけでなく、その法的定義についても多岐に渡っている（レイプの定義に関わらず、女性がレイプで逮捕されることがほとんどないことに留意すべきである）。しかし暴行の正確な犯罪件数がどうであれ、男性はすべての暴力事件のカテゴリーにおいて占める割合が圧倒的に高い。検挙数から犯罪者の構成比を求めると、アメリカにおいて暴力犯罪の八〇～八五％は、男性によるものである。なお世界中のどの国においてもこの割合は同様である。身体的暴行（故意に他人をケガさせる）の約九〇％は、男性が加害者だが、窃盗の場合その割合が八〇％程度に下がる（ただし車を盗む、家に押し入るなどより身体的暴力を伴う窃盗の場合、男性が加害者である割合が高くなる）。小切手の偽造や横領のように身体的な危険を伴わない犯罪の場合、暴力犯罪よりも女性の割合が増えるようになる。世界的には、男性のほうが女性よりも詐欺をはたらく件数が多く、犯人の七〇％を男性が占めている〔ただし、文化によってこの割合は大きな差がある（図7・1）〕。

暴力が危険で過激、さらに残酷であればあるほど、性差が大きくなり、男性の加害者の割合が増加する。攻撃性に関する研究の世界的権威である心理学者のジョン・アーチャーは次のように説明している。「男性と女性とでは、攻撃的なやりとりを危険なレベルにまでエスカレートさせる度合いに性差がある」男性は頭突きをしたり、殺人に至る場合もあるが、女性は汚いものを見るような目で見たり、怒鳴ったり、押したり、蹴ったり、叩いたりすることで、殺人に至る前にブレーキをかける。

男性の攻撃性の高さは、人類の遠い祖先から長きにわたり受け継がれた、人類の特徴のようである。実際、古代人の頭蓋骨の化石には、棍棒や石、槍などで攻撃された結果生じたと思われる亀裂や穴などの、激しい闘いの痕跡が残っている。このような傷跡は、女性よりも男性の頭蓋骨にはるかに多くみられる。また、現存する狩猟採集民族の殺人率の性差は、世界のほかの地域と同程度である。つまり、殺人のほとんどは男性が行い、またその多くは、男性間で行われているのである。

攻撃性と性淘汰

ほとんどの種では、すべてのオスが、同じ確率でメスと交尾できるわけではない。繁殖の勝者と敗者、つまり進化のうえで勝者と敗者が存在する。前章で取り上げたアカシカのオスであ

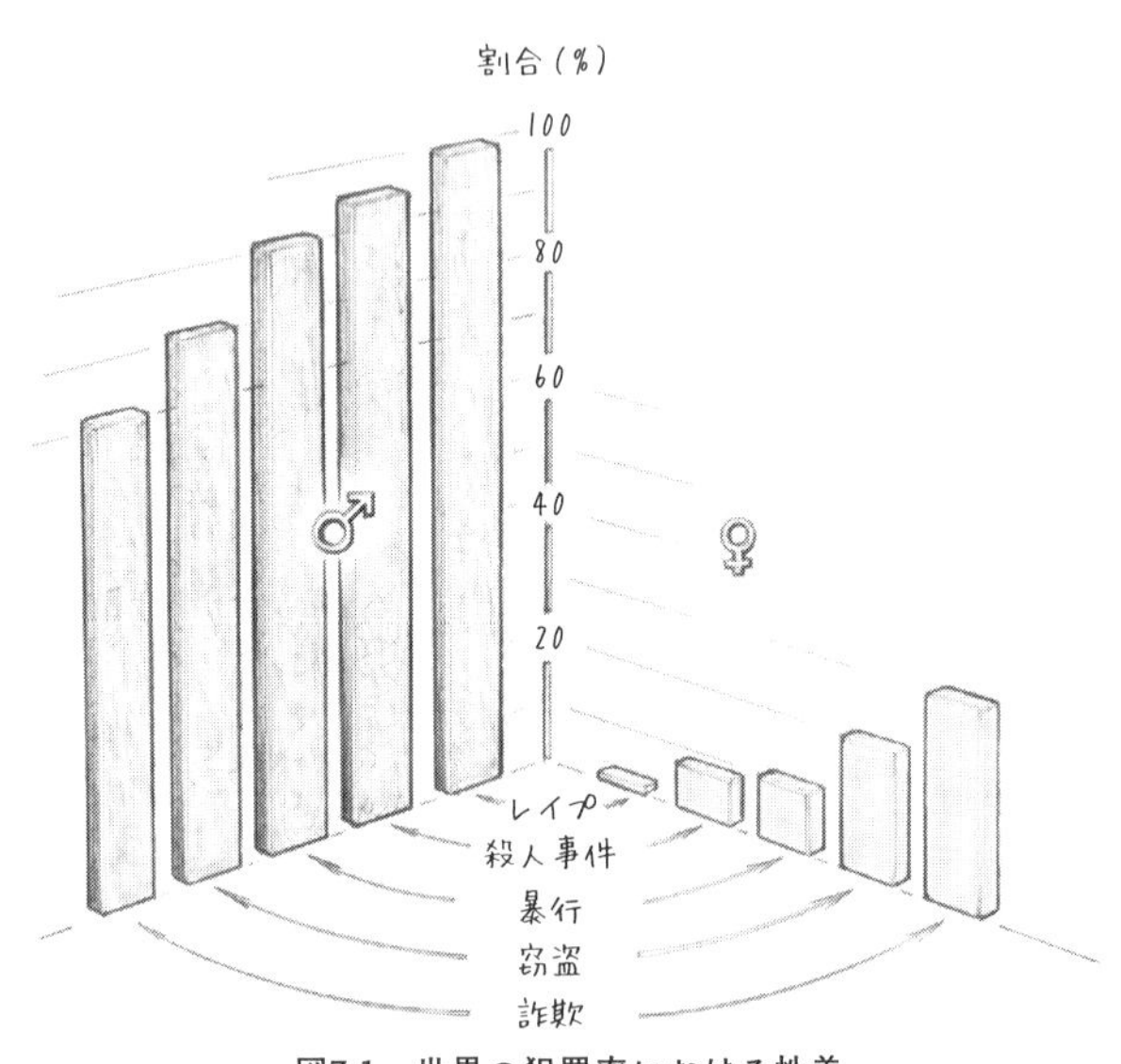

図7.1　世界の犯罪率における性差

るWisdom11は、この争いの大勝利者だった。Wisdom11が勝てば勝つほど、ほかのオスシカは損をする。というのも、メスシカの数が限られているからである。一方、メスシカにとっては、メス全員の利得の総和が常にゼロになるような状態（ゼロサムゲーム）ではない。メスシカは、繁殖に必要な食糧などの資源をめぐって奪い合うことはあっても、仲間の命を奪い合う必要は一切ない。というのも、命を奪うことは非常にリスクの高い戦略であり、また利益も非常に少ないからである。一方人間の場合、女性は繁殖のために良い伴侶を得ようと争うが、その争いは、男性の場合よりも暴力沙汰になることは低い傾向にある。

多くの場合（ただし常にではないが）、身体的暴力は、オスにとっては進化上利益があるが、メスにはない。つまり、オスがこの身体的攻撃性を利用して、ほかのオスを排除し、メスが自分から逃げようとするのを防ぐことができれば、交尾の機会を獲得することができ、このような行動を促進する遺伝子を選別するよう性淘汰の力がはたらく。

では、男性がほかの男性との間で交尾を獲得するための暴力的な競争に対して進化的に適応している証拠はあるのだろうか？　答えは、イエスである。実際、非常にたくさんの証拠がある。男性は女性よりも体が大きく、また繁殖期に最大の攻撃性を発揮する。そのため、生殖適齢期には身体的リスクが高くなる〔たとえば、交通事故や溺死で亡くなる若い男性（つまり生殖適齢期の男性）の数は、女性よりも圧倒的に多い〕。ほかの若い霊長類と同じように、ヒトの男の子は女の子よりも乱暴な遊びをし、その後、実際の身体的な勝負をするための練習をするようになる。たとえば、総合格闘技やボクシングのような暴力的なコンタクトスポーツの競技者は男性ばかりで、この傾向はアフリカ、アジア、アメリカで共通にみられる。暴力的なゲームをするプレイヤーは、男性であることが多い。つまり、男性は女性よりも頻繁に他人と戦うことを妄想しているのである。

暴力を振るうには、非常にコストがかかる。もちろん、自分の命を落とすことさえある。ただ進化学的に、攻撃的な行動が選ばれるのは、暴力によって受ける怪我のコストよりも、繁殖上の利益が上回る場合だけである。もし男性が、ほかの男性と戦うように進化的に適応しているのならば（アカシカのオスであるWisdom11のように）、繁殖上の勝者と敗者が存在することになる。一方、女性の生殖に関する研究から、女性は集団で行動するという結果が得られるはずである。事実、多様な人間社会であっても（もちろんいくつかの例外はあるが）、このような現象がみられているのである。つまり、次世代を残す数において、女性よりも男性のほうがこのばらつきが大きい。現代の西洋社会では、男性の生殖能力のばらつきは非常に小さいのだが、パラグアイのアチェ狩猟採集民族やケニアのキプシギス農耕牧畜民族のような伝統的な社会では、差が大きい。また少人数の男性が二人以上の妻を持つような一夫多妻制の社会の場合、進化的な勝者と敗者の差がさらに大きくなる。

性淘汰は動物を交尾競争に適応させ、テストステロンはオスの生殖生理と行動の間を調整し、交尾行動をサポートする。このような調節機構が、なぜか、ヒトでは不思議なことに機能しなくなったと考えるのも変な話だ。テストステロンがどのように男性の攻撃性を調節するのか、その詳細な機構について解析しなくても、テストステロンが暴力的な行動の性差を引き起こす重要な要因であることは間違いない。

ヒトの男性、チンパンジーのオス、スズメのオス

アカシカ、ハリトカゲ、ウタスズメと異なり、私たちに最も近い類人猿であるチンパンジーは、繁殖に季節性がない（チンパンジーと同じように人類の近縁種であり、より遊び好きで平和的なボノボもそうである）。シカ、トカゲ、スズメの精巣は、繁殖力のあるメスが周囲に存在しない場合、長期間機能を停止し、オスは一年の大半を比較的平和に交尾行動なし（セックスレス）で過ごす。しかし、ヒトの男性やチンパンジーのオスの精巣は絶えず活動している。そのため交尾や闘争に備える必要もあるが、同時にテストステロン濃度を最大レベルで維持し続けなければならないというコストの増加を避けなければならない。そのため精巣は、精子を生産し、筋肉や闘争心などの第二次性徴を維持するのに十分なテストステロンを産生し、いざという闘争のためにテストステロンをすぐさま産生できるよう、常に警戒して準備している。ヒトやチンパンジーなど季節を問わず繁殖する非季節性繁殖動物では、季節の変化でテストステロン濃度を変化させるのではなく、ほかのオスからの脅威に敏感に反応してテストステロン濃度が変化するのである。たとえば、排卵日が近く妊娠可

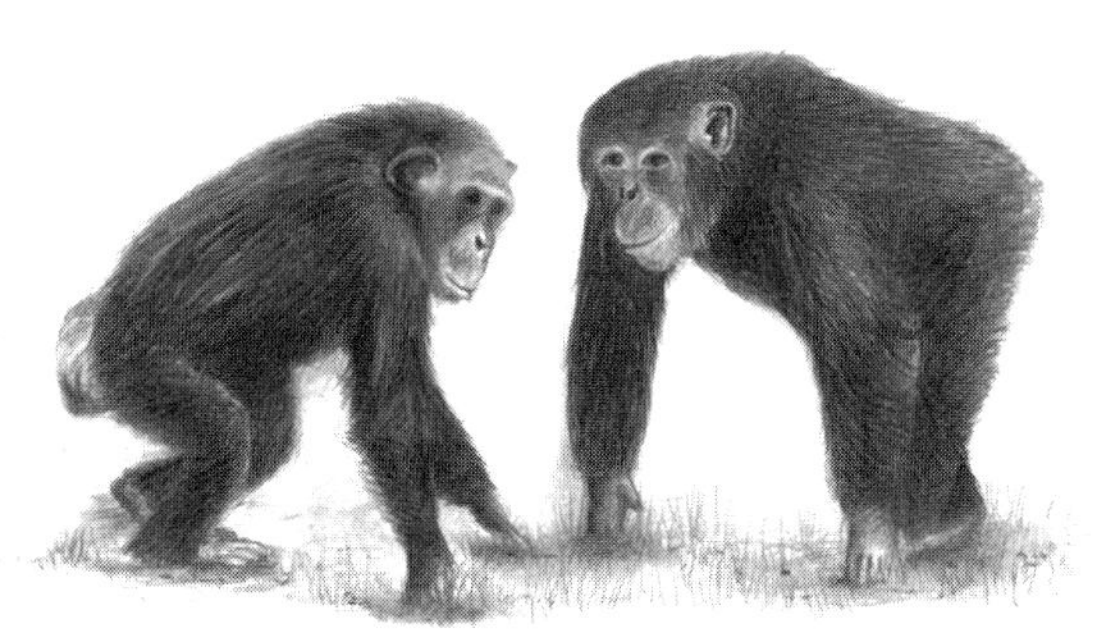

図7.2　発情期のメスとそれを見守るオスのチンパンジー

能なメスが存在すると、チンパンジーのオスたちの間で威嚇や闘争が激しくなる（図7・2）。
チンパンジーのメスの性器の周りには皮膚があり、これを性皮と呼ぶが、この性皮は排卵日が近づくとピンク色に大きく腫れ、妊娠可能な状態であることをアピールする。オスのチンパンジーにとっては、メスのこの大きな変化は、強力な性的魅力を呼び起こす。ウガンダのカンヤワラの観察所（私が大学院に入学する前にチンパンジーと過ごした場所）で、マーティン・ミュラーとリチャード・ランガムが行った研究成果から、成体でオスのチンパンジーのテストステロン濃度は、メスが発情したときに最高レベルに到達することが分かっている。

この現象は、アカシカ、ウタスズメ、そしてハリトカゲでも同じである。つまり、テストステロン、攻撃性、性行動のすべては、メスの繁殖力と交尾の権利、そしてその権利を得るために必要な資源をめぐる競争と連動しているのである。

しかし、ヒトの女性の場合、排卵日は外見からはわからない。つまり、ヒトの女性の場合、チンパンジーのようなピンク色に大きく腫れた性皮や、たまらなくセクシーな匂い、あるいは突然芽生えた浮気心などで男性に自分の繁殖力をアピールしたりすることはない（ただし、男性が排卵日前後の女性の匂いや行動の微妙な変化を無意識のうちに察知していることを示唆するいくつかの証拠はある）。むしろ、女性は生殖可能な時期に性的魅力のピークを迎えるが、その間に妊娠できる時期を正確に伝えることはない（これは多くの哺乳類とは大きく異なり、女性が妊娠できない場合でも男性が女性の側にいる理由を説明するには役立つ。しかしそれとはまた別の話である）。

排卵が隠されていることは、チンパンジーやその他九五％の哺乳類との大きく重要な相違点である。

そしてヒトの場合、父親が子どもの世話をすることで、子どもはより生存しやすくなり、成人する可能性が高まる。これは、男性が子どものために時間とエネルギーを費やすことの説明になる。そして、ウタスズメと同じようにヒトの父親の場合も子どもの世話をしているときは、テストステロン濃度が低下する傾向にある。ヒトの男性におけるテストステロン濃度の変化と行動との関連は、ヒト以外の動物ほど厳密ではないが、テストステロン濃度の低下がライバルとの闘争や新たな性行為といったものから、自分のパートナーや子どもへ注意を向けるのに役立っているという証拠が得られているのである。

地位を巡る闘い

進化論的に言えば、暴力はそれに見合うだけの報酬が得られる場合に限って行われるべきであり、最終手段としてとどめておくべきである。弱者も強者も、それぞれの動物がほかの動物に対して闘いを挑んだ場合、どのような結論に至るのか、そして、どちらが身を引くべきなのか、あるいは立ち向かうべきなのか、はたまた挑戦すべきなのかについて、事前に知ることができるシステムが存在し、そこから利益を得ている。つまり、それぞれの動物が自分の身の丈を知り、誰に対して敬意を払い、いつ挑戦すべきかという情報を読み取るシステムによって、闘いを最小限にしているのである。動物たちが、家族をもうけ、食べ物を見つけ、ふざけ合い、縄張りを守り、交尾を行い、そして必要に応じて協力し合いながら、ともに生きることを享受できるようなシステムである。地位制度のようなものが存在するのである。

デーモン・フェアレスが電車内で酔っ払いの男性と対峙した話を思い出してほしい。比較的些細な喧嘩がエスカレートし、どちらも譲らず、最後には暴力に訴えてしまったという、多くの男性間で見られる暴力の典型例だった。男性による男性に対する殺人の多くは、このような形で始まる。ただ、このような争いは数えきれないほど起こるが、たいていの場合、すぐに収束する。

フェアレスと酔っ払いの乗客二人は、ただ単にバカな喧嘩をしたのだろうか？　ある意味、そうだろう。彼らは、お金の入ったバッグや領土の境界線のように、誰から見てもわかるようなもののために戦ったわけではない。しかし、別の意味ではそうではない。彼らは社会的地位という無形の、だが非常に重要なもののために闘っていたのだ。社会的地位は、ある個人に対して尊敬と敬意を払えば払うほど、その人の社会的地位が高くなる。酒に酔った乗客は、怒鳴ったり、悪態をついたり、ほかの乗客を怖がらせたり、他人の妻に近づいてはいけないという、フェアレスのような高貴な人びとが順守する社会的なルールを無視したのだ。

多くの霊長類には、ヒトと同じように社会的地位を指し示す〝トーテムポール〟のようなものがある。高い社会的地位を獲得し、維持するために、オスは社会的スキルや協力関係を構築する能力だけでなく、暴力にも依存している。また、オスが他人を支配するために攻撃性を発揮する場面では、社会的地位が暴力の激しさや頻度を抑える役割を果たしている。チンパンジーは、自分の社会的地位を知らせ、支配者に対して服従を示す〝パントグランド〟と呼ばれる服従的発声を行う。これにより、コミュニティのメンバー内での争いが起こるたびに戦う必要がなくなる。発情期のメスや餌場をめぐる争いは、誰が勝つ可能性が高いか、誰もが知っている。しかし、ルールに従わない場合は、現状維持を目的とするコミュニティの社会的地位の上位層が対応する。結局のところ、社会的上位者は、最高の食物、睡眠場所、金銭、権力だけでなく、交尾を勝ち取り、自分の遺伝子を次世代に伝えることで競争相手に勝利するのである。

では、なぜフェアレスは、電車内で酒に酔った男に暴力を振るったのだろうか？　見ず知らずの、二度と会うこともない人に対し、なぜそのようなリスクを冒したのだろうか？　フェアレスの社会的地位が脅かされたわけではない。酒に酔った男が、フェアレスの仕事や妻を奪ったわけでもない。ではなぜ、フェアレスは、酒に酔った男を放っておかなかったのだろうか？

その答えは、私たちの遠い過去にある（ただし、あくまでも推測である）。人類は、その昔、現代とは似ても似つかない社会環境に適応して進化してきた。当時の狩猟採集民族社会の平均人口は約一〇〇〇人で、そのうち少なくとも半数が子どもだったと推定されている（現代の狩猟採集民族数に基づく）。その中の一つのグループは、移動キャンプに住み、土地、言語、習慣を共有していた。キャンプの大きさは、平均して五〇人程度で構成されていたが、中にはまれに三〇〇人を超えることもあったと考えられている。

したがって、見知らぬ人の存在というのは、現代の人間環境で出現した新しいものである。昔の社会では、皆が皆のことを知っていた。男性は自分の社会的地位を、居住するキャンプ内だけでなく、より広い社会の中、また生涯を通じて頻繁に交流する何百人もの男性に理解させていたのである。つまり、太古の昔は匿名性がないため、ある特定の行動が長期間にわたって評判に影響を与える可能性があったのである。たとえば、互角の競争相手との闘いから手を引けば、せっかく勝ち取った社会的地位に傷がつくかもしれないのである。

電車には見知らぬ人たちしか乗車していなかったにも関わらず、フェアレスと酒に酔った男は、このような進化とテストステロンが作り出した解決方法を選択してしまった。つまり、次の駅で、さっさと降車するという選択肢をとらず、人類の先祖の集団に戻ったかのように、社会的地位を保全しようとして、暴力によって解決を図ろうとしたのである。

テストステロン濃度の急激な変化

女性と比較して男性は、胎児期、幼児期、思春期、そして成人期の間、高濃度のテストステロンにさらされる。胎児期と思春期のテストステロンは、成人期にさらされることになる高濃度のテストステロンに対応できるよう、脳と体を発達させる。そして高濃度のテストステロンは、男性が子孫を残すために必要なパートナーを見つけ、その関係を維持するための体内のエネルギーを振り分ける道具として機能する。

通常、男性のテストステロン濃度は日内変動し、朝から晩にかけて四〇〜五〇%程度低下する。また、約六〇〜九〇分ごとに精巣から体内へパルス状にテストステロンが分泌されるため、体内のテストステロン濃度は、リズミカルに増加と減少を繰り返す。しかし、ヒトを含む多くの動物のオスにおいて、ほかにも、生殖に関連する社会的な状況に応じて、テストステロン濃度が数分以内に急激に変化する場合もある。

このような社会的状況の変化によって誘発されるテストステロン濃度の変化は、交尾や地位、競争に関連する現在だけでなく将来の社会的状況に対して、オスが適応的に（つまり、進化の過程で、繁殖成功率を高めるように）反応することを助けている。

オスは、大胆かつ支配的に反応すべきか？　あるいは恐れおののき、服従すべきか？　あるいは、闘うべきか、それとも逃げるべきか？　その場の勢いで、特定の相手と戦うことの是非について、じっくり検討することなどできない。そのためテストステロンは、男性が争いに勝つ可能性を迅速に評価し、適応的な反応をする可能性を高めることで、男性の行動を助ける。

このようなテストステロン濃度の短期的な変化は、さまざまな実験や自然環境下における男性で見られる。その中の一つに、現代の男性が互いに競い合う非常に一般的なスポーツがある。たとえば、サッカーやボクシングは、一見すると交尾とは一切関係ないように思えるが、スポーツは自身の競争能力を試し、向上させるだけでなく、協調関係を構築し、最終的には社会的地位を高める機会を提供する。

勝者と敗者

一九九四年七月一七日、カリフォルニア州パサデナのローズボウル競技場で、世界最大のスポーツイベントであるサッカーのワールドカップの決勝戦が行われ、イタリアとブラジルが対戦した。ジョージア州立大学の行動内分泌学者は、これを好機ととらえ、ある実験を思いついた。

試合前に、試験管と実験参加申込書をもって街に出かけ、イタリア人の男性ファンの集団にピザ屋で、ブラジル人の男性ファンの集団にバーで声をかけた。そして、どちらのファンとともに、試合前後の唾液のサンプルを採取した。これは、テストステロン濃度を測定する非常に簡単な実験だった。

九〇分を経過しても、イタリアもブラジルも無得点。サッカーの試合なので仕方がない。延長戦でも両者に得点はなく、勝敗は心臓に悪いＰＫ戦にまでもつれ込んだ。世界中が固唾を飲んで見守る中、お互いの選手たちがつぎつぎとシュートを決めていった。

はたして、どちらのチームが勝ったのだろうか？　研究者たちは、唾液中に含まれるテストステロン濃度を調べるだけで、勝敗を知ることができた。ブラジル人ファンのテストステロン濃度は、試合終了後に試合前とほぼ同程度、もしくは上昇していた。一方イタリア人ファンのテストステロン濃度は、低下していた。勝ったのはブラジルだ！　ほかにもさまざまな研究から同様の結果が得られている。つまり、試合前に、テストステロンが上昇し、その後、試合の勝者は敗者よりもテストステロン濃度が長期間上昇したままになる。このようなテストステロン濃度の変化は、チェスやビデオゲームのような運動を伴わない競技をした男性の間でも見られる。このような変化は、ヒトやヒト以外の動物においても見られるが、その影響は多様である。競技が実験室で行われたものなのか、あるいは現実の世界で行われたものなのか、勝敗にこだわる度合い、ほかのホルモンなど、さまざまな要因がテストステロンの濃度変化に影響を与える。

体力を使う競技の勝敗は、その動物の戦闘能力を証明するようなものである。勝者は、その戦闘能力を生かすべきであり、敗者は挑発を受けても慎重に対応しなければならない。というのも、ぼろ負けしていたのでは、交尾にありつける可能性が低くなる。これは勝者と敗者の効果と呼ばれるものであり、昆虫、魚、鳥、哺乳類で証明されている。少なくともヒト以外の動物では、この効果がテストステロン（または一部の動物で見られるテストステロンの類似体）によって調節される。

よく研究されている動物として、オスのゴールデンハムスターがある。私の息子は、四人目のビートルズのメンバーの名前から、リンゴと名付けたゴールデンハムスターを飼っている。リンゴの籠（ケージ）に大きなオスを入れると、二匹は争うことになり、臆病なリンゴは闘いに負けて服従するだろう。翌日になっても敗北を引きずっているリンゴのケージに、痩せていて攻撃的でないハムスターを入れると、リンゴは恐怖で身を縮め、攻撃されたら全力で自分の身を守るだろう。この効果は、ゴールデンハムスターでは一か月ほど継続する。この行動には、テストステロン濃度の低下が伴うことが明らかになっている。そこでゴールデンハムスターが敗北した直後にテストステロンを余剰に投与すると、典型的な敗走行動が抑制され、勝者の気分になり、自分のテリトリーを積極的に守り続けることが分かった。敗北後にテストステロンを投与すると、ストレスや恐怖の感情を軽減し、今後困難なことに直面したときに逃げるのではなく、戦おうとする意欲を高める。

もちろん、野生において、過信は禁物である。負け癖のある動物は、生き延びるために細心の注意を払う必要があるが、テストステロン濃度の低下は生き延びるための助けとなる。テストステロン濃度の変化は、脅威の認識と対応に関与するほかのホルモンや神経伝達物質（ニューロンに情報を伝える化学物質）に対する感受性を変化させ、動物の脳に情報を伝えやすくするのである。負けた動物が、再度脅威にさらされた際、恐怖、痛み、不安などの感覚が高まり、攻撃的な反応をとる可能性が低くなるが、一方で生存の可能性は高まる。もしリンゴが最初の闘いに勝利していたならば、テストステロン濃度の上昇を経験し、次の脅威にたとえ直面したとしても、大胆な気持ちになり、侵入者から縄張りを守ろうというモチベーションが高くなる。このように自然界では、支配的なオスであること、攻撃性を適切に利用することで、繁殖の成功率が高まるのである。

個性問題

ホッケーをしても、ビデオゲームをしても、口論をしても、あるいは殴り合いをしても、男性は自分の地位や評判が危うくなっていると感じ、勝利のために必要なことは何でもしようとする。テストステロンは、少なくとも短期的に見ると、男性同士の競争（ときには攻撃的になることもあるが）に反応する。これは、地位や資源を脅かされるとテストステロン濃度が上昇するという〝挑戦仮説〟に合致する。しかし、このようなテストステロン濃度の変化の目的や生化学的なメカニズム、また影響を受ける男性の行動やテストステロン濃度変化に影響を与える社会的な状況の種類など、まだ不明な点が数多く残されている。

幸いなことに、科学者たちは、このしくみについて興味深い発見をしている。カナダの心理学者、ショーン・ジェニオール氏とジャスティン・カレ氏が率いる研究チームは、テストステロン濃度を実験的に上昇させることが男性の攻撃性へどのように影響するかについて解析を行った。〝支配志向〟の男性は、〝自己主張が強く、強引で、自信に満ち溢れている〟ため、地位や権力を獲得するために意欲を燃やす。そして、その特徴が、自制心の欠如という別の特徴と結びついている場合、挑発された際に攻撃的な反応を起こしやすくすることを見出した。つまり、支配志向の強い男性は、テストステロン濃度が高く（これは競争を予期したときにテストステロン濃度が上昇するのと同じように）、衝動的で自制心が欠けていることを研究者たちは発見したのである。

これらの結果から、テストステロンは攻撃性を確かに高めるかもしれないが、それは一部の男性に対してだけである。この発見は、これまでの研究結果に一貫性がないことの説明にもつながる。もし、少人数の男性しか実験に参加しない場合は（このような研究は、非常に複雑で費用もかかるため、ふつうは少人数の被験者しか募集できない）、実験目的に合致した特徴を持つ被験者が十分に集まらなければ、有意な結果が得にくくなる。

テストステロンと攻撃性の関係をより詳細に解析するために、この種の研究としては最大規模の追跡実験が行われた。三〇〇人以上の男性の被験者を募集し、性格に関するアンケートに答えさせ、ゲームをやらせた。ゲームといっても、グランド・セフト・オート（街中で突然人を殺害し、車両を盗んで走り回るといった犯罪行為をメインテーマにした内容のゲーム）ではなく、研究室で攻撃性を測定するために用いられている一般的なツールである Point Subtraction Aggression Paradigm（ＰＳＡＰ）というゲームに取り組んでもらった。

被験者の男性たちは、一般的なゲームのように、別の男性プレイヤーと対戦すると思いこませられている（しかし実際は、コンピューターと戦っている）。ＰＳＡＰのルールは単純で、特定のキーを押してできるだけ多くのポイントを獲得し、そのポイントを最後に現金と交換するというものである。しかし、被験者は自分のためにポイントを稼ぐ代わりに、ほかの〝プレイヤー〟のポイントを減らすために別のキーを押すことを選択することもできる。つまり、この行為は被験者の利益にはならず、ほかの〝プレイヤー〟に対して害を与えることになる。暴力的な犯罪者の集団や自らを攻撃的だと称する集団では、〝競争相手（つまりほかのプレイヤー）〟からポイントを奪い取ることに多くの時間を費やすため、ＰＳＡＰのゲームで得られるポイントや金額が少なくなる。言い換えると、これらの人びとは挑発に反応して、攻撃的に振舞うためにお金を支払っているようなものである。

ゲーム開始前に、被験者の鼻孔に摂取後一五分以内に血中テストステロン濃度を上昇させるテストステロンが含まれているジェルか、有効成分が含まれていないジェル（つまり、プラセボ）のいずれかを噴霧した。なお実験期間中、被験者はテストステロンかプラセボのどちらを投与されたか推測できないようになっていた。

実験結果は、これまでの知見を裏付けるものだった。つまり、テストステロンのゲルを噴霧された男性は、プラセボを噴霧された男性よりも有意に攻撃的な行動を取る、つまりほかのプレイヤーからより多くのポイントを奪うようになった。そして、これまでの実験結果と同じように、その効果は、おもに支配的で衝動的な男性において顕著に見られたのである。

遺伝子問題

しかし、問題はそれだけではない。研究者たちは性格だけではなく、遺伝子、とくにアンドロゲン受容体の遺伝子にも注目していた。

３章で紹介したジェニーを覚えているだろうか。ジェニーのアンドロゲン受容体遺伝子には、受容体の機能を不全にする変異があるため、完全型アンドロゲン不応症を発症していた。一方、部分的アンドロゲン不応症の場合、受容体はある程度機能するのだが、完全に機能するアンドロゲン受容体と比較して、アンドロゲンに対して反応しにくい。つまり、テストステロンの濃度だけが問題ではなく、アンドロゲン受容体が正しく機能するかどうかも重要なのである。さらに、テストステロンが結合したアンドロゲン受容体が、ひげや筋肉、さらには攻撃性を促進するような標的遺伝子の転写を制御し、そこから産生されるタンパク質の合成速度を制御する機能についても同じようなことが言える。何が言いたいのかというと、完全に機能するアンドロゲン受容体であっても、標的遺伝子の転写を制御する能力が非常に高い場合は、より多くのタンパク質を作れるが、そうではない場合は、あまりタンパク質を作れないといった、多様性が存在することが分かったのである。

研究者たちは、比較的能力の高いアンドロゲン受容体を保有する男性において、ある決まった濃度のテストステロンを投与した際、攻撃性が高まるのかどうかを解析したいと思い、実験に参加した男性たちからうがい液を回収し、そこからＤＮＡを採取した。

アンドロゲン受容体遺伝子を構成するＤＮＡには、ＣＡＧリピートと呼ばれる塩基配列が存在する。ＣはＤＮＡを構成する核酸であるチミン、Ａはアデニン、Ｇはグアニンのことで、これらの核酸がまるで文字のように八から三七回繰り返される領域がＤＮＡに存在する。この部分のことをＣＡＧリピートと呼ぶ。ＣＡＧリピートの長さが短かければ、アンドロゲン受容体は効率よく機能し、逆にＣＡＧリピートが長ければ、効率が悪くなることが分かった。つまり、同じテストステロン濃度に対して最も反応性が高いのは、アンドロゲン受容体遺伝子内のＣＡＧリピートが短い場合である。

ＣＡＧリピートの長さは、前立腺がんに罹患する確率（リピートが短いほど発症率が高い）や流産率（リピートが短いほど自然流産率が高い）、さらには人種的な特徴など、あらゆることに関連していることも明らかになった。

そして今回、ＣＡＧリピートの長さによって予測できることが一つ増えた。それは、テストステロンにさらされた際の攻撃性についてである。支配的で衝動的な男性では、ＣＡＧリピートが短いために、テストステロンに対する感受性が高くなっていた。そのため、鼻にテストステロンゲルを噴霧すると、より攻撃的な反応を示したのである（つまり、より多くのポイントをほかのプレイヤーから奪い取ったのである）。

さらに、ＣＡＧリピートが短い男性においては、攻撃的になることでより多くの快感を得ている、との報告がなされたのである。この研究成果は、テストステロンがどのように男性の攻撃性を促進するのかについて、いくつかのヒントを与えてくれる。テストステロンは、報酬に対する感受性を高めるため、体内のテストステロン濃度が上昇するとそれ自体が報酬になる。たとえば、マウスにケージのどちら側で過ごすかを選択させると、以前テストステロンを大量に投与された側を選択する。

神経伝達物質であるドーパミンは、やる気や依存などに関与することが知られているが、このやる気に関与する脳の部位には、アンドロゲン受容体が密集して発現している。甘いものを食べたり、セックスをしたり、競争相手を威嚇したりするなど、適応的なこと（もしくは、進化の過程で適応的だったこと）をした場合、体内ではドーパミンの分泌が起こる。そして、分泌されたドーパミンは、気分を良くさせ、やる気を引き起こすため、行動を強化するように作用する。動物実験によると、テストステロンは勝利に反応して分泌されるドーパミンの量を増加させるだけでなく、脳の報酬中枢に存在するアンドロゲン受容体の数も増やすことが分かった。これらの変化のすべてが、勝利した動物が将来の脅威に対して立ち向かえる可能性を高めているのである。

さて、これらの研究成果を要約すると、適切な環境、適切な性格、そして適切な種類のアンドロゲン受容体遺伝子を保有する男性において、テストステロン濃度を高めると、動機付けと報酬が得られるのである。これらの要素がすべて重要であるため、テストステロンと攻撃性の関係は弱いと言っているのではない。それよりもむしろ、非常に複雑に制御されていることを示している。

テストステロンには、激しい攻撃性をもたらす作用がある。まず、テストステロンは共感性を低下させる。もしテストステロン濃度が上昇すれば、動機付けと報酬が増加するが、一方で恐怖と痛みの認識が低下するため、動物は闘いをエスカレートさせてしまう。一方、テストステロン濃度を低下させると、これらの作用が逆転する。つまり、テストステロン濃度が低い、もしくは低下している場合、痛みや恐怖に支配され、自分にとって適した行動、つまり走り出して逃げ出す行動を取る。これと同じような行動パターンは、ヒト以外の動物にも当てはまる。

動物の種類を問わず、テストステロンと攻撃性の関係は、単純な因果関係ではなく、過去の経験や性格、社会的地位の高さなど、さまざまな要因によって調整されていることは明らかである。スタンフォード大学の生物学教授で、攻撃性の内分泌学の権威であるロバート・サポルスキーは、自著の『ヒトはなぜのぞきたがるのか（白揚社）』の中で、飼育下のタラポイン（オナガザル）を用いた研究成果を紹介した。サルたちは、まず互いに顔を突き合わせ、社会的地位階層を形成する時間を与えられた。その後、実験者が、一匹のサルのテストステロン濃度だけを人工的に高めると、脳内のすべての神経細胞に角とヒゲが生えたかのように仲間を追いかけ、つかみ、噛みつくようになった。しかし、興味深いのは、その攻撃性の増加を誰が受け止めたのかという点である。テストステロン濃度を高めたサルは、たまたま自分を苛立てた相手に対して無差別に嫌がらせをしたわけではない。つまり自分よりも社会的地位の低いものだけを叩き、逆に地位の高いものに対しては礼儀正しく接していたのである。

テストステロンは、おとなしい人物を戦士に変身させる薬でもなければ、好戦的な態度を取るようにさせる薬でもない。テストステロンの効果は、個人や環境に大きく依存し、とくにヒトの場合、勝利や高い社会的地位の獲得は、物理的な攻撃をまったく行わずに達成できる場合が多い。テストステロンは、状況が要求することを達成させようとする傾向がある。サポルスキーは自身の大学での講義の中で、もし仏教の僧侶たちにテストステロンを注射したら、暴力ではなく無作為の親切が世にあふれるだろうと、冗談を飛ばした。

テストステロン濃度の急激な変化

男性が激しい競争環境下にさらされた際、どのようにしてテストステロンが素早く産生されるのか、その機構は明らかになっていない。ただし、テストステロンが産生されるしくみは、次の通りである。まず、脳内の視床下部から性腺刺激ホルモン放出ホルモン（ゴナドトロピン放出ホルモン、

gonadotropin-releasing hormone：ＧｎＲＨ）が分泌される。分泌されたＧｎＲＨは、視床下部のすぐ下に位置する脳下垂体に作用し、黄体形成ホルモン（luteinizing hormone：ＬＨ）の分泌を促す。この脳下垂体から分泌されたＬＨは、血液を介して精巣へと運ばれ、精巣にテストステロンを産生し分泌するように命令する。このように比較的ゆっくりとした時間経過で体内を循環するしくみであるにもかかわらず、テストステロン濃度は、ヒトと社会的に交流をした数分以内に上昇する。なぜ急激に増加するのか、そのしくみについては、現在も分かっていない。ただある研究結果から、心理的・肉体的ストレスがかかった際（たとえば、競技前や脅威に直面した際）に分泌されるアドレナリンやノルアドレナリンが、ＬＨの作用なしに、精巣からのテストステロンの分泌を直接的に引き起こす、または血流を増加させることによって体内を循環するテストステロンの速度を増加させている可能性がある、としている。

もう一つの謎は、テストステロンがニューロンに、どのようにして素早く作用するかという点である。３章でも述べたように、テストステロンは、細胞内に存在する核内受容体の一つであるアンドロゲン受容体を活性化し、最終的には核内にある特定の遺伝子発現を調節する。遺伝子発現が調節される過程には時間が必要で、ものの数分で行動に影響を与えるような遺伝子発現の変動は起こらない。つまり、ＣＡＧリピートの長さがテストステロンの攻撃的な反応と関連するという研究結果は、単純なものではない。おそらくその作用は、ただ単に標的遺伝子の転写効率を上げるというものではないはずだ。というのも、時間がかかり過ぎるのだ。つまり、細胞内の遺伝子の転写を調節するのではなく、神経伝達物質やペプチドホルモンの受容体のようにテストステロンも細胞表面にある受容体によって感受されるのかもしれない。大学入学まで理科が苦手だった私にとって、テストステロンの行動への作用について一見単純に見える疑問を持つことで、実は行動とは、神経科学、内分泌学、また遺伝学的というさまざまな分野が関係しており、非常に興味深い問題であることに気付いた。この研究分野がさらに進展することで、テストステロンがどのように攻撃性を調節しているのかを理解することにつながるだろう。

テストステロンと女性の攻撃性

女性は、社会的地位や資源、ときには交尾相手をめぐって、激しく戦うことがある。これらの行動も、ヒト以外の一部の動物のオスではテストステロン濃度と関係していることが分かっている。では、女性も競争的な状況において、テストステロン濃度の変化が起こっているのではないだろうか？ 確かに多くの研究者がそのように考えており、男性で見られるようにテストステロン濃度によって勝者と敗者が決まるようなことが女性でも起こるのか、それを確かめるための実験が計画されている。

複雑なことにテストステロンの大元であるアンドロゲンは副腎から分泌され、男女ともストレス条件下で副腎からのアンドロゲン分泌が増強される。なお、競争はストレスを増大させる。これらのことは、女性において、テストステロンの濃度変化が勝者と敗者を決定するという実験結果を解釈するうえで、新たな問題を提起する。なぜなら、女性はテストステロンの約半分を副腎で産生しているからだ（もちろん、女性のテストステロン濃度測定自体が難しいという問題もある）。仮に、競争によって女性のテストステロン濃度が上昇したとしても、それは単に競争というストレスによって、副腎からテストステロンが分泌されたに過ぎない可能性が考えられる。

しかしながら、研究論文を見渡しても、テストステロンが女性の競争力を調節することを示すデータはほとんどない。つまり、女性を対象とした勝者と敗者に関する研究のほぼすべてにおいて、地位や地位の変化、また勝敗に関連したテストステロン濃度の変化は、報告されていないのである。つまり、男性で見られたテストステロンの競争に対する効果は、女性では見られないのである。

これは、さほど驚くことではない。進化の観点から見ると、男性と女性では、競争上の脅威に対して異なる反応を示すのも当然である。というのも、男性は身体的暴力により相手に対峙することで多くの利益を得る。それに対し、女性は暴力的な闘争に関わっても得られるものがほとんどなく、逆に子孫を残すチャンスを失ってしまう。いや、そもそも女性は身体的暴力をふるう動機が少なく、攻撃性がヒートアップすると、早期に撤退する傾向がある。このような男女間の適応的、生理的な違いから、もし男性と女性がテストステロン濃度変化に対して同じような反応をするとしたら、逆にそれこそ驚くべきことである。

だからといって、女性が競争に勝つことに関心がないわけではなく、場合によっては男性と同等に競争に関心を持つこともある。ビジネス、スポーツ、学校など、さまざまな場に、競争心の強い女性はたくさんいる。競争には、コルチゾール（現在、非常に注目されている）のようなホルモンも関与し、女性の場合はエストロゲンやプロゲステロンも関与している可能性が考えられる。つまり、女性の男らしいステレオタイプな行動を証明するために、テストステロンが男性と女性で同じように作用するということを証明しなければならないという考えは捨てるべきだ。今後、女性の競争に関与するホルモンが同定されることを期待してやまない。

さて、話を大晦日のトロントの地下鉄でのできごとに戻そう。デーモン・フェアレスと泥酔客との事件は、独自の習慣や社会的基準のある社会で生活していることが関係していたに違いない。フェアレスの頭突きは、周囲の乗客や、当然トロント警察からも不評を買ったに違いない。「警官は、頭突きの危険性を私に指摘したが、自衛のためという理由には、微妙ではあったが、うなずいていた。ただ、私と警官の間には、私が妻を守るために危険を冒したということについては、共通の理解があった」とフェアレスは述べた。

多くの社会では、フェアレスのような行動は、肯定的に評価される。つまり、男性は家族や社会的評価を守るために身体的攻撃性を発揮することがよしとされている。このような名誉の文化は、歴史的にアメリカ北部よりも凶悪犯罪の発生率が高いアメリカ南部でよくみられる。このような文化が、少年たちにどのような影響を与えるのかについて、歴史家のデビッド・フィッシャーは次のように述べている。

幼い頃から、男の子は自分の名誉を大切にし、名誉を守るために積極的に行動することを教え込まれる。社会における名誉とは、男性的な勇気、肉体的な強さ、戦士としての美徳といった男としての誇りを意味する。男の子は、自分の名誉を守るために、一瞬のためらいもなく、相手に野蛮な暴力を振るうように訓練されるのである。

もし、フェアレスと泥酔客が、シンガポールで電車に乗っていたとしたら、頭突きにまで発展することはなかっただろう（そもそもシンガポールの若者は、公共の場で酔うことはほとんどない。というのも、公衆の面前で飲酒することは重罪であり、多くの旅行者ですら、そのルールを理解している）。ちなみにシンガポールの暴力犯罪率は、ジャマイカやアメリカ、あるいは比較的平和なカナダと比べても微々たるもので、これらの国々の暴行犯罪率は、シンガポールの約五〇倍もある。また、シンガポールの殺人率は、日本と並んで世界で最も低い。

なぜ、シンガポールはこんなにも違うのだろうか？　政府は、水道水にシンガポールの人びとを穏やかにする化学物質をもちろん投入などしていない。その理由は、遵法精神、家庭の規律の厳しさ、貧困がなく刑事罰が厳しいなど、シンガポールの文化に原因があると思われる。

凶悪犯罪の発生率は、国によって異なるだけでなく、時代によっても変化する。スティーブン・ピンカーが『暴力の人類史（青土社）』の中で述べているように、ヨーロッパにおける殺人事件の発生率は、一三世紀以降、驚くほど低下している。一三世紀は、一〇万人あたり年間一〇〇件もあったが、現在では一〇万人あたり年間約一件だ。この急減は、私たち人類の遺伝子の変化ではなく、国家による暴力の独占を含む、何世紀にもわたる大きな文化的、社会的変化によるものだと考えられる。

このような急激な変化が起こっても、一貫して変わらないことは、時空を超えて、男性が女性よりも暴力的であることだ。これは驚くべき事実で、説明が必要である。動物界全体から得られた膨大な研究結果から考えられる最も妥当な説明は、男性の性淘汰は、テストステロンの作用によるものである、ということである。

私たち人類は、進化や遺伝子、さらにはホルモンに囚われているわけではないが、それでもそれらの影響を大きく受けている。しかし、私たち人類は、自らの行動が引き起こす結果を注意深く考え、また卑しい本能を抑制する能力を持つなど、動物の中でも非常にユニークな存在である。つまり、自分自身を形作る力（フォース）を理解すればするほど、私たちは自分たちの行動をよりよくコントロールできるようになるだろう。

本書で強調してきたように、性差が見られる行動は、文化に大きく影響されていることが多く、とくに攻撃性はその典型である。つまり、法律や文化的、社会的規範は、身体的な攻撃性を高めたり低めたりする。私たちは、社会を変化させることで、おもに男性が行う暴力を減らすことができるかもしれない。しかし、暴力の原因を誤解していては、問題の解決には至らない。テストステロンの話をすることは、環境を変化させることで、男性の問題行動を抑制することに役立つだろう。そして攻撃性における性差を大きくしたり小さくしたりすることは、もちろん可能である。しかし、そうした性差を生み出す根本的な原因は文化であり、それはテストステロンが原因である。だからといって、この事実を否定することは推奨できない。

8章　性行動

ラットからヒトへ

内分泌を学ぶ学生は、遅かれ早かれ、次のような話を耳にするだろう。その話がすべて正しいわけではないが、長年にわたり語り継がれているジョークである。

一九二〇年代、アメリカのカルビン・クーリッジ大統領夫妻が、政府が管理する実験農場を夫婦別々に視察した。夫人が訪れたとき、オスのニワトリが激しく交尾していたため、夫人は「ニワトリは一日に何回交尾するの？」と養鶏場の担当者に尋ねた。担当者は「一日に何十回もです」と答えた。その返答を聞いた夫人は「夫にそのことを伝えて」と担当者に言い残してその場を去った。しばらくして、クーリッジ大統領がやってきた。そこで担当者は夫人の言葉を大統領に伝えた。それを聞いた大統領は「オスのニワトリは、毎回同じメスのニワトリと交尾するのか？」と担当者に尋ねた。すると担当者は「いえ、毎回違うメスのニワトリと交尾をします」と答えた。すると大統領は「なるほど。ぜひ、その話を妻にしてくれ」と担当者に言い残し、その場を立ち去った。

私の講義の受講生たちは、この話を聞いて大笑いしているが、ひょっとしたら、私が面白いジョークをいおうとしているのだろうと気をつかってくれているのかもしれない（あるいは、大笑いすれば良い成績が貰えると思っているのかもしれない）。この話が面白いかどうかはさておき、これはある現象をうまく表現している。それは、交尾相手が変わると性的興奮が持続するというもので、この現象は〝クーリッジ効果〟と呼ばれる（訳注　アメリカの行動内分泌学者である、フランク・A・ビーチ博士が名付けた）。ラット、サカナ、ヒツジ、ウシ、サル、チンパンジーなどの動物でも同じような結果が得られている。私が気に入っている実験は、ラットのケージを不透明な仕切りで二つに仕切る。そして、オスのラットを片側の小部屋に入れる。なお小部屋に入れられるオスのラットの頭部は剃毛されており、頭部にはプローブと呼ばれる極微量の脳内物質を回収するための器具が装着されている。大きく奇妙な円筒型の不格好な器具からは、微細な針が脳内に伸びており、自由に動き回るラットの脳内の神経伝達物質であるドーパミン濃度をリアルタイムで測定できる。このような実験方法を微小透析法（マイクロダイアリシス）と呼ぶ。ドーパミンにはさまざまな生理作用があるが、とくに重要なのは、意欲と報酬を増強するという作用である。つまり脳内のドーパミン濃度が上昇しているときは、ラットは報酬を期待し、特定の目標に対して意欲が高まっている状態である。

禿げ頭に奇妙な器具をつけられたオスのラットは、ケージ内の小部屋に放り込まれるとしばらくその中を歩き回っている。そのときの脳内ドーパミン濃度は、変化せず一定のままである。しかし、ひとたび不透明な仕切りの向こうの小部屋に、発情期のメスのラットが入れられると、状況が一転する。オスもメスも互いに警戒し始め、相手に関する情報を何とか得ようと躍起になり、周囲のにおいを嗅ぎまわる。そして、においから健康状態、昼に何を食べたのか、ホルモン濃度などの情報を得ようとする。さらにメスは、目の前のオスが性成熟しているのか、テストステロン濃度が高いかどうかを、オスの側は、メスが発情期なのかどうかを、においから判断する。発情期のメスのにおいを感じると、オスのドーパミン濃度は、五〇％以上も上昇する。

ところが研究者は、意地が悪く、オスとメスを不透明な仕切りで隔離し続ける。非常に空腹で、大好物の料理が目の前にあってにおいもするのに、両手が後ろで縛られていて食べることができないような状態ともいえる。このような状況のラットは、交尾の〝欲求期〟にあるともいえる。一方、実際の交尾行動は〝完了期〟と呼ぶほうがしっくりくるかもしれない。この一連の過程における脳内のドーパミン濃度や性行動、そして交尾（報酬）を得ようとする際に活動する神経回路は、食べ物を求め、また、それを食べている際に活動する神経回路とよく似ている。

ケージ内の不透明な仕切りを取り外すと、ラットはすぐさま交尾を始める。すると、オスのラットの脳内ドーパミン濃度は、通常の状態から二倍以上も上昇し、射精に至るまで高濃度のまま維持される。そして射精後、若干ドーパミン濃度が低下する。しかし、これですべてが終わったわけではない！　なんとオスは、メスに夢中で、休憩をはさみながらも交尾を続け、そのたびに射精するのである！　射精の度にオスの脳内のドーパミン濃度は少しずつ低下してゆく。そして、交尾が十分に行われると、脳内のドーパミン濃度は通常レベルにまで低下する。

強調しておきたいのは、メスのラットは、オスのラットの交尾行動を受動的に受け入れているわけではない点である。メスが交尾を受け入れるときは、妊娠できる確率が高く、メスの脳内のドーパミン濃度も高く保たれているときのみである。つまり、メスにおいても交尾行動は適応的かつ報酬的である。

射精を終えて一五分後、オスの脳内のドーパミン濃度は低下した状態のままである。新たな性行動（訳注　ペニスを膣に挿入する交尾行動だけでなく、誘い行動など交尾の前後に見られるやり取りも含まれる）が行われない状態が続くと、研究者はメスのラットをケージから取り除く。その後、オスのラットは、ケージの中で、一五分間、単独で過ごす。その後研究者は、再び不透明な仕切りの向こうの小部屋に、先ほど実験に用いたのと〝同じ〟メスのラットを入れる。

するとどうだろう。今度は、何も起きない。

オスの脳内のドーパミン濃度や交尾行動は、不透明な仕切りを取り除き、オスもメスも自由に動け、互いに接触できるようになっても、まったく変化しない。オスのラットは、性的に完全に消耗しきっているのである。そこで研究者は、メスをケージから完全に取り除く。

さあ、これで実験は終わり…ではない！　メスをケージから取り除いて数分後、研究者は、今度は不透明な仕切りの向こうの小部屋に、別のメスを入れた。オスが、新たなメスの発情期のにおいを感じると、脳内のドーパミン濃度が再び上昇し始めた。仕切りが取り除かれると、前回の交尾のような激しさには、わずかに及ばないが、それでもオスはメスの上に覆いかぶさり、交尾を始める。ただし脳内のドーパミン濃度は、前回ほど上昇しない。しかし、それでもなおメスを追いかけまわし、交尾をして、数回ほど射精に至る行動を引き起こすのに十分な量のドーパミン濃度の上昇を示す。

性行動は、われわれ人類にとっても自然な生理的行為ではあるが、性行為を正しく行うことも、正しく理解することも非常に難しい。オスのラットの性行動の研究成果から、交尾に成功するためには成し遂げるべきことが数多くあることがわかった。まず、誰を追いかけるべきかを決めなければならない。追いかけるべき相手を決めたら、今度はその相手に受け入れてもらわなければならない。そしてペニスを勃起させ、メスの身体に覆いかぶさり、ペニスを膣に挿入して腰を振り、メスの膣内に精子を放出しなければならない。ふぅぅ！　なんてタスクが多いんだろう。

脳内のドーパミンは、テストステロンや外界の性的刺激とともに、オスのラットに性行動を誘発させる。ドーパミンは、水や餌を探したり、捕食者から逃避したり、危険物を回避するなど、あらゆる行動を調節するのに重要である。また、ドーパミンは、体の動きを調整するのにも重要で、行動意欲と動作のために必要な体の動きとを協調させるはたらきもある（そのためパーキンソン病の患者では、ドーパミン濃度が低下し、随意運動の制御が困難になる）。つまり、ドーパミンとテストステロンの作用により、オスのラットは発情期のメスに集中することができて、ほかのマウスや周りの興味を引くものに気を取られず、時間を浪費せずに済む。

クーリッジ効果は、繁殖の成功率を上げるという意味では、多くの動物種のオスにとって、最適な行動であるように思える。もし、同じメスと交尾をし続けても、妊娠する確率が高くならないのであれば、オスはそのメスと交尾をやめても何も失わない。しかし、別の発情期のメスが登場した場合は、異なる。新しい発情期のメスと交尾をすることは、自身の子孫を残す絶好のチャンスであり、そのメスをやり過ごすには、あまりにももったいなさすぎるのである。

男女の性行動の性差におけるテストステロンの役割を述べるため、この章の初めにラットにおけるクーリッジ効果の話を引き合いに出した。この話を取り上げた理由は、クーリッジ夫妻の話が、「男性が女性よりも、新しい性的パートナーを求める傾向がある」という固定概念を端的に表しているからである。これから説明するが、この見方は間違っており、テストステロンは、性行動の性差に〝関係している〟のである。

男女ともに性的指向や交尾行動に関して、多くの共通点がある。男女とも、実は性的欲求が強く、見た目がよく、親切で、健康で、頭がよく、誠実なパートナーを求める。しかし性行為自体に関しては、男性のほうが頻繁に、端的に言えば、大人数の異なる相手と性行為を持ちたがる。だが、ここで見逃していることがある。それは性的魅力を感じる対象についてである。大半の男性は、女性に性的魅力を感じ、女性は反対に男性に性的魅力を感じる。このことに大きな性差が存在するのである。テストステロンは、オスのラットが発情期のメスを追い回すことに役立つが、ヒトにおいては、どうなのだろうか？

そこでこの章では、はじめに性的新奇性や性欲に着目し、性的指向について取り上げる。まずはじめにヒトが性的に魅力的になりはじめるところから見ていこう。そう、まずは思春期について取り上げる。

好きになり、キスし、そして最後まで

思春期に性ステロイドホルモン濃度は急上昇するが、思春期前の子どもたちにとって、性行為は気持ちの悪いものだと思われている。おそらく、性行為に何かしらの引け目を感じ、それを処理するための心の準備ができていないためかもしれない。女の子では、六〜七歳頃、男の子では、七〜八歳ごろか

ら、アンドロゲン濃度が上昇し始める。このアンドロゲンは、精巣や卵巣が発達する前から上昇し始める。つまり、精巣が精子、卵巣が卵を産生するよりも前に起こる現象で、早期アンドロゲンと呼ばれている。この早期アンドロゲンは、生殖腺ではなく副腎で産生されている（復習のために述べておくと、副腎は、腎臓のすぐ上にある小さな三角錐のような臓器で、コルチゾールなどのホルモンを分泌する）。この副腎性アンドロゲンは、二〇代前半まで増加し続けるが、その後徐々に減少していく。この副腎性アンドロゲンの主成分は、舌を噛みそうな言いづらい名前だが、ジヒドロエピアンドロステロン（ＤＨＥＡ）と呼ばれる。男女どちらにおいても、ＤＨＥＡは血中に分泌され、体内で低濃度のテストステロンに変換される（この変換は、肝臓や腎臓などの末梢臓器で起こる）。陰毛が生え、顔にニキビができ、体臭がするようになるのは、この副腎由来のテストステロンが原因である。誰かを好きになったり、性的な感情が芽生えたりするのもこの副腎テストステロンが原因ではないかと考えられている。しかし、この副腎アンドロゲンだけでは、思春期の発達を促すのに十分ではない。実は、本当の思春期が訪れるのは、その数年後なのである。

さて、ここで思春期について軽く復習しておこう。思春期は、脳と視床下部―脳下垂体―性腺軸（ＨＰＧ）と呼ばれる経路を通じた情報伝達によって制御されている。まず脳内では、視床下部から性腺刺激ホルモン放出ホルモン（ＧｎＲＨ）が脳下垂体へ分泌される。すると脳下垂体は、黄体形成ホルモン（ＬＨ）や卵胞刺激ホルモン（ＦＳＨ）を分泌し、生殖腺へと情報を伝える。ＬＨとＦＳＨは、それぞれ卵巣と精巣を刺激し、性ステロイドホルモン（訳注　女の子ではエストロゲンとプロゲステロン、男の子だとテストステロン）だけでなく、卵や精子の産生を促す（図５・５）。これらのホルモン分泌による身体や気持ちの変化は、欧米文化圏の子どもたちだけに起こるわけではなく、世界中の女の子や男の子でも起こる。

女の子ではエストロゲンとプロゲステロン、男の子ではテストステロンという性ステロイドホルモンが思春期の発達を促す。具体的には、陰毛を生やしたり、女の子の乳房を大きくしたり、男の子の精巣を大きくしたりする。女の子は男の子よりも一年ほど早く思春期が始まり（女の子は一〇歳半、男の子は一一歳半くらいに始まるが、文化や環境、さらには人種によって大きな差がある）、同年代の男の子が思春期を迎える前に、女の子は初潮を迎えている場合が多い。男の子の思春期の開始が女の子よりも遅いのは、メスをめぐって争い合うヒト以外のオスでも共通して見られる特徴である。幼少期の期間が長いことで、若いオスはテストステロンによって骨格が大きくなり、筋肉量も増大するため、第二次性徴（精巣やペニスの発達）にエネルギーを消費するよりも前に、体格を大きくすることができ、メスをめぐる争いで有利になる。

血中の性ステロイドホルモン濃度が上昇するに従い、性的なことや恋愛に興味を持つようになる。たとえば、思春期初期の少年少女の多くは、誰かに片思いをするようになる（ただし、女の子のほうが男の子よりもより片思いを経験する）。これらの片思いは、だんだんと性的な色合いを帯びてくるようになる。ただ、多くの少年少女は、他人との性行為にいたることはなく、自慰行為を行うようになる。統計によるとアメリカの場合、一四歳までに、男の子の九〇％、女の子の二〇％が自慰行為をした経験があると報告されている。同じ年の頃に、唇と唇とを重ねる最初のキスも経験する。そして、多くの一〇代は一八歳までに性行為を経験する。

〝性ステロイドホルモン濃度の増加〟と〝性的な興味や性的行為の遂行能力が向上すること〟が連動

していることは、さほど驚くことではない。というのも、交尾相手を探し、求愛し、交尾をし、子どもを養育するための身体と行動の準備をするのが、思春期の目的だからである。そしてこの目的を達成するために分泌されるのが性ステロイドホルモンなのである。性ステロイドホルモンは、遺伝子の転写過程に影響を与え、脳を含む全身の大規模かつ比較的ゆっくりとした長期的な変化を調節している。つまり、思春期を通じて分泌される性ステロイドホルモンの体内濃度の劇的な増加によって、性欲や性行動が刺激される。ただし、性ステロイドホルモン濃度は、加齢に伴いゆっくりと低下していく。

女の子の場合、テストステロンは幼少期にはほとんど検出されず、成人すると若干増加するが、成人男性と比較してもかなり低い濃度のまま維持される。一方で、プロゲステロンとエストロゲンは劇的に増加する。ヒトを含む哺乳類のメスでは、ホルモン濃度の変化がメスの性行動に影響を与える。女性は、男性を性的な対象として見るようになり（ときには女性同士の場合もあるが）、男女とも、相手と性行為ができそうだと感じると、非常に興奮するようになる。男の子の場合、テストステロン濃度は、まず九～一〇歳にかけて上昇し、その後一三～一五歳にさらに上昇し、一七歳ごろにピークに達すると、四〇歳以降は緩やかに低下する。

図8・1に示すように（3章でも示した）、テストステロン濃度に性差が現れ始めるのは、子宮の中にいる頃、胎児の時期からである。男の子の胎児は、女の子の胎児よりもかなり高い濃度のテストステロンに曝露され、受精八週後には男の子への性分化がすでに始まっている。4章で説明したように、この高濃度のテストステロンによって胎児の男の子の脳が男性化される（組織的効果と呼ばれる）。思春期になると、あらかじめ男性化されていた脳が、再び高濃度のテストステロンに曝露される。この時期に

脳は、個々人の経験や環境に応じて発達し、これから行うであろう男性としての性行動に備えて活性化される。

男女それぞれにおいて、繁殖の成功率を最大化するための進化的な圧力を考えた場合、男女における性欲にどのような違いがあるのだろうか？　また環境が行動に及ぼす影響の重要性を考えた場合、実際の男女の行動には、どのような違いがあるのだろうか？

一夜だけの情事と家庭

重要なことを言い忘れていた。文化の影響は非常に大きい。それでは、社会環境が性行動に影響を与えるさまざまな事例について紹介しよう。まず、パプアニューギニアのサンビア族の男の子は、口腔内に精液を注入されることで男性として一人前になれるとされている。そのため、男の子は年長者の男性に対して口淫（オーラルセックス）を行う。アメリカのモルモン教徒は、歴史的に一夫多妻制だった時期があり、創始者であるジョゼフ・スミスは約四〇人の妻との生活を享受していた。しか

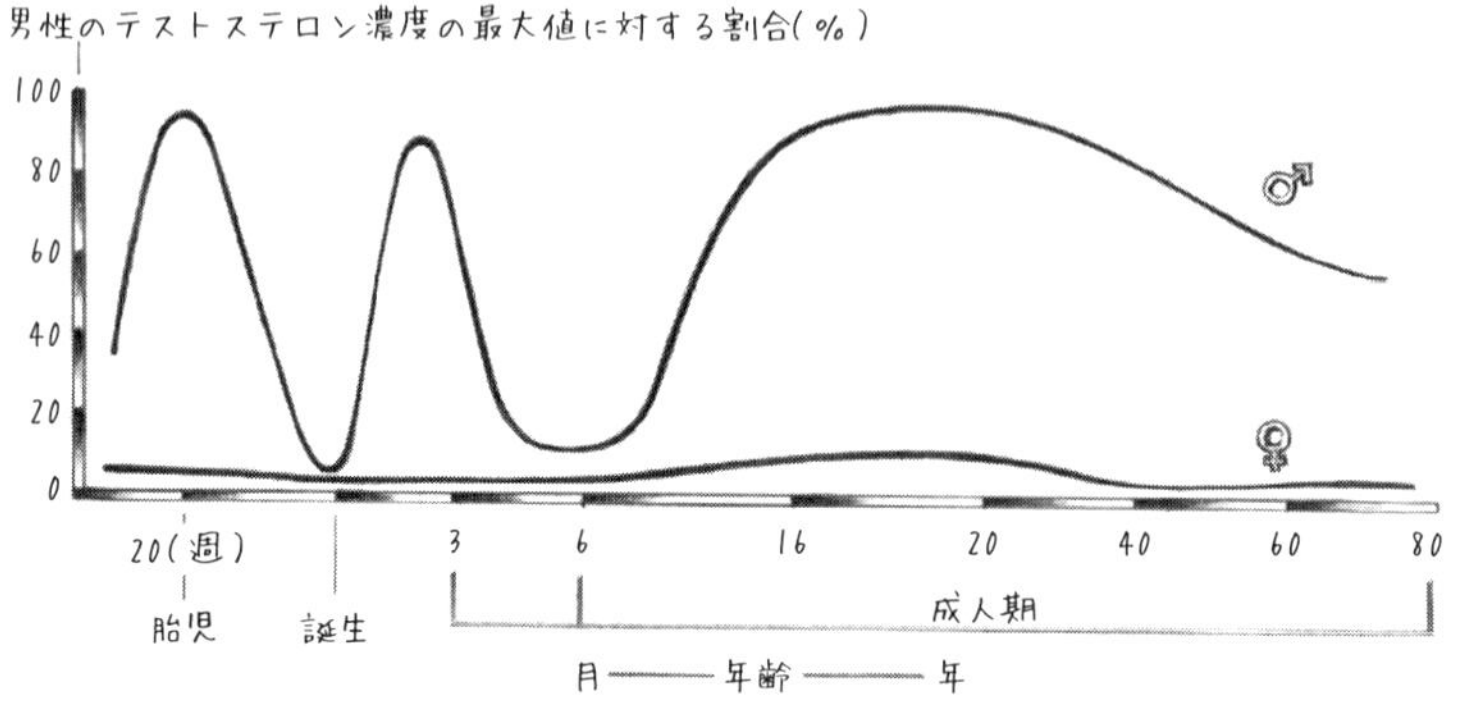

図8.1　オスおよびメスにおける生涯にわたるテストステロン濃度

し、一八八二年エドマンズ反一夫多妻制法が施行され、一夫多妻制は禁止された。古代ローマにおいて同性愛行為は、性器を挿入する側の男性は、男性的だとして認められていたが、性器を挿入される側の男性は、隷属的だとされていた。現代社会に目を向けると、アフリカや中東の多くの地域では同性愛は違法であり死刑になる場合もあるが、欧米の多くの国では、同性婚やパートナーシップが合法化されている。ただし、アメリカの多くの地域では、若い女性が多くの性的パートナーを持つことで、「ふしだらな女性」という非難を浴びることがある（とくに社会的・経済的な階層の高い女性の場合、非難を浴びやすい）。一方で、誰とでも性行為にいたる若い男性は称賛される（とくに社会的・経済的な階層の低い男性のほうが称賛されやすい）場合もある。

さて、上記で紹介したように、性行為にこれだけの多様性があるので、進化論的な観点から見れば、文化的な違いを超越した、生物学的な何らかの意味が性行為に存在するのではないかと考えらえる。たとえば、男性は女性よりも性に開放的であり、多くの性的なパートナーを持ち、強い性欲を持つ可能性が考えられる。その一方で、男女とも程度の差こそあれ長期間の絆形成には、同程度に意欲的だとも考えられる。

男性が繁殖を成功させるためには、一夜限りの相手と性行為を行う回数を増やし、性行為を行うためのタフなスタミナを備えておく必要があると考えられる。しかし、ほとんどの狩猟採集社会において、繁殖に最も成功した男性ですら、二五人程度の子どもしか残せていない（ちなみに、この数はきわめて多産の女性なら到達できる数である）。子どもの数の最高記録は、一三世紀のモンゴル帝国の皇帝チンギス・ハンではないかと考えられていて、おそらく何百人もの子どもがいたとされている。この数は、女性の出産限界を超越している。ちなみにチンギス・ハンの子どもたちは、父親の性質を受け継いでいると考えられ、現代社会を生きている男性の二〇〇人に一人は、チンギス・ハンを祖先に持つと考えられている。これほどまでに極端な男性的な振る舞いは、現代社会では実現不可能に近いが、かといって完全に終焉したわけではない。たとえば、アンゴラの〝ビッグ・ダディ〟と呼ばれ、最近亡くなった男性の場合、一五六人の子どもと、二五〇人の孫がいると伝えられている。

ほとんどの父親は、ビッグ・ダディやチンギス・ハンのように多くの子どもを残すことはない。性差（この場合は繁殖の成功例）は、極端な場合に最も強く現れる。アカシカと異なりヒトの男性は、基本的にハーレムを持たない。アカシカのオスがハーレムを維持できる理由は、アカシカの子どもは、父親なしでも生存できるからである。多くの草食動物は、走り回って逃げなければ、捕食される脅威に常にさらされている。そのため、アカシカの場合もそうだが、生まれたばかりの子どもですら、生後すぐに立ち上がり、数時間以内に歩くようになる。その対極は、ウタスズメのヒナで、生まれた状態では一人でまったく何もできず、常に両親の世話にならなければ生きられない。ヒナは眼が見えず、飛ぶこともできないため、母親に温めてもらう必要がある。父親の世話がないと、生き延びる確率が著しく低下する。父親が自分の遺伝子を後世に残したいならば、家族を見捨てるのは得策ではないのである。鳥類の約九〇％において、一シーズンあるいはそれ以上の間、もしくは生涯にわたってつがいを形成するのは、両親がヒナの世話をしなければいけないことが大きな理由である。

ヒトの赤ちゃんの場合、さまざまな特徴が入り混じっている。たとえば、眼は見え、体温もある程度は調節できる。しかし、立ち上がって二足歩行ができるようになるまでに一年以上の時間が必要で、自分で食べ物を探せるようになるまでにはさらに時間がかかる。もちろん、父親がいなくても生きていくことはできるが、多くの社会の中で、そして進化の歴史の中で、ヒトの場合も赤ちゃんのそばに父親がいたほうが生き延びる確率は高くなる。

狩猟採集社会で暮らしていた太古の時代を生きた女性にとって、スーパーのような便利なものがあるはずもなく、自身の子どもを育てるのに必要なカロリーを獲得することは非常に困難だった。子どもを出産できるペースは、最大でも三年に一人で、双子や三つ子の可能性を除けば、女性の二五年間の繁殖可能期間において、最大でも八人程度の子どもを産むのが限界である。祖先のようなライフスタイル、つまり家に入り子どもを育てるという生活を送る女性たちにとって、男性としての質が高く、ステータスも高く、将来が有望な伴侶を捕まえることは、性的パートナーの数を増やすよりも、繁殖の成功率を高めるためには非常に良い投資戦略となる。つまり、母親のストレスを和らげ、十分なカロリーを摂取できるよう食べ物を運んでくるといった、母親の健康維持をサポートする父親を見つけることができれば、生まれてきた子どもの生存率は向上する。そして母親が繁殖に割くことのできる体力に余裕があればあるほど、出産間隔を短くでき、生涯を通じて出産できる子どもの数が増える。もちろん、そこには父親以外の家族の協力も必要不可欠ではある。ただ、それ以上に父親の役割は、母親を繁殖に適した状態に保つことなのである。これらのことをふまえて考えると、女性は、社会的地位が高いだけでなく自分や自分の子どもに投資してくれる、つまり尽くしてくれる男性を好むようになるのは当然である。このような資質のない男性、つまり、ただ楽しい時間を過ごしたいだけの男性は、健康的で妊娠可能な女性を見つけるのが難しくなる。

多くの男性にとって、パートナーや子どものために尽くすことのほうが、新しいパートナーを得るために争いの場へ行くよりも、低リスク高リターンな繁殖戦略である。人間社会を見てみると、結婚の形態は、一夫一妻が典型的である。とはいえ、男性は一般的にパートナーを増やすことで女性よりも繁殖において利益を得るため、一夫多妻制は一妻多夫制よりもはるかに多く見受けられる。

さて、進化的な見地から考えると、ヒトの子どもの生存率を高めるためには、両親が家に留まるのがよい。つまり、チームとして子どものために働くことが最善である。はるか昔の親たちは、親戚や地域の人びとからさまざまな形で支援を受けていた。しかし現在では、ほとんどの親たちがそのような支援を受けられないでいる。また進化的な見地から、婚姻した両親でなくとも、あらゆる種類の親（養子縁組や片親、あるいは母親同士や父親同士）であっても、子育てに参加すること自体が有意義なことであり、推奨される。つまり、われわれ人類は、子育てという高い目標を達成するために心理的に適応しているのである。パートナーがいる場合は、恋愛感情が絆を深め、チームワークが強固なものになる。そして、親としての愛情は、子育てに参加することで子どものために犠牲を払うことによってあらゆる物事に対してやりがいを感じさせてくれるのである。

とはいえ、妊娠中も出産後も子どもに莫大な投資、つまり子育てに時間を割くことは、女性にとっては必須だが、男性にとっては必ずしもそうではない。研究者が〝短期的な結婚〟と呼ぶ関係（一般には〝一夜だけの情事〟と呼ぶ）は、新たな繁殖の機会を生み出し、そのチャンスをつかもうとする男性にとって、後世に自分の遺伝子を残すことに有利に働く。一方で、つがい形成、つまり性行為の相手を決める行為については、男女の戦略は非常に似ていると考えたほうがよさそうである。一方で性欲や多様な性的指向性については、男女において大きな性差があると予想される。

ベッドにおける性差

男性は女性よりも常にムラムラしていて、自制心なく女性と性交したがっているのではないかと、あなたは思っているかもしれない。確かに、この見方は、ある面では正しい。しかし、性欲は、文化と深く結びついており、文化が異なるほかの地域では、その見方が正しくないこともあるので、注意が必要である。そこで研究者たちは、性欲や性的新奇性に対する反応の性差について、さまざまな方法を用いて、多様な文化圏から莫大なデータを収集し、比較・検討した。

二〇〇九年、心理学者のリチャード・リッパらの研究チームは、ＢＢＣと世界各国の研究者の協力のもと、インターネットを利用した大規模な調査を行った。インターネットを利用することで、アメリカ、パキスタン、ブラジル、ロシア、インド、シンガポール、中国などを含む五三か国から二〇万人の回答を得た（ただし、回答者の多くはイギリスとアメリカからであった）。この調査結果を額面通りに受け取ると、パートナーとリアルな性的関係がない場合であっても、男性のほうが女性より圧倒的に性欲が強いことが明らかになった。

リッパらは、性的新奇性を測定するためにＳＯＩとして知られているソシオセクシュアル指向性（ソシオセクシュアリティーとも呼ばれる）調査票に基づいて質問を行った。このソシオセクシュアル指向性調査票は、情緒的な結びつきのない相手と性的関係を築く傾向、つまりカジュアルな性関係に対する意欲を評価するために広く用いられている調査票である。アメリカの衛星およびケーブルテレビ放送局HBOの人気ドラマシリーズだった「セックス・アンド・ザ・シティ」に登場するサマンサを覚えているだろうか？ サマンサは、無難な言い方をすれば性に対しておおらかな女性だった。多くのエピソードで、サマンサの最新の恋人（しかも、たくさんいたのだが）に対する性的な欲求が赤裸々に描かれていた。サマンサがもしこのSOI調査を受けたら、最高得点を獲得していただろう〔ちなみに、自分の得点が気になるなら、sociosexuality inventoryとネット検索してテストを受けてみるとよい（訳注 日本語版もある）〕。調査で用いられた短縮版の調査票では、「愛のないセックスは問題ない」、「複数のパートナーと自由な性的関係を持つのは楽しいと思える」、「誰かとセックスを楽しむ前には（感情面でも心理面でも）深く愛されなければならない」という三つの質問に対し、「そうは思わない」から「そう思う」までの七段階で答えるものであった。

当然のことながら、男性のほうが女性よりも高いスコアを記録した。つまり、男性のほうが愛情や愛着関係を抜きにしてでも性的関係を持とうとするソシオセクシュアリティーの傾向が強かった。このような性差は、ヒトの心理的な性差の中でも最も大きなものの一つである。ソシオセクシュアリティーにどれくらいの性差があるのかを分かりやすく説明すると、たとえば世界中の男女を無作為に選んだ場合、女性は男性と比較してもカジュアルなセックスに対して〝興味のない〟確率が、七〇％にも達する。一方で、性欲の性差については、若干だがその差が小さくなっている。

このようなパターンは、世界各国で見られ、例外なく男性のほうが高いソシオセクシャリティーのスコアを示す。ただし、ソシオセクシャリティーに関する性差は、国によって大きさにばらつきがあった。アイスランド、オーストリア、デンマーク、スウェーデン、フランスなど、経済的に裕福でジェンダー平等性が高い国では性差が小さかった。おそらく、これらの国では、女性が性的に自由（高いソシオセクシャリティー）だと回答し、男性に近いスコアを記録したためである。反対にジェンダー平等性の低い国、例えば、フィリピン、パキスタン、サウジアラビア、トルコなどの国ではソシオセクシャリティーの性差が大きかった。これらの国では、女性の性行動が厳しく制限されており（低いソシオセクシャリティー）、高いスコアの男性と比較して、大きな性差が見られた（ちなみに、イギリスとアメリカのソシオセクシャリティーの性差は、全世界の国のほぼ中間だった）。しかし、どの国においても、ソシオセクシャリティーの性差が逆転することはなかった。そこでリッパは「ソシオセクシャリティーとは、生物学的な性差があらかじめ存在し、その上に文化的な影響が上乗せされた状態であると考えられる」と議論した。

対照的に「性的興奮を得るのにそれほど時間がかからない」や「私は性欲が強い」といった質問に対して、どの国の男性も「自分は性欲が強い」と答えたことから、国による性欲の強さに違いはほとんど見られなかった。

実は、性欲が文化的な影響を受けにくいということは、驚くべきことではない。文化は、私たちが何を信じて、どのように行動するのかといったことに強く影響を与える。しかし、食事や睡眠、そして性行動といった基本的な生理的欲求に対する影響力は弱い。食欲はパキスタン人でもデンマーク人でも同じで、非常に強い基本的な生理欲求である。一方で、空腹時に何を食べるかは、別の話である。デンマークで豚肉は人気の食材だが、パキスタンでは、イスラム教の教えによって豚肉を食べることが禁じられており、豚肉を食べる人はいない。デンマークの価値観では豚肉が健康的で良いものと信じられているが、パキスタンでは不健康で汚らわしいと思われている。つまり、文化によって豚肉を食べるか食べないかが決まる。基本的な生理欲求である性欲は、食欲と同じように文化的な影響を比較的受けにくいが〝愛のないセックスはＯＫ〟といった社会的な基準や期待がソシオセクシャリティーに文化がどれだけ影響を与えるのか、想像に難くないだろう。

ペニスは真実を語る

これらの研究成果は、異なる文化圏の人びとに対して行われた、大規模調査から得られた氷山の一角に過ぎないが、ある傾向を明らかに示している。それは「男性は女性よりも性欲が強く、性的な多様性（つまり、情緒的な結びつきのない相手とのカジュアルな性関係）を好むが、女性の性欲は、文化の影響を強く受ける」というものである。もちろん、この調査は自己申告によって行われているため、調査手法に問題が存在する。たとえば、回答者が正直に答えているとは限らない、など。このような問題は、回答が首尾一貫していることを確認するための質問を調査票に含めることで、ある程度克服することができる。あるいは、回答者をうそ発見器にかけて調査票に回答させるという手の込んだ方法を取ることもできる。

人はうそをつくが、ペニスは決して嘘をつかない。少なくとも性科学研究者は、そのように考えていて、私自身そうではないかと思っている。この章の初めに紹介したラットの実験のように、ヒトの男女の脳にマイクロダイアリシス用の微細な針を埋め込んだ状態で性交をさせ、その後、パートナーを別の新しいパートナーにチェンジし、性交させた場合に何が起こるのかを確かめることなど倫理的に許容されるはずもない。ただし、性科学研究において、ある実験器具、それは陰茎プレスチモグラフと呼ばれる器具だが、これを用いることで実験上の倫理的な問題をある程度解決することができる。陰茎プレスチモグラフとは、男性のペニスにリングをとりつけ、ペニスの直径の変化を記録するものである。具体的には、自然ドキュメンタリー映像やポルノ動画を鑑賞させたり、性的な音声やクラッシック音楽を聴かせたりした際の、ペニスの直径の変化を測定する。

ヨーロッパとアメリカの男子大学生たちに陰茎プレスチモグラフを用いて、〝客観的〟な性的興奮について測定したところ、測定結果は自己申告の結果とよく一致していた。つまり、ペニスが語るところの「どれだけ興奮したか」は、男性が口頭で語ったところの「どれだけ興奮したか」と一致していたのである。

男性がポルノ動画を観ると、勃起度の変化で測定した性的興奮度は、そのポルノ動画に出演している出演者が変わらなければ、時間の経過とともに低下する。しかし別の新たな出演者が登場すると、すぐさま性的興奮度が回復する。ある研究グループは、ポルノ動画を観た際の被験者の性的興奮度を、射精に至るまでの時間、射精量、精子の運動能力（運動性の高い精子の割合）などの新たな指標で解析した。その結果、これらの指標は、ラットの場合と同じように、新たな出演者が登場した場合（生身のパートナーであれ、動画のようなバーチャルな場合であれ）、性的興奮度が再び上昇することが明らかになった。

このように、男性におけるクーリッジ効果（ただし、性的指向については除外してだが）については非常に明確な研究成果がある。女性にもクーリッジ効果が存在するようだが、その効果は非常に弱い。

さて、新しいパートナーに対する指向性や性欲に性差があることは、ほかの研究成果によって裏付けられている。

たとえば、男性は女性よりも自慰行為の頻度が高い（男性は、自慰行為をする場所やタイミングを間違える場合もある。記者でCNNのコメンテーターも務めていたジェフリー・トゥービンは、『ニューヨーカー』誌の同僚たちとのZoom会議中に下半身を露出し自慰行為を始めた。その際、Webカメラをオフにするのを忘れていた）。世界中のポルノ動画のおもな消費者は男性であり、動画を視聴するために、何か特別な努力が必要なわけでもなく、インターネットサーフィンするだけで、裸で明らかに性的にそそられる女性（あるいは男性）の動画を見ることができる（そして男性は、女性がポルノ動画で好む〝感情的な前戯〟を飛ばして視聴する傾向がある）。男性は、見知らぬ人や複数の相手とのセックスを妄想するが、女性では、現在のパートナーや知人との性的な関係を妄想する傾向にある。売春婦の顧客は、ほとんどが男性であり、不倫サイトを利用し、知らない相手とのセックスの誘いに積極的に応じるのも、女性よりも男性である。

セクシャリティは、テストステロンによるもの？

ヒトの進化についてこれまでに分かっていることや、女性との性行動をめぐる男性間の競争の実体を考慮すれば、性差に関する最もしっくりくる説明は、男性は女性よりも性欲が強く、性的新奇性を好むように適応してきたというものである。もちろん文化の影響も大きいが、文化の違いだけで全世界のセクシャリティに関する性差を説明できはしない。

適応するためには何らかの機構が必要であり、そのためには繁殖に有利な遺伝子が優先的に選択されなければならない。私の家に新しく来た猫のローラは、狩りをするように適応している。ローラは、リビングのソファーの裏に隠れるのが大好きで、ふわふわしたボールを追いかけ、飛びついて獲物を押さえつけ、鋭い爪と大きな犬歯でボールを切り裂こうとする。つまり、ローラの爪と犬歯は、効率の良い狩りをするために適応した、遺伝子の優先的な選択機構の一端を示している。

男性の性欲や性的新奇性が適応の結果だと考えた場合、テストステロンが適応のメカニズムの一端を担っている可能性が考えられる。というのも、男女でテストステロン濃度が異なるためだ。たとえば、精子を産生する精巣から分泌される高濃度のテストステロンは、性交の成功率を上げるような男性の肉体的、行動的特徴の発達を明らかに促進する。それゆえ、男性の性欲の強さや性的新奇性への指向にも、テストステロンが関与していると考えるのが合理的である。

テストステロン濃度が、きわめて低い濃度から正常値まで大幅に上昇すると、男性の性欲、性的興奮、性的機能が高まることが分かっている。また、その逆についても正しいことが分かっている。次の章で説明するが、医学的な理由や性転換のためにテストステロンの産生を抑制した男性では、性欲、性的興奮、性的機能のすべてが低下する。

テストステロンは、生理的、社会的、環境的な変化に対応するために分泌され、男性に対して生殖に有利な行動をとるように差し向ける。場合によっては、複数の性的パートナーを求めるようになることもあるが、そうでない場合も多い。第6章で説明したウタスズメを覚えているだろうか？　ウタスズメは、父親になると、テストステロン濃度が低下する。同じようなことがヒトの男性でも起こることを説明した。つまり、新婚の男性においては、テストステロン濃度が低下し、これにより女性に対して献身的なパートナーへと変化する。一方、浮気のチャンスをうかがっている男性においては、テストステロン濃度が高いという特徴がみられる。

赤ちゃんが生まれると、テストステロン濃度はさらに低下する。テストステロン濃度の低下に加え、ほかのホルモン濃度の変化も加わることで、育児が重労働で大変なものではなく、やりがいのある楽しい活動だと思うようになる（ただしこのバランスは、場合によっては違う方向に傾いてしまうことも当然ある）。加えて、テストステロン濃度の低いウタスズメの父親のように、ヒトの男性においても、ほかの男性と競争して、ほかの性的なパートナーを探そうとする意欲を減退させる。

父親になることでテストステロン濃度が変化するが、それは文化や子どもと接する時間の長さによっても大きく影響を受ける。たとえば、タンザニアの遊牧民族ハザ族（一般的に一夫一妻制）の父親は、頻繁に赤ん坊を抱きかかえ、食事を与え、一緒に遊んだりしている。一方で近隣の定住牧畜民族ダトガ族（一夫多妻制）の父親は、子どもを母親やその他の養育者に任せっぱなしにする傾向がある。どちらの父親のテストステロン濃度が低いか、読者のあなたなら容易に想像できるだろう。もちろん、ハザ族の父親である。ハザ族の父親のテストステロン濃度は、子どものいないハザ族の男性よりも五〇％近く低かった。一方でダトガ族の父親のテストステロン濃度は、子どもがいないダトガ族の男性と違わなかったのである。

赤ん坊や幼い子どもと物理的、身体的に関わること、つまり食事を与え、一緒に遊び、抱っこし、おむつを交換するといった行動は、父親のテストステロン濃度の低下と相関しているのである。そして多くの場合、父親が自身の家族のサポートに専念することで、繁殖の成功率が高まる（ただし、父親のテストステロン濃度が必ず低ければいいというものではない。というのも、赤ん坊の泣き声に反応してテストステロン濃度が上昇することが明らかにされている。この反応はおそらく、父親の子どもに対する保護欲を高めるためではないかと考えられている）。

テストステロンは、女性の性欲に火をつける？

テストステロンは、エストロゲンの前駆体でもあるが、そもそもテストステロンは、女性にどのような生理作用を引き起こすのだろうか？　〝estrus〟という単語は、ラテン語で〝暴れ狂う〟を意味する〝oestrus〟に由来している。確かに、動物のメス（もちろん、ヒトの女性の場合もだが！）が交尾を求めているとき、狂乱しているように見える場合がある。しかし、テストステロンが女性の性欲に関与している可能性についての研究成果はあまりない。

当然と言えば、当然のことではあるが、男性のセクシャリティ、つまり性欲や性的能力、そして勃起の質などにおけるテストステロンの作用に関する研究は十分にある。しかしながら、女性のセクシャリティに対するテストステロンやほかの性ステロイドホルモンの作用については、あまり分かっていない。大きな理由の一つは、女性のホルモン濃度が複雑に変化するため、研究があまり進んでいないのが理由である。というのも、テストステロンを含む性ステロイドホルモンは、女性の月経周期に合わせて目まぐるしく変動する。

たとえば、エストロゲンとテストステロン濃度は排卵前後にピークを迎える。一方で、テストステロン濃度は、月経周期の最初と中盤とで大きく異なる。第5章でも説明したが、女性のテストステロン濃度は、ラジオイムノアッセイ（RIA、放射免疫測定法とも呼ばれる）では測定が難しい（訳注　適切な抗体を選ぶことで、RIAでも女性やメスのテストステロン濃度は測定できる）。そのため、仮にテストステロン濃度と女性のセクシャリティ（性欲や性的機能など）の間に何らかの関連性が見られないからといっても、それは測定の問題である場合や、あるいは本当に関連性がないという可能性もあるため、区別が非常に難しい。

パートナーとの性交や一人での自慰行為に対して、ほとんど魅力を感じない、あるいは性的な妄想が浮かばない場合は、性欲が低下しているのかもしれない。ただし、性欲の低下に対して、あなた自身が悩んでいるような場合にのみ、問題になる。ちなみに、年齢、心身の健康状態、パートナーの有無などさまざまな要因がセックスへの関心に影響を与える。

全世界で「特段セックスに興味がない」と答える女性は、男性の約二倍いる。しかし、性欲の低い女性の割合は、地域や年齢によって大きく異なる。四〇歳から八〇歳までの約二万人の男女（イギリス、ドイツ、アメリカ、オーストラリア、トルコ、インドネシア、南アフリカなど二九か国の人びと）に性欲に関する最大規模の調査研究が行われ、面白い結果が得られた。性欲が低い女性は、中東と東南アジアで最も多くみられ（四三％）、逆に北欧と中南米で最も少なかった（それぞれ二六％と二九％）。性欲の低さは、若い女性ではあまり見られず、アメリカの四〇歳以下の女性では、二〇〜三〇％の間であった。

医師は、性欲を高めたいと希望する女性にテストステロンを〝適応外〟で処方する場合がある〔米国食品医薬品局（FDA）ではこのような使用は認可されていない〕。しかし、テストステロンが性欲を高めることに効果があるとする科学的根拠はない（男性の場合もまた、年齢とともに減退する性欲を高めるためにテストステロンを過剰に処方することがある。しかし女性の場合と同じように、性欲減退の原因は複雑である）。

性欲減退を訴える出産適齢期の女性（一〇代後半から三〇代後半）のほとんどは、テストステロン濃度が低いわけではない。そのため、このような女性たちにテストステロンを追加投与しても、テストステロン濃度が、健常な女性の範囲を大幅に上回らない限り、性欲や性行動への影響は見られない。ただし、テストステロン濃度が健常な女性の範囲を大幅に上回ると、性欲が増大するが、それに加えて、身体を男性化する作用も増大し、ニキビができ、ひげが生えてくる（次の章で述べるように、女性から男性へ性転換を希望する女性にとって、テストステロンによる身体の男性化は、望ましくないものではなく、むしろ成果である）。

閉経後の女性（一般的には五〇代半ば以降）では、卵巣がほとんど機能しておらず、卵巣が性ステロイドホルモンを産生している出産適齢期の女性と比較して、性欲の低下を訴える傾向がある。閉経後に血中を循環する低濃度のアンドロゲンは、おもに副腎で産生される。このアンドロゲンが、閉経後の女性のエストロゲンの主要な供給源となっている。男性においてテストステロンが、性欲や性機能と密接に関係しているため、閉経後の女性の性欲や性機能の低下は、このテストステロン濃度の低下が原因ではないかと疑われている（なお、更年期に女性のテストステロン濃度は三〇～五〇％ほど低下する）。女性の性欲は非常に複雑である。性欲の低下（男性でも女性でも）には、ホルモンに原因がある場合とそうでない場合がある。私たちは、パートナーとともに年齢を重ねるが、体力と健康は年齢とともに失われていく。閉経後の女性にテストステロンを投与することで性欲が若干上昇したという研究報告も見られるが、まったく効果がないという研究報告も存在する。いずれにしても、閉経後の女性の性欲を高めるために、テストステロンの投与が有効であるかどうかについては、はっきりとした結論が出ていないのが現状である。

女性の性欲にテストステロンが必要不可欠かどうかを検証するための究極の実験は、テストステロンがまったく作用しない女性を検証することである。もし、そのような女性が性欲をまったくあるいはほとんど感じず、性機能に問題があれば、通常の女性が性欲を感じるためには、テストステロンが必要だということになる。そのような女性は、存在するのである。たとえば、完全型アンドロゲン不応症（CAIS）と呼ばれる。第3章のジェニーを思い出してほしい）の女性では、アンドロゲンの作用をまったく受けず、エストロゲンの作用を受けている。それでも、完全型アンドロゲン不応症の女性は、健常な女性と同じように、性的反応や性欲、そしてオーガニズムを感じる。

女性のセクシャリティは、非常に複雑である。というのも、女性は男性よりも、社会的、感情的な要素が性的行動のモチベーションや性的な興奮において非常に重要な役割を果たしているからである。性的な場面で、男性と同じように女性でもドーパミン濃度が上昇するが、女性の場合、比較的高濃度のエストロゲンと低濃度のテストステロンが分泌されている状態でドーパミン濃度が上昇するのである。実は、動物のメスやヒトの女性の研究から、エストロゲンが性的なモチベーションに重要であることが明らかになっている。つまり、多くの動物のメスと同じように、ヒトの女性もセクシャリティを調節する女性独自のしくみを備えているのである。

読者の皆さんは「テストステロンは、男性のセクシュアリティに必要だが、女性のセクシュアリティには不要だ。だから、男性はセックス狂で、女性はセックスのことなど興味がない」というステレオタイプな物の見方に陥ってはならない。さて、クーリッジ効果のジョークに立ち戻ってみよう。クーリッジ大統領よりも頻繁にセックスすることに興味を示しているのは〝クーリッジ夫人〟だという皮肉に気づくはずである。

同性愛のラット

クーリッジ効果を引き合いに出して、テストステロンと男性の性的新奇性への指向との関係性について紹介した。ここからは、この章の二つ目のテーマであるテストステロンと性的指向性の関係について紹介しよう。

私たちが知る限り、自然界には生まれながらにしてゲイのラット、つまり同性にしか性的魅力を感じないラットは存在しない（ヒト以外で排他的な同性愛を示す動物は、オスの羊のみである）。

しかし、非排他的な同性愛行動はラットを含めた動物でよく見られる。第4章で述べたように、メスのラットは、ほかのラット（オスでもメスでも関係なく）にマウント（交尾行動）することがあり、場合によってはオスのラットがマウントに応じて、メスでしか見られない特徴的なロードシス（前屈ポーズ）を取る場合すらある。実は研究者は、ラットのホルモンを操作することで、このような行動の頻度を増加させる方法を知っている。具体的には、生殖腺を除去し、異性のホルモンを投与することで、同性愛行動を人工的に誘発することができる。

メスの生殖腺を除去し、出生前ではなく、生後数日の間、テストステロンに対する感受性の高い時期に通常のオスが受けるような高濃度のテストステロンを曝露する、そして性成熟してからも高濃度のテストステロンをメスのラットに投与するだけで、ほかのメスにマウントしたがるメスのラットを作り出すことができる。また、オスのラットに対しても、生後数日の間に去勢して、性成熟期のメスが受けるような性ステロイドホルモンの環境を模倣することで、同性愛的な行動を示すラットを作り出すことができる。もちろん、ほかの多くの動物においても、性ステロイドホルモンによる作用は、数多く報告されている。では、ヒトの同性愛は、性ステロイドホルモンにさらされるパターンが通常の場合とは異なったことで引き起こされるのだろうか？

レズビアンの整備士とゲイの客室乗務員

ラットの研究から、ヒトの性的指向におけるホルモンの役割について、いくつかのヒントが得られた。しかし、ヒトの同性愛はラットの同性愛とはまったく異なり、非常に複雑である。ヒトの場合、同性愛は、性的指向以外の要素にも大きく影響を与える。レズビアンは異性愛者な女性よりも整備士になる可能性が高く、ゲイは異性愛者な男性よりも客室乗務員になる可能性が高いというステレオタイプな見方が世間には存在する。これは、あくまでもステレオタイプな見方であり、レズビアンやゲイにおけるキャリアの多様性を完全に反映しているわけでないので注意が必要であるが、それでも、このステレオタイプな見方は、ある一面では正しかったりする。

レズビアンの女性は、異性愛者な女性と比較して、男性優位な職業、すなわちトラック運転手、建築家、家電修理といったヒトよりモノに関わることが多い職業に魅力を感じる傾向がある。一方、ゲイの男性は、女性優位な職業、つまり美容師、看護師、インテリアデザイナーなど、モノよりヒトと関わることが多い職業に魅力を感じる傾向がある。言い換えれば、異性愛者と比較して同性愛者は、異性において選択されることの多い職業に興味を持つ傾向がある。当然のことながら、そのような特徴を示す同性愛者は、同性の異性愛者と比較して、自分のことを男らしくない、もしくは女らしくないと感じている。このような傾向は、ジェンダー非定型的な感情と呼ばれ、成人してから急に現れるわけではなく、物心ついた頃から感じている。

ジェンダー非定型的な男性の特徴とは、端的に言えば女性でよく見られる特徴のことであり、似たようなことがジェンダー非定型的な女性の特徴においても当てはまる（〝ジェンダー非定型〟とは、ある集団において、より女性らしい特徴のことで、ジェンダーやその特徴の良し悪しについては、まったく評価していない）。たとえば、私は小学生の頃リトルリーグで野球をしていた。一九七〇年代のアメリカ・ニューイングランドでは、私のこの行動は〝ジェンダー非定型的〟な行動だった。というのも、当時リトルリーグは、男の子が入って野球をやるものだったからである（時代も変わり、今では多くの女の子もリトルリーグに入って野球をしているので、もはやこの行動は、ジェンダー非定型的な女の子の行動とは言えない）。

乱暴な遊びを避け、着飾ったり化粧したりすることに熱中し、人形や女の子と遊ぶなど、ジェンダー非定型的な行動をする男の子は、ジェンダー定型的な行動をする男の子よりもゲイになる可能性が高い。同じように、ドレスを着ることを敬遠し、男の子と一緒に激しいスポーツや馬術を好む女の子は、レズビアンになる可能性が高い。このような幼少期のジェンダー非定型的な行動と成長後の同性愛やバイセクシャルとの関連について、アメリカ、フィリピン、サモア、グアテマラ、イギリス、ブラジルなど多くの文化圏で見出されている。

このことに関連した古い研究ではあるが、大規模に行われたものを紹介しよう。当時カリフォルニア大学ロサンゼルス校の精神科医であったリチャード・グリーンの研究チームは、幼少期のジェンダー非定型的な行動が成人してからの同性愛を予測できるかどうかについて解析するために、子どもたちを幼少期から成人期に至るまでの間、追跡調査した。

研究グループは、四歳から一一歳までのジェンダー非定型的な行動をする六六名の男の子を集めた。この女性的な男の子たちを、統計的には同一だが、ジェンダー定型的な行動をする別の六六人の男の子と比較した。その結果、ジェンダー非定型的な男の子の七〇％は、女の子でよく見られるような服装を着ていた。一方、ジェンダー定型的な男の子の二〇％は、女の子で見られるような服装を着る場合もあったが、誰も女の子の洋服を常に着るようなことはしなかった。さらに、ジェンダー非定型的な行動を取る男の子の八五%は、自分が女の子になりたいと願っていたのに対し、ジェンダー定型的な男の子の場合、女の子でありたいと願っていたのは、わずかに一〇%でしかなかった。

数年後、研究者たちは、青年後期から成人した男の子たちにインタビューを行った（何人かは、研究の途中で離脱した）。ジェンダー典型的な男の子のグループは、全員異性愛者として成長していたが、ジェンダー非定型的な男の子のグループの七五%は、ゲイもしくはバイセクシャルとして成長していた。

この実験に参加した少年たちは、社会的な圧力によってジェンダー非定型的になったのだろうか？いや、そのような証拠は一切ない。むしろ彼らのジェンダー非定型的な行動は、強力な社会的な排除を受けても残り続けたのである。というのも、生物学的な性別とジェンダーが一致しない子どもの多くは、友人や家族から拒絶されるなど疎外されたり、辱めを受けたりしてきたのである。

さて、これだけ状況証拠が揃うと、ある仮説にたどり着くはずである。それは、女性的な男の子は、子宮内で曝露されたテストステロン濃度が低かったため、結果として子どもの頃の行動やその後のセクシャリティに影響が出たのではないかという仮説である。また男性的な女の子に対しては、その逆、つまり子宮内で高濃度のテストステロンに曝露されたため、子どもの頃にジェンダー非定型的な遊びをし、成人してから同性愛指向を持つようになったとも考えることができる。

出生前のテストステロンは、ジェンダー非定型的な遊びにどれだけ影響を与えるのだろうか？　テストステロンは、行動の指向性に影響を与えるかもしれないが、それほど直接的な影響はないのかもしれない。テストステロンは、恐怖や不安を軽減し、リスクを伴う行動や新しいものに対して興味を持たせるような作用があるかもしれないし、異性に対して興味を持つように子どもを誘導するかもしれない（あるいは、上記のすべてを引き起こすのかもしれない）。たとえば、私が子宮内で高濃度のテストステロンに曝露されたとしたら、モノを叩いたり、投げたりしたいという欲求が高まっていたかもしれないし、知り合いの男の子と同じように遊びたいと思うようになっていたかもしれない。とはいえ、何が正しいのか、現時点ではわからない。ただ、ヒト以外の動物の行動に関しては、ヒトのように時代や文化とは関係なく、テストステロンが乱暴な行動を引き起こすことに関係することから、テストステロンが行動に直接的な影響を与えている可能性が高い。とくにヒトの成人においては、テストステロンの直接的な作用と間接的な作用の両者がはたらいていると考えるのが、現時点では妥当だろう。

では、出生前にさらされたテストステロン濃度が高いと男性的で女性に惹かれるようになり、テストステロン濃度が低いと女性的で男性に惹かれるようになるのだろうか？　いや、そんなに話は単純ではないのかもしれない。女性の場合、テストステロンが性的指向に関与することを示す証拠が存在するのだが、男性の場合、そのような証拠は、現時点では存在しない。

胎児期のテストステロン濃度と同性愛の関係

第4章において、先天性副腎過形成症（ＣＡＨ）の女の子の行動について説明した。先天性副腎過形成症は、女の子が子宮内に胎児でいたとき、通常よりも高濃度のテストステロンに曝露されたことで引き起こされる疾患である。先天性副腎過形成症の女の子は、健常な女の子と比較して、男の子のようなやんちゃな遊びを好み、成人すると、男性で優位な職業に就く割合が高い。また、先天性副腎過形成症の女の子は、成長すると、健常な女の子と比較してレズビアンになる確率が高いが、その中の約三〇％は、〝異性愛的〟な性的指向も併せ持つ。この割合は、一般人における割合（四％程度）より、かなり高い。

逆のケースとして、完全型アンドロゲン不応症（ＣＡＩＳ、第3章のジェニーを思い出してほしい）の女の子について考えてみよう。完全型アンドロゲン不応症の女の子は、男性と同じようにＸＹ染色体を保有しているが、アンドロゲンの作用をまったく受けない。にも関わらず、完全型アンドロゲン不応症の女の子の遊びは、ＸＸ染色体を保有する女性とまったく変わらず、成長してもほぼ例外がなく男性にしか惹かれない。

しかし、これらは極端な例である。ほとんどの人の場合、子宮内に胎児でいるときも、出生以降も、それぞれの性別における通常範囲内のテストステロンに曝露され成長していく。つまり、ゲイの男性は、異性愛者の男性よりも少ない量、ゲイの女性は、異性愛者の女性よりも多くの量のテストステロンに曝露されていたのではないかと考えられる。では、どのようにすればこの仮説を検証することができるのだろうか？

私たちが知りたいのは、男の子と女の子の胎児が子宮内で曝露される、テストステロンの相対的な濃度である。つまり、定型的な男の子と女の子と比較して、同性愛者に成長する男の子と女の子が経験したテストステロン濃度は、相対的に高いのかあるいは低いのかを知りたいのである。とはいえ、テストステロンに曝露されるタイミングも大きな問題になってくる。というのも、胎児期のテストステロン濃度は、妊娠八週から一八週にかけての男の子の胎児で高い。この時期の前半では、生殖器の分化が起こり、後半では、脳の分化が起こる。さらに複雑なことに、テストステロン濃度は生後数か月間の〝ミニ思春期〟と呼ばれる時期にも上昇し、これも性的指向に影響を与える可能性がある（図8・1）。

もし生前あるいは生後のある時期の決まった期間にテストステロンが、性的指向に直接影響を与えるのであれば、影響を与えるその決まった期間、つまり臨界期（訳注　ある刺激が与えられたとき、その効果が最もよく現れる時期のことを指す。この場合は性的指向に影響を与える最も重要な時期）の胎児の血中テストステロン濃度を測定したくなる。残念ながら、ヒトにおいてこのような研究を行うことは非常に難しい。というのも、妊娠中の母親にとって、胎児の健康状態をチェックするためであれば血液検査を希望するとしても、科学的な利益のために身体に針を刺されて、血液サンプルを回収されることなど好まない。テストステロンは、羊水や臍帯血サンプルから測定することもできる。ただし、それらのサンプルに含まれるテストステロンは、実際に胎児が曝露されているテストステロン濃度を反映しているとは言い切れないのである。さらに私たちは、ヒトの脳が分化する臨界期のタイミングを正確に把握できていないため、正しい時期にテストステロンを測定できているかどうかについてもわからないのである。このような研究上のさまざまな問題をふまえて考えると、たとえテストステロン濃度が測定できたとしても、その測定結果から同性愛がテストステロン濃度の違いによって引き起こされるといった仮説を検証しようにも役に立たないかもしれないと考えるのは、当然のことだろう。

指からわかるのか？

子宮内で曝露されたテストステロンの作用を予測するもう一つの有名な方法に〝指比率〟がある。これは、薬指と人差し指の長さの比率を算出するものである。奇妙に聞こえるかもしれないが、とりあえずやってみてほしい。まず両手の手のひらを上に向け、指をまっすぐに伸ばしてみてほしい。薬指と人差し指の相対的な長さが、それぞれの手で異なることに気付くだろう。女性の場合、人差し指は薬指と同じかひとさし指が少し長く、男性ではその反対である（図8・2）。これは多くの脊椎動物に共通してみられる性差で、もちろん、胎児の頃からみられる性差である。そして、この性差は、テストステロン濃度が変化することで影響を受けることが分かっている。先天性副腎過形成症の女性のグループ（子宮内で高濃度のテストステロンの曝露を受ける）では、患っていない女性よりも指比率が低い（人差し指が薬指に対して短くなっている）。この指比率が低いと男性型、高いと女性型に分類される。

指比率は、胎児期に曝露されたテストステロンの濃度を反映する指標として用いるには、多くのノイズが含まれている。つまり、テストステロン以外の要因も含まれている。そのため、ある特徴に対して、指比率が出生前にテストステロンに曝露された結果だと確信をもって説明するためには、何百人以上ものサンプルが必要である。指比率は、出生前のテストステロンの作用を把握するという大雑把な方法でしかないため、個人への作用について明らかにできることはほとんどない。ただ、大人数の集団における違いを明らかにできる可能性はある。そして指比率の測定は、テストステロンと行動特性とを関連づけるための比較的簡単で安価な研究方法である。そのため、これまでに攻撃性、認知、運動能力、性的行動、そしてもちろん性的指向についても研究がなされてきた。それらのうちいくつかの研究成果は、メディアで大々的に取り上げられ、そのほとんどがテストステロンの効果がみられたとして報告されていた（ある論文では、指比率から超常現象を信じるかどうかも予測できるとさえされていた！）。しかし、注意しなければならないのは、テストステロンの効果を見出せなかった研究成果は、テストステロンの効果があったという研究成果よりも発表されにくいという事情がある。

このような背景をふまえたうえで、指比率の研究から何がわかるのだろうか？　レズビアンでは指比率が低い（より男性的）という報告もなされているが、そのような影響はなかったとする報告もある。ゲイの男性に関しては、指比率の解析から出産前のテストステロン濃度が低かったという証拠はなく、レズビアンと同じように、成人後のテストステロン濃度は異性愛者の男性と差はなかった。さらにゲイはテストステロン

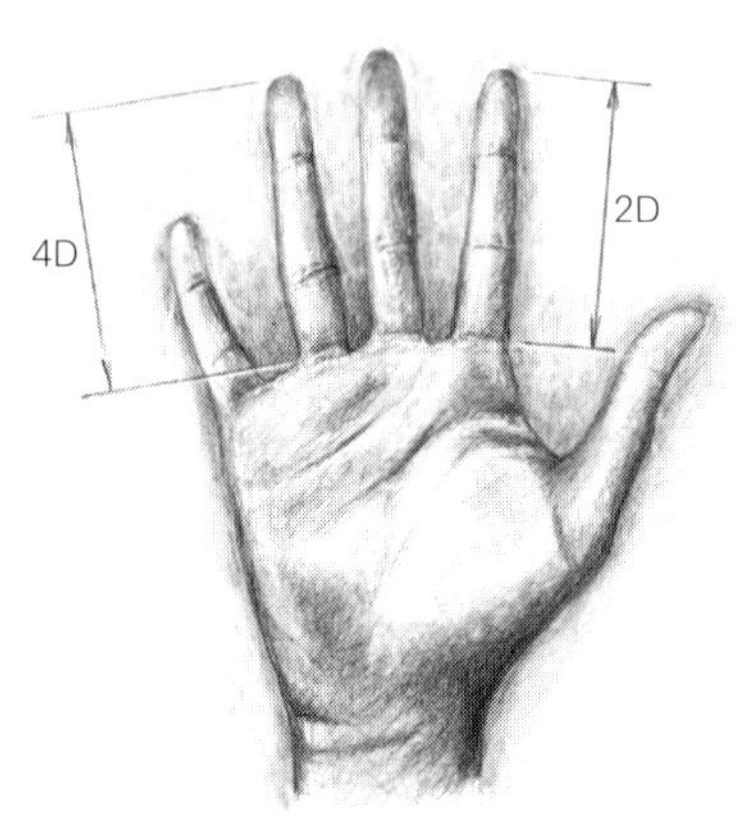

図8.2　指比率の測定

人差し指（示指：2nd digit, 2D）と薬指（環指：4th digit, 4D）の長さの比のことで、指比あるいは、第２指・第４指比、２Ｄ：４Ｄ比とも呼ばれる。指比率（２Ｄ：４Ｄ比）は、人差し指の長さをその同じ手の薬指の長さで割ることで求められる。人差し指が長ければ指比率（２Ｄ：４Ｄ比）は１より大きくなり、薬指が長ければ１より小さくなる。

濃度が低いという仮説に水を差すことになるが、ゲイの男性のペニスは、異性愛者の男性よりも長い（勃起時のゲイのペニスの長さは、約一六センチだったのに対し、異性愛者の男性のペニスは約一五センチだった）という報告もある。ちなみに、ペニスの長さは、出生前に曝露されたテストステロン濃度と正の相関があることが分かっている。

テストステロンは、性的二型（男性と女性の間に見られる解剖学的な違い）や、攻撃性およびセクシャリティといった行動に影響を与える。しかし、性的指向性の起源についてテストステロンの役割を完全に理解するには、まだまだ道のりは長いと思われる。先天性副腎過形成症の女性では、ジェンダー非定型な指向や興味、そしてレズビアンの傾向が高いことから、男性よりも女性において、テストステロンの影響は強いと考えられる。一方でテストステロンが出生前の発達段階において、男性の性的指向に影響を与える経路にはさまざまなものがあり、現段階では検出するのが困難だと考えたほうがよさそうである。

ゲイから学ぶこと

これまで見てきたように、テストステロンと男性の性的指向との関係性については、まだ議論の余地がある。ただ、この章の最初のテーマである男性の性行動、とくに性的新奇性への指向性について、ゲイの男性の行動解析の結果からわかることがある。

ライターであり社会評論家でもあるアンドリュー・サリバンは、『ニューヨーク・マガジン』誌の

「# MeToo 運動とタブーな話題」と題する記事の中で「レズビアンは二度目のデートに何を持っていく？　U-Hal のトラックだ（訳注　U-Hal は、トラック、トレーラー、その他設備のレンタル会社）。ゲイの男性は？　二度目のデートって何だ？」という古いジョークについて取り上げていた。

クーリッジ効果の話と同じように、このジョークも、同性愛の男女における性的指向や恋愛傾向に対するステレオタイプなものの見方を示している。ただ、このステレオタイプなものの見方の中にも正しい部分はある。それは、異性愛の男性と比較して、ゲイの男性は平均して多くの性的パートナーがいる。一方で、レズビアンはそうではなく、一夫一妻制のような一対一の性的関係を持つ傾向にある。

ゲイの男性が、性欲やカジュアルな性行動への欲求、年齢に対する好みや相手の容姿を重視するという観点において、ジェンダー非定型的だという証拠はほとんどない。子どもの頃に女性的な遊びをしていても、ゲイの男性が成人後に、性行動パターンが女性化することはない。レズビアンや異性愛者の女性は、ゲイや異性愛者の男性と比べて、一夫一妻制の関係を維持し、カジュアルな性行動への興味は低く、生涯を通じて性的なパートナーの数は少ない。つまり、性的指向に関係なく、テストステロン濃度が男性レベルの男性は、男性的な性癖を持ち、テストステロン濃度が女性レベルの女性は、女性的な性癖を持つのである。

同性愛者の性的興味や性行動を解析することで、異性からのしがらみや期待から解放された際に、男性や女性がどのような行動をするのか予想するヒントが与えられる。ゲイでもあるサリバンは、個人的な経験に基づいて、文化的もしくは生物学的な要因のどちらが、同性愛者の行動の根底に存在するのかについて記事の中で議論した。

男性が有する性的な攻撃性と性欲は、家父長制によるものか、それともテストステロンによる生まれつきのものか、どちらによるものなのだろうか？　私の想像では、おそらく家父長制といった社会的なものよりも、テストステロンによる生まれつき備わったものだと思う。私がそのように考える理由の一つは（世の中にさまざまなデータが存在するが）、私自身がゲイであるからだ。私は、女性の存在しない世界での性行動や恋愛を経験しているが、その世界には家父長制など存在しない。ただこの世界でも、異性愛者の男性や女性と同じように、ナンパや恋愛、結婚などは存在する…。つまり、女性の存在を排除すると、男性としてのセクシャリティがこれまでよりも存分に発揮されるようになるのである。もしそのセクシャリティを公衆の面前で発揮しても罰せられないのであれば、遠慮なく振舞うことになるだろう。具体的には、べたべたと絡みあい、まさぐりあい、肉欲、攻撃性、情熱、あらゆる争いを求める冷酷さがそこらじゅうにあふれ出るだろう。

ただこの記事から、ゲイが不特定多数の人との性行動を欲しているとか、ゲイがみなそのような性行動を欲しているということは意味しない。ゲイの男性の中には、感情的なつながりや、愛、献身に溢れる長期的な婚姻関係を築く場合もあり、レズビアンにおいても生涯独身を貫く場合もある。重要なのは、サリバンが指摘したように、ゲイの男性と一般男性における性行動と性的指向の間には違いはないということである。この点について、私はサリバンの考えが正しいと思っている。

ゲイ文化は、複数の性的パートナーがいる男性に対してかなり寛容であるが、そのような文化が存在するからといって、ゲイの男性が性行動に対して奔放であるという原因にはならない。実際、同性愛者でも一対一の関係を良しとする文化もあり、ゲイの男性が性行動に対して奔放であることを奨励せず、抑制している。一方で、レズビアンが自分たち専用の公衆浴場を保有して、不特定多数との性的な関係を結んだとしても、その行為を止めさせることはできない。しかし、そのような必要はない。そもそもレズビアンは、そのような行動をしないのである。このように見ていくと、ゲイ、レズビアン、そしてまだ研究が進んでいないがバイセクシャルでは、彼らにだけ存在する性行動や性的指向に何らかの生物学的な要因があるのではないかと考えられる。

明らかなのは、男性のほうが性的関係を持とうとする意識が高く、また複数の性的パートナーを持つことを強く好んでいる、ということである。ゲイの男性には性行動のチャンスがあるため、ただ単により多く性行動を行っているだけである。それは、〝ゲイ〟の特徴ではなく、〝男性〟の特徴でしかない。

9章　性転換とテストステロン

テストステロンの変化

ナショナル・パブリック・ラジオの『This American Life』は、女性から男性に性転換した（ＦｔＭ）、グリフィン・ハンズベリーのインタビューを放送した。グリフィンは、性転換の初期、テストステロンの服用によって体と心に変化が起こり始めたときの感覚について、次のように語った。

ニューヨークの五番街で、私の前を歩いている女性がいたんですけど、丈の短いトップスにミニスカートを合わせていて。そうするとどうしてもおしりを見ちゃうんです。「見るな、見るな」って自分に言い聞かせるんですけど、目が離せない。そして、彼女を追い抜くときには「ほら振り返れ。彼女の胸を見るんだ。さあ、さあ！」という声が頭の中に鳴り響いて。でも、一方では女性としての私も頭の中で叫んでいて。「やめときな、はしたない。振り向くんじゃないよ」って。しばらく、自分自身との闘いでした。でも結局は負けてしまって。振り返っちゃったんですよね。テス

トステロンを服用する前は、私は冷静なキャラで、ストリートで女性に詩を朗読したりしてました。男役の方のレズビアンで、セクシーだったんですよ。それがもう、今じゃただの変態。まるで頭の中にポルノ映画館があるみたいで、自分ではそれを消すことができない。見るもの、触るもの、全部が性の対象に思えちゃう感じなんです。

ハンズベリーは、ホルモン補充療法〔ジェンダーアファメーション（訳注　性別の肯定）療法とも呼ばれる〕によって、性転換した。ホルモン補充療法に対する効果は、人によって大きく異なり、その効果も投与後の時間とともに変化する。たとえば、ハンズベリーが初めてテストステロンを服用した際、男性の思春期の真っただ中の状態になり、圧倒される。とはいえ、このような治療を受けるのは、ホルモン補充療法によって身体と心を性転換させたいからである。

テストステロン濃度を劇的に変化させる治療により性転換した人びとは、テストステロン濃度が自分の生まれ持った生物学的な性別とは違う状態になる。そのため、治療によってどれほど生活が変化したか新たな知見を提供してくれる。この章では、彼らの生活の変化について紹介する。性転換した人びとが経験したことは、これまで紹介してきたテストステロンの作用に関する研究成果と非常によく合致する。

テストステロン濃度を変化させると、ひげや脳だけでなく、のどぼとけ（喉頭隆起）などさまざまな変化が起こる。これから述べるように、生まれ持った生物学的な性別とは異なる性へ身体的な変化を求める人びとにとって、テストステロンの服用は、ときには問題を引き起こすが、ときには解決策にもなりうるのである。

なぜ性転換？

トランスジェンダーとは「性自認あるいは性的役割が、生まれ持った生物学的な性別と一致しない人」を指す言葉である。トランスジェンダーであると自認している人の数は、近年、急激に増加しているが、その理由や原因は不明である。最近の研究から、二〇一七年のアメリカでは、二五〇人に一人（約一〇〇万人）がトランスジェンダーだと自認していると推測されていて、この数は、一〇年前の二倍である（それよりも多いのではないかと指摘している研究もある）。最近では、自身をノンバイナリー（自身を女性でも男性でもない）だと性自認している人が、より一般的になってきている。ちなみに、トランスジェンダーだと自認している人は、若者のほうが高齢者よりも多い状況である。

トランスジェンダーである人びとの多くは、自身の生物学的な身体的特徴や、他人から見た自身の性別について、悩みや不安を感じている。このような状態は性別不合（訳注　これまでは性同一性障害と呼ばれていたが、診断された人びとが、障害とされることで受ける差別を解消するため、変更された）と呼ばれている。

この違和感を想像するのは難しいだろう。あまり良い例ではないかもしれないが、さまざまな身体的特徴に対する不快感が、あなた自身の精神衛生にどのような影響を及ぼすかを考えてみてほしい。自分の体を恥ずかしく思う気持ちは、多くの人が共感できるはずである。体に脂肪がつき過ぎている、背が低すぎる、老いて肌にしわが増えてきた、といったことを恥ずかしいと思うかもしれない。はたまた、胸が小さすぎる、顔にムダ毛が多すぎる、上腕二頭筋が筋肉質でない、声が高すぎる、といったことで恥ずかしいと思うかもしれない。そのような特徴があるため、本当の自分を見てもらえない、あるいは見てもらうことを邪魔していると感じているかもしれない。このようなことが重なり、自分の体についてある意味ネガティブに意識過剰になった結果、不健康な食生活になったり、はたまた無理な運動をしたり、あるいは不安や孤立を感じてうつになったりする場合もある。いずれにしても、コンプレックスを克服するためなら、なんでも試そうとする。その結果、美容医療分野のマーケットは、全世界で数十億ドル以上の市場に成長している。

トランスジェンダーのセレブリティーであるジャズ・ジェニングスは、話せるようになるとすぐに自分は女の子だと感じるようになり、三歳で性別不合だと診断された。性別不合は、思春期や成人後に始まることもある。幼い頃に性別不合を感じていても、思春期の終わりごろに自然と悩みが解決する人もいるし、違和感をなんとかやり過ごせる人もいる。しかし、一向にその違和感が治まる気配がない、つまり深刻な性別不合の場合には、性転換によって解決できる場合がある。その症状が、完全に異なる性別に転換してから治まる場合もあれば、場合によっては性転換の途中で治まるかもしれない。いずれにせよ、どこがゴールかわからなくても、可能な限り自分が望むアイデンティティを体現することは、喜びと新たな快適さと自由の感覚をもたらす。性転換は服装、髪型、名前などのさまざまな社会的な変化を伴う。医学的な性転換もある。それはホルモン補充治療や、胸や生殖器、さらには顔骨の手術である。ジャズの場合は、未発達の男性器から新しい女性器を形成した。その詳細については、アメリカのケーブルテレビ局であるザ・ラーニング・チャンネルの『I Am Jazz.』という番組で取り上げられた。

最近、ジェンダークリニックに通う幼年期や思春期の子どもの数が急増している。男子と比較して女子の割合が多く、その結果としてテストステロン投与件数も増加している。イギリスの場合、女の子として生まれた子が、国民保険サービス（ＮＨＳ）のジェンダーアイデンティティ発達サービスに紹介される数がこの一〇年間で五〇倍にもなっている。このような傾向は、他国でも見られる。その結果、トランスジェンダーのためのホルモン補充治療と外科手術件数も急増している。

男児と同量のテストステロンを生後間もない女児に投与すると、その効果は顕著に表れる。というのも、男女ともにアンドロゲン受容体（この受容体をコードする遺伝子はX染色体上にあり、女性はX染色体を二本持っている）を保有している。そのため、女児も高濃度のテストステロンに応答する能力がある。さらに、テストステロン濃度が高い場合には、アンドロゲン受容体がさらに産生されるようになる。

〝Buck Angel〟とインターネットで検索してみてほしい。葉巻を吸い、ひげを生やした筋肉質の男性がモニターに現れるのではないだろうか。モニターに現れたバックは、ときにはヤギのようなあごひげを生やすこともあるが、アクション俳優のヴィン・ディーゼル（訳注　ハリウッドを代表するアクションスター、代表作にワイルドスピードがある）をより毛深くし、刺青を入れたような感じである。しかし、バックの公式ウェブサイトによると「バックは、一九六二年六月五日に女性として生まれる。彼は自身を女性だと感じたことが一度もなく、女性から男性へ性転換するまで、苦しみ続けて生きてきた。今は、真の人生を生きている」と記載されている。バックがテストステロン補充療法を開始したのは二八歳の時であった。声が低くなり、クリトリスは数センチ大きくなり、ひげが生えてきた。体重が増加したため、ウェートトレーニングで筋肉をつけた。

アランの場合

テストステロン濃度を女性から男性の濃度へ変化させる、つまりテストステロンの女性と男性の間にある境界線を越えるということは、どういうことなのかを知るために、バックやグリフィン・ハンズバリーのように性転換により男性になったアランにインタビューした。

小さい頃、私は、とてもおてんばだった。一緒に遊ぶ子は、だいたいが男の子で、いろんなスポーツを一緒に楽しんでいた。もちろん、みんなに女の子だと思われていることは知っていたが、私はそうは思っていなかった。三、四歳の幼い自分でも「自分の体が何かとてもおかしい。自分の体が女の子なのかどうかわからない。でもこれは将来治さないといけないものでいつの日か治す方法を知ることになるんだ」と感じていた。

小学生の頃、思春期になると自分の体がどのように変化するのかを学び、なぜか自分には思春期が来ないでくれと、願っていた。しかし、一一歳になって胸が大きくなり、それを隠すために胸を押しつぶして平べったくして、必死に抵抗した。挙句の果てには、病気やケガで病院に入院し、手術で胸を切除しなければならないような状態になってほしいと願っていたこともあった。一二歳になると、私と同じように悩んでいる人がいること、そして、病気やケガではなく、「自分の体の一部が、自分ではないように感じる」という理由で胸を本当に手術で切除できるとは思ってもみなかった。ただ手術ができるまでの間、髪をショートにし、自分の性自認である男性らしくいるために、できることは何でもした。

最終的に家族は、私の性転換に対して理解を示してくれた。そこで、一三歳になって、テストステロンを用いたホルモン補充療法を開始した。自分の思っている正しい身体をようやく手にすることができ、自分らしさをやっと取り戻せる、という安堵感が沸き立った。

週に一度、テストステロンの注射を打っている。ついうっかり注射を忘れ、一日遅れで注射すると、注射するまでの間、普段の明るい気分が一時的に沈むことがある。一五歳で乳房を切除し、その数年後に子宮と卵巣を切除した。今の生活にとても満足していて幸せだ。長年連れ添っている恋人とも婚約し、熱望していた仕事にも就くことができた。運動を続け、体型を維持することに努めている。性転換したことにまったく後悔はなく、一〇〇％正しい決断をしたと思っている。ただ一点だけ残念なのは、エストロゲンの影響を受ける前に、もっと早い段階で性転換に踏み切っていれば、身長があと四、五センチは伸びていたかもしれない。とはいえ、性転換で得たものは、すべて受け入れている。

もしアランに会ったとしても、彼が女性だったと疑うことすらないだろう（というのも、アランは非常にハンサムである）。アランは、自身の過去について一切話さないので、社交的な場で〝バレる〟心配もない。アランは、一八〇センチほどの身長があるわけではないが、かといって背が異常に低いというわけでもない。いずれにしても、アランやバックにとって、テストステロンは人生を大きく転換させた。

レンガで出来た家

テストステロンやアンドロゲン（そしてエストロゲン）は、体内のエネルギーを用いて、タンパク質などの生体分子や組織を作り出すように作用するが、コルチゾールやアドレナリンのようなホルモンは、生体分子や組織を分解し、筋肉やほかの組織をはたらかせるためのエネルギーを産生する。男の子の身体を男性の身体へと成長させ、変化させるといった作用は、生理学的に見ても簡単な仕事ではない。このような劇的な変容を成し遂げるためには、非常に多くのエネルギーを必要とし、生殖器系、神経系、内分泌系、代謝系が緊密に連携して機能することが必要不可欠である。テストステロンは、身体を作り変えるという巨大なリフォームプロジェクトの現場監督であり、さまざまなスキルを持つ作業員（つまりホルモン）たちと、さまざまな資材（生体分子）の供給との間を取り持つ役割を担っている。テストステロンは、成長ホルモン、エストロゲン、インスリン、甲状腺ホルモンといったホルモンの分泌を引き起こし、身体を作り変える。というのも、これらのホルモンは、それぞれ異なる重要な生理作用を持っている。言い換えると、これらのホルモンは、人生のどの時期に、どの組織を優先的に構築するのかを決定する役目を担っている（たとえば、成長ホルモンは幼少期の成長を、テストステロンは思春期の筋肉の発達を、そしてプロゲステロンは、妊娠中、子宮機能のサポートをする）。つまり、テストステロンの作用により、これらのホルモンが、男性の生殖機能にとって必要な資材を適切な時期に適切な場所（つまり組織）に配置できるように調節しているのである。

テストステロンの作用を阻害しても、テストステロンによって引き起こされた反応を取り消すことはできない。レンガで出来た家を建てることを想像してほしい。ひとたびレンガで壁が作られてしまうと、その壁を維持することは簡単だが、改築は難しい。一方で、定期的に外壁と内壁を塗装し、エアコンのフィルターを交換し、屋根を修復し、芝に水をやるといったメンテナンス作業は容易である。つまり、テストステロンが担う体の構築プロジェクトというのは、以下の二種類である。それは、若干のメンテナンスは必要だが、一度構築してしまうとほとんど改築できないものと、継続的な手入れが必要なものの二種類である。つまり、大腿骨など大きく長い骨を成長させること、あごや眉尾根（訳注　眼窩の上にある頭蓋骨の前骨の骨の隆起。隆起は男性にあって女性にはない）などの顔の骨を男性化する、声帯を長くする（専門家は〝声帯ひだ〟と呼ぶ）といった、男の子の骨格を男らしくするといったことは、丈夫で安定しているが改造や破壊が困難なレンガで出来た家を建てることに似ている。一方で、上半身の筋力強化、生殖器系の発達、脂肪に蓄えたエネルギーの利用などは、いわば外壁や内壁の塗装、エアコンの取り付け作業といったものである。つまり、テストステロンによってこれら機能の修理やメンテナンスが行われなければ、その機能は失われる。

男性から女性への身体的な性転換（ＭｔＦ）が、女性から男性への身体的な性転換（ＦｔＭ）と比較して、身体的に非常に困難な理由は、レンガで出来た家を建てるような作用をテストステロンが持つことである。広い肩幅や四角いあご、そして高身長といった、男性らしい特徴は思春期の二次性徴でもたらされる。そのため、思春期後にその特徴を排除したり、大幅に変えたりすることは、非常に難しい。思春期で見られるテストステロンの骨への作用については5章で述べた。そこでこの章では、テストステロンによって調節されるほかの三つの男性的な特徴について見ていこう。それは、低い声、突き出たのどぼとけ、そして体毛である。男性から女性へ性転換(MtF)した人にとって、このような特徴は望ましくないが、一方で、女性から男性への身体的な性転換(FtM)した人にとっては、これらの特徴こそ望みのものだ。

声変わり

第2章で取り上げたカストラートたちを思い出してほしい。将来有望な歌声を持つ幼い男の子たちが大人になり、男らしい声になるのを防ぐために、思春期前に精巣を摘出していた。カストラートは、体の中に精巣が存在しないため、思春期に高濃度のテストステロンが分泌されず、声変わりが起こらないことで、天使のような高い声を成人しても維持できる。

私の一一歳になる息子の声は、まだ少年のままだ。数年後、彼の声が一オクターブほど低くなると、それは、私やほかすべての人に、彼の少年時代が終わったことを知らせる合図になる。声の質は、息づかい、音の高さ、声の強弱、また、性別や年齢、健康状態、社会的地位、さらには女性の月経周期など、驚くほど多くの情報を他者に与える。低く力強い声は、大人の男性らしさを示す強力な特徴で、性的な魅力があり、ほかの男性に対しても優位性を示すものになる。

では、カリスティの場合はどうだろうか。カリスティは、アランとは逆で、男性から女性へと性転換した。しかし、カリスティは、アランのように一三歳で性転換を始めたわけではなく、三〇代後半で性転換を行った。つまりカリスティは、男性として、第二次性徴が引き起こすさまざまな変化を思春期に経験している。カリスティは次のように語った。

子どもの頃、母の洋服を着るのが好きだったわ。自分の性別については、何か違うような気がしていたの。ただ、周りの大人たちは、私の事を「男の子だよ」と言ってくるので、男の子のように振舞ってはいたわ。けれど、それでも何かが違う、なぜか後ろめたかったの。洋服そのものが悪いわけではないのよ。もちろん、子どもの頃から、洋服はただの衣装だとわかっていたわ。でも、衣装というのは、俳優のように、何かをより深く、より豊かに表現するための道具として機能するの。私にとって「自分は女の子」という感覚が生まれてからずっとあったわ。だから洋服は、私が本当の私である感覚を表現するのを助けてくれたわ。母の洋服を着るとしっくりするの。なんとなく自分らしさを得られたのよ。

テストステロンは、わたしが大人へと成長するとき、非常に重大な効果と影響を引き起こしたのね。

アランは、もう少しだけ男性として思春期を経験し、身長をもう少しだけ高くしたかったと思っていた。カリスティは身長が一九三センチもある。ただ、カリスティにとっては、これほどまでに背が高くならず、また、男性のような骨格でなければ、彼女の人生はもう少し楽なものだったのかもしれない。それでもカリスティは、性転換した自分を誇らしく思っている。

カリスティは、思春期に声変わりして声が低くなった。彼女はボイスセラピーのトレーニングによって、低くなった声をある程度女性らしい声にして出せるようになるが（性転換した女性がよくやるように）、それでも男性らしい声色であることには変わりない。受話器越しに聞こえる彼女の声色は男性のものだったので、私にはその声色を意識しないようにするのに努力が必要だった。カリスティにとってこの男性らしい声が、人生をいかに生きづらいものにしているのか容易に想像できた。

ヒトの一生において、エストロゲン、プロゲステロン、成長ホルモン、甲状腺ホルモンなど、さまざまなホルモンは、声帯、とくに喉頭に作用して声質に影響を与える。思春期の男性のテストステロンほど体に強力な影響を与えるものはなく、とくに男性のテストステロン濃度は、女性の二〇から三〇倍も高い（なお、思春期の女性の声に対する性ホルモンの影響は小さい。ホルモンバランスが変化する閉経期や閉経後では、女性も声が低くなるが、それと比較しても、男性の声質の変化は顕著である）。

喉頭は、首の上側にある、管のような構造をしている（図9・1）。喉頭は気管にも繋っており、気管は胸腔（きょうくう）内を通って、肺へと分かれていく。このようなしくみで、空気が鼻と口から肺へと行き来できるようになっている。喉頭はまた、水や食べ物を飲み込むときに、気道を塞ぐ弁としても機能する。このように喉頭は、生きるために非常に重要な構造であるだけでなく、空気の流れを調節することで、声を出したり、叫んだり、歌ったりすることを可能にしている。

喉頭の中には声帯があり、これは一対の短い輪ゴムのような組織で、喉頭を挟むように引き伸ばされ

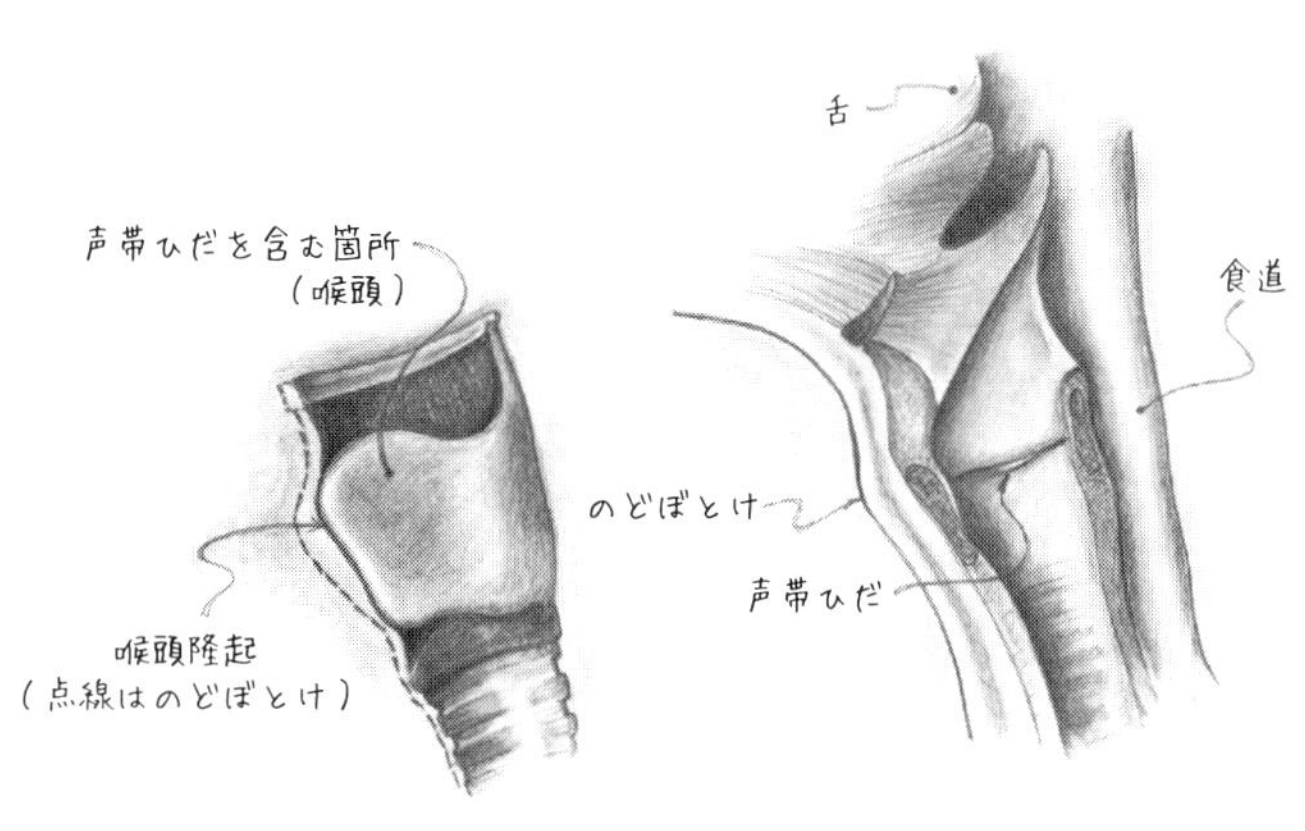

図9.1　声道

た状態で存在する。私たちはこの声帯を操作することで、声帯の振動数を変化させ、音を作り出す。具体的には、声帯に結合している筋肉を縮めたり緩めたりすることで、声帯の形や張り、そして声帯のすきまの量を変化させる。これはちょうど唇を伸ばしたり、閉じたり、開いたりするのに似ている。男性の思春期では、喉頭組織にアンドロゲン受容体が豊富に発現しており、テストステロンがアンドロゲン受容体に結合して作用することで、喉頭の組織を伸び広げて膨らませる。さらにテストステロンは、喉頭組織の管の直径を大きく、より太く形作るようはたらき、また、声帯を厚く長くする。

声帯の長さと厚みは、声の低さを決める重要な要素である。弦楽器を演奏した経験があれば、この原理はなじみ深いだろう。演奏の経験がなければ、輪ゴムを準備して、二本の指の間できつく引っ張り、弾いてみよう。次は、輪ゴムにたるみを持たせ、ゴムを厚くし、もう一度弾いてみよう。あるいは、輪ゴムの長さを変えて実験してみてもよい。長くて分厚いヒモや輪ゴム、そしてコードは、弾くと

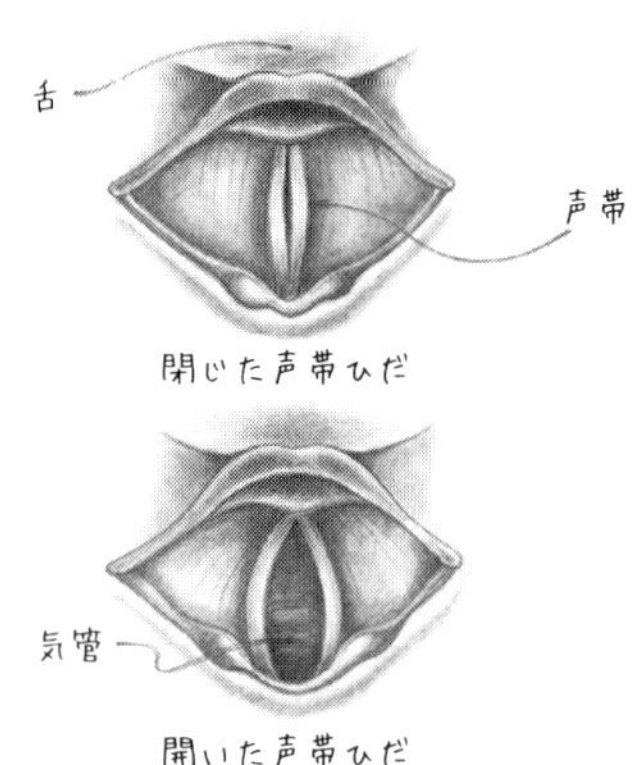

図9.2　喉頭と声帯ひだの交差する場所

ゆっくり振動して低い音を出す。一方で、短く薄いヒモや輪ゴムの場合、弾くとより速く振動し、高い音を出す。

喉頭の靭帯と筋肉の発達を促し、顔の骨を成長させ、鼻腔と副鼻腔を広げたりするなど、テストステロンのほかの作用も、声を男性化させるのに一役買っている。男性が思春期を迎えると、テストステロンは彼らの喉頭の位置を下げるようにも作用し、声道の共振（共鳴）周波数（ホルマント周波数と呼ばれる）を低くする。これらの変化によって、大声を出すことが可能になる。

声帯に対するテストステロンの作用は、テストステロンを阻害し、思春期後にエストロゲンを投与しても、元には戻らない。一度分厚くなって伸びた声帯を元の状態に戻す唯一の方法は、声帯を手術するしかない。しかし、女性から男性に性転換した人にとって、ホルモン補充治療の開始が何歳であれ、男性らしい声になるのは比較的スムーズで問題ない。というのも、男性と同じ量のテストステロンを投与さえすれば、二〜五か月で声が低くなりはじめ、一年以内に安定した声になる。ただし、男性として生まれた人と同程度に声が低くなることはない。

　というのも、女性として思春期を経験し、二次性徴を終えた後で高濃度のテストステロンを摂取すれば声帯は分厚くなるものの、喉頭への影響は限定的だからだ（同じように、広くなった骨盤を狭くすることはできない）。女性として思春期を経験すると、喉頭の直径は男性と比較して小さく、高濃度のテストステロンを摂取しても直径が広がることはない。そのため、声帯を男性のように引き伸ばすことができない。つまり、喉頭、声帯、胸腔、鼻腔といった声を低くするための共鳴室が男性と比較して小さいため、低く力強い声を出すことが難しい。とはいえ、女性から男性に性転換した人の多くは、テストステロンによってもたらされた声の変化に満足している。

　カリスティは、自分の低い声とともに生きる術を学んだ。ただ、手術しない限り、耐え続けて生きなければならない男性的特徴がもう一つある。それは、飛び出しているのどぼとけだ。これもまた、テストステロンの影響を受けている。

のどぼとけ

　一度ののどぼとけを気にしはじめるとやめられなくなってしまう（少なくとも、私はそうだ）。女性にものどぼとけはあるが、男性のように飛び出してはいない。いったいどうして男性だけ飛び出して大きいのだろう、と思うかもしれない。

　また、なぜ、のどぼとけを英語で〝Adam's apple（アダムのリンゴ）〟と呼ぶのか不思議に思うかもしれない。その語源について、エデンの園で食べた禁断の果実がアダムの喉に刺さった、といわれるが、残念ながらこれは神話である。言語学者によると、ラテン語の〝Pomum Adami〟は〝アダムのリンゴ〟と訳されているが、これは誤訳で、ヘブライ語では〝ヒトのコブ〟を意味すると説明している。いやいや、これもどうやら間違いのようである。メリアム・ウェブスター（訳注　辞書を編纂している会社）の辞書編さん者によると、すべての始まりは、中世アラビアの医学者がのどぼとけを〝ザクロ〟と呼んでいたことがきっかけだとしている。いずれにしても、さまざまな経緯を経て、〝アダムのリンゴ〟と呼ばれるようになった。

〝アダムのリンゴ〟の語源はさておき、のどぼとけは、喉頭の一部である甲状軟骨と呼ばれる組織で、声帯を守っている。この甲状軟骨は、二枚の板状の薄片からできており、正中線で結合してのどぼとけを形成する。男性の喉頭は、思春期に高濃度のテストステロンに反応して成長する。そのため、軟骨が覆っている長い声帯が突き出し、二枚の軟骨が結合する角度は男性の方が鋭くなる。男性は、二枚の軟骨は約九〇度で結合するが、女性の場合は約一二〇度で結合し声帯を覆う。つまり、思春期に高濃度のテストステロンにさらされた人のほうが、のどぼとけが突き出るようになる。思春期以後に、女性から男性へ性転換する場合に投与されるテストステロンによって、のどぼとけが成長する場合もあるが、その発達度合いはさまざまである。

そしてもう一つ、ひと目で性別がわかる特徴は、顔のひげである。これは、多くの性転換した男性が望む特徴で、テストステロンの補充によって実現できる。一三歳でテストステロン補充療法を開始したアランは、今では黒くて短いあごひげを生やしている。二八歳から治療を開始したバック・エンジェルは、多くの男性が羨むような立派なあごひげを生やしている。

毛深くなる

自分の体毛は濃い、あるいは頭髪が薄いと思う人は多い。テストステロン濃度の高い人は、その両方を感じる傾向にある。ただ知っておくべきことは、ヒトの体毛や頭髪の状態は、哺乳類の中でも特別だということである。ほとんどの哺乳類の皮膚は、分厚い毛皮で守られているが、ヒトの皮膚は、通常、大部分がむき出しになっている。また、長い頭髪を生やしているというのも、ヒトの奇妙な特徴で、ヒトに近縁の霊長類でさえ、典型的な哺乳類の髪型、つまり毛むくじゃらである。なぜ、ヒトだけ体毛が薄いのだろうか。その異常な状態を説明する有力な仮説が、〝汗をよくかいたものが生き残った〟というものである。

約七〇〇万年前以降、ヒト科の祖先がアフリカの熱帯雨林から日当たりの良いサバンナへと移動し、直立歩行をするようになった頃、体内の熱を効率よく放出する必要性が高まったと考えられる。そこで、ヒト科の祖先は毛皮のコートを脱ぎすて、汗腺を増やした素肌に交換し、より効率的に身体を冷却できるようになった。直立歩行するようになったことで、真夏の太陽にさらされる面積は減少したが、頭頂部が無防備な状態になった。そこで太陽の光から頭部を保護する必要が出てきた。その解決策は？そう、頭頂部に頭髪を生やし、一方身体の他の部位には体毛を薄くまばらに生やすようになった、というのが、この仮説である。

思春期前の男の子も女の子も、皮膚は柔らかくて、軽い「胎毛（あるいは産毛）」（桃の毛とも呼ばれる）で肌はおおわれている。思春期が近づくにしたがって、男の子も女の子も副腎から少量のアンドロゲンが分泌され、陰毛や腋毛が生えてきて、さらにはニキビもできるようになる。しかし数年後には、卵巣と精巣がそれぞれの性ステロイドホルモンを分泌し始める。すると、これが思春期の分岐点となる。バック・エンジェルのような、テストステロン濃度の低い女性は、毛包が発達せず、細く柔らかい毛を作る。そのため、女性の脚や腕は、男性と比較して毛がかなり薄く、顔には濃い毛が生えてこない。

一方、カリスティのような、テストステロン濃度の高い男性は、毛髪研究者がいうところの〝性的に成熟した生物学的なオスであることを表す、ヒトという種における最も明白な生物学的特徴〟の発現へと導く。つまり、高濃度のテストステロンは、とくに顔や胸にある産毛を生やす軟毛性毛包を、髪やひげなど太い毛を生やす終毛性毛包へと変化させる。男性は、ほかの哺乳類と比べるとほぼ毛がないように見えるが、女性と比べれば、それでも男性は毛深い。

男性の毛深さのおもな原因は、実はテストステロンによるものではない。第4章に登場した5-αリダクターゼ欠損症の少年、タマンのことを覚えているだろうか。タマンは、テストステロン濃度が高かったものの、5-αリダクターゼという酵素の遺伝子に変異があったため、テストステロンから強力な生理作用を持つジヒドロテストステロン（ＤＨＴ）が作り出せない。タマンは、ＤＨＴを体内で産生できないため、幼少期にペニスが十分に発達せず、成人しても顔にひげが生えてこない。

頭皮以外のすべての毛根の内部に存在する太い毛（終毛）の成長には、ＤＨＴが必要である。毛包細胞内では、テストステロンがDHTに変換される。DHTは、アンドロゲン受容体と強固に結合し、終毛の成長を促進する遺伝子の転写量を増加させる。

性転換した男性（女性として出生）にとって、テストステロン濃度を女性から男性の濃度へとホルモン補充療法により引き上げると、療法を始めてから通常一年以内に、体毛と顔毛が確実に増加する。しかし、性転換した男性の中には、自分が好むようなたくましいヒゲが生えてこない人もいる（性転換していない〝シス〟男性（つまり、生物学的性別と性同一性が一致している男性）にも、ヒゲが生えてこない人はいる）。これには、毛包の数が十分ではない、毛包がアンドロゲンに対して感受性が低い、あるいは十分量のDHTを産生していない、といったいくつかの原因がある。

一方、男性の思春期を経て性転換した女性（男性として出生）にとって、体毛に対するテストステロンの作用を簡単に取り除くことはできない。テストステロンが軟毛性毛包を終毛性毛包へと発達させる、つまり毛根を大きくし、アンドロゲンに対する感受性を高めると、元の軟毛性毛包の状態に戻ることは二度とない。（女性になるためのホルモン療法の一環として）テストステロンを阻害し、体内のエストロゲン濃度を高めると、確かに、終毛の成長が遅くなり、毛の直径も小さくなるが、問題を完璧に解決できるわけではない。

カリスティのような性転換した女性にとって、テストステロンの持続的な影響は苦痛であり、毎日、もしくはもっと頻繁にひげを剃る必要がある。経済的に余裕がある人は、レーザー脱毛や電気脱毛によってこの問題を克服している。実際、カリスティはこれらの治療を行い、頑固な毛根との戦いから解放された。

思春期は、男性にも女性にも筆舌に尽くしがたい痕跡を残すため、思春期以降に行う身体的な性転換は非常に困難を伴うようになる。そして、もしかするとより重要なのは、アランのような人にとって、思春期そのものが苦痛になる。彼は子どもの頃、エストロゲンによる思春期がもたらす変化をひどく恐れていた。胸が大きくなり始めると、悪夢を見ているように思えた。このような外見上の女性への変化は、彼の内面的な気持ちを裏切るものだった。

女性は男性より一年ほど早く思春期を迎え、多くの場合、高校生になる前までには、身体が大きく成長する。アランは一三歳という比較的早い時期にテストステロン補充治療を開始したにもかかわらず、胸が大きくなり、骨盤が広くなるといった女性の第二次性徴を妨げるには遅すぎた。

アランとカリスティは、生まれつきの性で典型的な思春期を過ごし、その過程で自身の望まない身体的特徴を得てしまった。最近の薬であれば、それらは防げていたはずだった。

思春期を遅らせる

ジェンダークリニックの受診者数が増加するとともに、思春期抑制剤の需要が急増している。思春期の身体的な変化を引き起こす性ステロイドホルモンの分泌を抑制するのが、思春期抑制剤である。思春期抑制剤は歴史的に見ると、思春期早発症という、通常の思春期よりも早い時期に性ステロイドホルモン濃度が上昇するという深刻な疾患の治療のために使用されてきた。この疾患では、三歳の子どもでも、胸が大きくなったり、ひげが生えたり、精巣が大きくなったり、ペニスが長く太くなるといった変化が見られる。つまり思春期抑制剤は、思春期早発症の子どもたちの早すぎる性成熟を抑制し、通常の小児期の成長スピードに引き戻す。

自分の望まない身体に変化することを希望しない性別不合の患者に対して、この思春期抑制剤が用いられることがある。つまり思春期抑制剤によって思春期が始まる時間を遅らせることができれば、それまでの間、性転換について考えるための時間を稼ぐことができる。そして、性転換を希望すれば、思春期抑制剤の服用を止め、ホルモン補充療法を開始すればよく、一方、性転換をしないのであれば、思春期抑制剤の服用を止めれば、通常の自然な思春期が始まる。

この思春期抑制剤を服用して実際に思春期を遅らせた、男性として生まれた一二歳のサーシャに、話を聞いた。

サーシャの場合

小さい頃、両親は私が着たい洋服であれば、なんでも選ばせてくれた。だからピンク色の洋服を着たり、女の子の洋服や雑貨が売られているエリアで買い物することもあったんだ。つまり、性別の壁を作らずに育てられてきた。だから、私が着たいと思う洋服であれば、なんでも着ることができた。

トランスジェンダーの合宿にもう数年ほど通っているんだ。最初の年は、女の子らしい洋服を着ていったけど、周囲には男の子だと認識されていたし、男の子のような話し方をしていた。けど、そこで知り合った友人たちは、みんな病院に通っていて、いつ思春期が来るかについて検査を受けていた。だから、思春期抑制剤をいつでも処方してもらえるようになっていた。でも、私は今まで思春期抑制剤の話など聞いたことがなかった。

合宿から帰る車の中で、母に思春期抑制剤の話をした。でも、その時は薬が欲しいというわけではなく、そういう薬があるって、とだけ。すると母が「サーシャ、病院の予約をして、診てもらおうか」と言ってくれた。そこで初めて私は、思春期について考え始めて、男性として思春期を迎えることは嫌だと気付いたんだ。

大きくなり、進級するにしたがって、周りの男の子たちの声は低くなっていってた。そしてあの〝のどぼとけ〟。あのようにわたしはなりたくなかった。あのような見た目にはなりたくないと気づいたんだ。男の子の思春期を経験したら、あのような低い声になってしまうだろうし、男の子としてしか認めてもらえなくなる。男の子の思春期を経験すると一生消えない変化が起こってしまうと分かっていたから。だから私にとって、思春期抑制剤を服用するかどうかより、男の子の思春期を経験しないという決断のほうが重要だった。とにかく、思春期を経験したくない。ただ、それだけだった。

私はとても女の子らしい服装と振る舞いをしてると思う。そうするのが好きだ。私のジェンダー代名詞は〝サーシャ〟。ノンバイナリー（訳注　自認する性が、男性でも女性でもどちらでもないこと）のような感じに聞こえるよね。でも、私はとても女の子っぽいかもしれない。ただ私自身は、男女どちらかじゃなくて、どっちつかずなんだ。自分の事を女の子っぽいとは思うけど〝彼女〟って呼ばれるのはあまり好きじゃない。

人前で〝彼女〟と言われるのは構わないけど、知り合いには〝サーシャ〟って呼んでほしいな。それまでは、あまり気にしていなかったから〝彼〟と言われても気にしなかった。でも、今は自分の振る舞いや服装も気になりはじめているし、男の子の思春期を経験してしまったら、自分の人生はきっとうまくいかなくなると思うんだ。

声が低くなって、体毛が濃くなって、のどぼとけが出てくることを考えただけでも嫌だ。とにかく、見た目が嫌。生まれたままでいいけど、体中に毛が生えて濃くなってくるのは嫌なんだ。そうなると、本当に女性として生きていけなくなる。

鏡を見て、自分が男性になっているのは見たくない。

Q　ジェンダークリニックに通い始めてからのことを教えてください。

母に相談して一か月後ぐらいだったかな？　面談を受けたのは。思春期抑制剤を服用するほうに心が傾いていたけれど、でも、それほど欲しいとも思わなかった。だから「思春期抑制剤が欲しい？」と聞かれたときに「欲しいかもしれないし、欲しくないかもしれない、よくわからない」と答えた。その後、五回ほど面談を重ねるうちに、「たぶん」、「きっと」、「うん、すごく欲しい」、「絶対欲しい、必要よ」という感じで変化していった。どの面談でも、一度考えたらもうちょっとという感じだった。そこで、血液検査を受けて、思春期がどの程度まで進んでいるのかを調べてもらったの。そして、実際の思春期が始まる少し前に、手術（思春期抑制剤の入った小さなパッチを体内に埋め込む）を受けたわ。手術を受けて本当によかったと思っている。

思春期抑制剤の服用を止めた後、今度はエストロゲンを服用しようと考えているんだ。女性らしくなることについてはあまり気にしていないけど、それよりも重要なのは、男性らしい特徴を一切持たないことなの。だから、エストロゲンの服用について抵抗はない。その一方で、男性の思春期を迎えることだけは望んでないんだ。

サーシャは、大人になったら何になりたいか、まだ決まっていないようだが、ファッションデザイナーかメイクアップアーティストになりたいようだった。

脳下垂体への情報の遮断、テストステロンの阻害、そして思春期

ホルモン受容体の機能を阻害するホルモン阻害剤もあるが、思春期抑制剤は、脳から生殖腺へ伝達される性ステロイドホルモンの産生を促す情報を阻害する。通常、脳が生殖腺に対して、性ステロイドホルモンを分泌させるためのシグナルを送り始めると、思春期が始まる。そして脳からのシグナルを受けている限り、性ステロイドホルモンは産生され続ける（男性は成人期のほとんどの間、女性は閉経するまでの間）。具体的には次の通りである。まず視床下部からGnRH（性腺刺激ホルモン放出ホルモン）が分泌される。すると視床下部のすぐ下に位置する脳下垂体へと作用し、性腺刺激ホルモンである黄体形成ホルモン（LH）と卵胞刺激ホルモン（FSH）の放出を促す。LHとFSHは、生殖腺（卵巣も

しくは精巣）に輸送され、エストロゲンとテストステロンなどの性ステロイドホルモンの産生と分泌を促す。

サーシャが服用している薬は、思春期抑制剤として最も広く使われているものである。皮肉なことに、思春期抑制剤は、思春期にＧｎＲＨ受容体を活性化させることで性ステロイドホルモンの分泌を阻害している（この薬はＧｎＲＨの作用を真似するためＧｎＲＨアナログと呼ばれる）。しかし、どうすればそのような作用が可能なのだろうか？　思春期抑制剤は単に、生殖腺からの性ステロイドホルモンの分泌を促すのではないか？

なぜ思春期抑制剤が作用するのかについて説明しよう。通常、ＧｎＲＨは脳下垂体をパルス状に活性化させるが、このパルス状の活性化は、脳と生殖腺の間の情報伝達系全体が正常に機能するのに必要である。脳下垂体は、視床下部から六〇～九〇分に一回の絶妙な間隔でＧｎＲＨの刺激を受け取ると、ＬＨとＦＳＨを血中へ分泌する。まるで、脳下垂体が二つのホルモンを産生し、分泌できるよう、視床下部は、絶妙な休憩をはさんで丁寧に依頼しているような感じである。つまり、十分な休息時間があれば、脳下垂体は勤勉に機能する。しかし、ＧｎＲＨがパルス状ではなく、継続的に脳下垂体を刺激し続けると、脳下垂体は「いい加減にしろ」とばかりに、完全に反応を止めてしまう。すると、ＬＨもＦＳＨもまったく分泌されず、生殖腺は性ステロイドホルモンを分泌するためのシグナルを受け取ることができなくなる。つまり思春期抑制剤は、脳下垂体を過剰に刺激することで、その機能を阻害する。そのため男性では、テストステロンが産生されなくなる。

思春期抑制剤は、思春期の初期、つまり一〇～一二歳の頃から最大で約四年使用することができる。

最終的には、生まれ持った性別本来の思春期を開始させるか、あるいはホルモン補充療法を開始するのかを決めなければならない。ホルモン補充療法は、男性または女性特有の第二次性徴（体毛、低い声、胸の発育、脂肪細胞の分布の変化、筋肉の発達など）を引き起こすが、生殖器官の発達は引き起こさない。

思春期を一時的に止める影響

思春期抑制剤は、生殖機能だけでなく脳の自然な発達も妨げてしまう。思春期に性ステロイドホルモンがどのように脳に影響を与えるのかについては、まだわからないことが多い。ただ思春期は、脳の組織化を行う第二の時期である可能性が高く、神経回路形成にエストロゲンとテストステロンが関与している可能性が高い。

性別不合の子どもの治療に思春期抑制剤を用いるようになったのは比較的最近であるため、長期的な作用に関する研究成果が存在しない。しかし、社会的、身体的、心理的、そして生殖的なリスクについて、いくつか明らかになっていることがある。思春期抑制剤を服用している子どもは、同年齢のほかの子どもたちよりも身長が低く、身体的に未発達であることが多い。思春期抑制剤の服用をやめれば、通常の身体的な成長が起こるが、思春期の同世代の仲間と発達期がずれてしまうことによって、精神的にはつらい思いをする。思春期は骨密度を高めるために重要な時期でもあり、思春期を遅らせると骨の強度が不可逆的に低下する可能性があるが、現状では明確な研究成果がない。とはいえ、身体的な変化だけでなく、自分自身についてどのように感じるのかといった気持ちの変化とも連動している。つまり、思春期は、自分の性別に対する感情をわかるのに非常に重要な時期であるため、思春期を一時的に阻害することは、身体的、認知的、精神的な成長に伴う情報を得るチャンスを減らすことにもなりかねない。

思春期抑制剤の服用を止めると、生まれ持った性別での思春期が始まる（ただ注意しなければいけないのは、遅い年齢で思春期が始まるため、通常の思春期とまったく同じ効果が得られるとは限らない）。思春期抑制剤は、おおむね一時的かつ可逆的な介入だといえる。一方、ホルモン補充療法、とくにテストステロンを用いた場合は、一時的かつ可逆的介入とは言えない。年齢を問わず、ホルモン補充療法を受けると決めた人は、生涯にわたってホルモン補充療法を受け続けることになる（さらに望むなら、性別適合手術を受ける場合もある）。そのため、異なる性の思春期を経るという決断は、思春期抑制剤を服用する決断と比較して、生涯にわたって心身に深刻な影響をもたらす。しかし、思春期抑制剤を使用した性別不合の子どもの約九五％は、ホルモン補充療法へと移行しているのである。

思春期抑制剤を使用する子どものほぼ全員が、最終的にはホルモン補充療法による性転換を行っているという事実から考えると、思春期抑制剤を使用する前に、生殖能力への影響について慎重に考える必要がある。生殖器系を発達させる前に、思春期抑制剤からすぐにホルモン補充療法へと切り替えた場合、生殖能力を維持するための選択肢はかなり狭まる。つまり、女性から男性へ性転換する人が、思春期抑制剤を用いて本来の卵巣の発達を抑制し、その後テストステロンの投与により男性としての思春期を経ると、卵を二度と作り出すことができない可能性がある。これと同じように、男性から女性へ性転換する人が、エストロゲンを服用し、精巣の発達を抑制し、女性としての思春期を経ると、精子を産生できる可能性は低くなる。生殖器系が成熟し、卵や精子が産生されるようになるまでの十分な期間、自然な思春期を経れば、その後ホルモン補充療法に移行したとしても、卵や精子を採取し、超低温で凍結保存することが可能になる。この方法により、将来的に生殖補助医療を受けることができる可能性が残る。また、思春期を経て、生殖腺が自然に成熟した後に、ホルモン補充療法を行った場合、性別適合手術を受けず、生殖腺を摘出していなければ、ホルモン補充療法を止めたときに、生殖能力が自然と回復する可能性もある。

ただ本書は、医学的なアドバイスを提供するものではないことを強調しておく。とくに思春期抑制剤に関しては、子どもの保護者や介護者は、資格のある専門家に相談し、できればセカンドオピニオン、さらにはサードオピニオンを得ておくべきである。しかし、性別を変えるという人生を大きく変える決断をする若い人たちに最善のサポートを提供するためには、今後さらなる研究が必要だということは言うまでもない。

テストステロンの服用と中止

ほとんどの人は、ホルモン補充療法で性転換をした決断について満足している。しかし、中にはそうでない人もいる。つまり、性転換後、再び元の性別で生きることを望む人もいる。今のところ、〝逆性転換〟の頻度に関する信頼に足るデータはないが、逆性転換についての経験を共有したいという人を見つけるのは簡単だった。逆性転換を経験した女性であるステラに、テストステロンを服用して、男性として生活した三年間について話を聞いた。

一五歳のときに、トランスジェンダーであることをカミングアウトし、一六歳のときにホルモン補充療法で性転換治療を始めたわ。

私は、孤独で落ち込んでいたの。自分の体、人生が嫌いだったし、両親ともうまくいっていなかった。友達は全然いなかったし、よく泣いていた。子どもの頃、性別違和感はなかったけど、一〇代になってから感じ始めるようになったわ。自分の女性らしい身体が嫌いで、それに関して何もしたくなかった。胸や膣が自分についていることすら認めたくなかったし、それらを見ることや他人に見られたり触られたりすることも嫌だった。性衝動はあったけど、テストステロン投与を始めるまで性交渉をしたこともなかった。自分の性について理解しようと努めていたけど、それでも自分が女性に惹かれていることはわかっていたの。

週に一度、テストステロンを自己注射していたわ。最初の注射後、即効性の抗うつ剤を注射されたような感覚があって、この反応はテストステロン注射をしている三年間ずっと変わることはなかったわ。週に一度、注射を打つと、すぐに気分が高揚して、私の決断は正しかったと思えたの。ある意味、自分の身体がきちんと制御されているという感じだったわ。とても解放された気分になり、身体が自分に対して与えている（と、当時の私は思っていた）痛みから逃れることができたの。そして、テストステロン注射は、しばらくの間とてもよく効いてくれていた。

テストステロン注射によって将来起こりうることについて調べていたの。そして、実際に調べて知っていたことが、ほぼすべて自分の身体で起こったの。声は急激に低くなり、とても気分が良かったわ。顔、胸、脚〔文字通り全身に、お腹、胸、背中、肩…そして性転換した男によくあるように肛門回り（性転換した男性に聞いてみて）〕など、自分が欲しいと思っていた部位に濃い毛が生えてきたの。注射してから六か月もしないうちに、簡単に男性になれたわ。そこでジムへ行き、ウェートトレーニングをするのが好きになり始めた。それは、有効なストレス解消法だったわ。ただ思い返してみるとそれは、逆性転換の必要があると気づかせた出来事の一つだったかもしれない。身体を鍛え、筋肉をつけ、見た目はものすごく男らしくなったのだけど、自分の性転換に不満があったの。どれだけ性転換後の経過が良くても、結局、性転換した男性として完全に快適だと感じることは永久にないだろうと感じてしまったの。つまり、個人的に決して満足することはないだろうということが分かったわ。

テストステロン治療を受ける前に抱えていた悩みの多くは、治療を始めてからも残ったままだったわ。一八歳の頃、単科大学を受験したけど合格できなかった。私は、自分の人生で何をしたいのかと自問自答するようになって、本当に混乱した気持ち陥ったわ。体重がものすごく増え、その後運動するようになり、増えた分についてはほとんど解消することができた。そのときになって初めて「あ、自分の身体が好きだ！」と感じられたの。その時点では、まだ胸の手術はしていなくて、性転換する前は、自分の胸が嫌いだったのに、今では自分の体が好きだと感じたのには、とても驚いたわ。実は、胸があるかどうかなんて問題じゃなかったのね。「男には胸はあるべきではない」

から嫌ってただけ。つまり、自分の身体が問題ではない、ということに徐々に気付いていったわ。元に戻るという選択肢があるとは思ってもみなかったけど、テストステロン注射を止め、身体を自然に任せてもよいとわかったの。自分の今の体で問題がないことがわかって、またどうすれば自分の体で心地よくいられるのかもわかったの。私は、今の体のままでなりたい自分になれるのであって、何も変える必要がない、と気付いたの。だから、一九歳のときにテストステロン注射を止め、自分の体内で作られるエストロゲンに身を任せることにしたの。

逆性転換のために体に何もする必要はなかったわ。この一年間、卵巣に本来のホルモン、つまりエストロゲンを分泌させたことで、外見も十分に変化し、女性として普通に生活することができるようにもなった。しかし、残念ながら元に戻らないものもいくつかあるの。

声は未だに男性のままだから、私が女性だと認識されないこともあったりして、今はそのことにかなり動揺しているわ。テストステロン注射を始める前までは、性転換後に一番楽しみにしていた変化だったのだけど…。のどぼとけも大きくなってしまったから、これも嫌なの。けど、いつか手術で小さくしようと考えているわ。顔と体の毛も濃すぎて処理するのがとにかく大変。レーザー脱毛を始めたら、煩わしくて、お金もかかるけど、太くて濃い毛にはこれしかないの。あと、クリトリスはまだ平均よりも大きいけど、まあ大丈夫かな。

他人が私を見る目がかわったとしても、私は自分の身体から離れることはできないことは分かっているので、自分自身に満足できるようになれば良いなと思うわ。

女性であることや女性らしさといったことには、まだ困惑しているけれど、全体でみれば以前よりかなり幸せだと思う。大学で何を専攻するかは分からないけれど、いつの日か逆性転換の経験について本でも書ければと思っているわ。

テストステロンと性的衝動

今も思春期抑制剤を服用しているサーシャを除いて、インタビューをした全員が性欲の極端な変化を経験していた。これこそがテストステロン補充療法によって性転換したことによる最も顕著な効果である。

アラン（性転換した男性）、カリスティ（性転換した女性）、ステラ（逆性転換した女性）のインタビューから、テストステロン補充療法によって性的衝動がどのように変化したのかを見てみよう。

アラン

以前から女性に対して惹かれ、性欲もあった。これは、テストステロンを注射してからも変化することはなかった。しかし、性転換する前の生まれ持った女性の身体のまま、性交渉を持ちたいとは思わなかった。パートナーと性交渉する前に、本当の自分として見てもらいたかったので、まず性転換して、男性になることが重要だった。

テストステロン補充療法を開始して割とすぐに性欲が湧いてきた。テストステロン投与を開始する前までは、勃起という概念がわからなかった。しかしテストステロン投与を開始後は、性欲が沸き上がるとクリトリスに急激なそして激烈な圧迫感とでもいうような感覚に似たものを感じるようになった。テストステロン投与開始前と比較して、性欲はより頻繁に起こるようになった。

カリスティ

一〇代の頃、そしてその後成人してから性転換した私は、女の子がとても好きだったけど、自分はバイセクシャルだと当時は思っていたわ〔現在はクィアだと性自認している。（訳注　クィアとは、元々は〝不思議な〟〝風変わりな〟〝奇妙な〟という意味の英語で、同性愛者への侮蔑語であったが、一九九〇年代以降は性的少数者や、ＬＧＢＴのどれにもあてはまらない性を指す言葉になった。つまり、男性でも女性でもなく、単に人間だという認識に近い）〕。どんな理由であれ、テストステロンによって起こる思春期は、もう二度と経験したくなかったわ。本当にいろいろあり過ぎたの。たとえば、自分の性的な反応をコントロールできるようになるまで、何年もかかったわ。数学の授業中にボーっとしていたら突然勃起していたりしたの！　もう、気が散って仕方がなかったわ。テストステロンは、即効性のある薬のようで、陳腐な表現だけど、まるでペニスでものを考えているようなものだったわ。

でも、ホルモン補充療法による性転換（テストステロンをブロックしてエストロゲンを増加させる）を開始すると、性的指向が変わって、これまでのように女性にも惹かれていたのだけど、男性に対して、より興味を持つようになったの。だから、性的指向が劇的に変化し、以前のように、セックスのことで頭がいっぱいになるようなことはなくなったわ。沸き立つような性欲を失ったことは、気にならなかった。それよりもむしろ安心できたし、セックスをより楽しめるようになったの。そして、自分の身体が女性になったから、より心地よく過ごせるようになったという理由もあるのかもしれないけれど、それだけじゃなかったわ。とにかく、すべてが良くなったの。たとえば、オーガズムのピークの強烈さは昔と違って劣るかもしれないけれど、今はピークがあるわけではなく、また性器だけで起こるわけではなく、ただ起こってそして過ぎ去る感じ。でも、全身が性器になったように反応し、オーガズムは長く続くようになり、そして全身に影響を与えるようになったわ。以前も、パートナーとの感情的なつながりを意識していたけれど、今では、パートナーである婚約者との感情的なつながりが、性的な反応や悦びに対してとても大きな役割を果たしているわ。

ステラ

性欲が存在する限り、それが増すことは分かっていたけれど、それはあたかも昼と夜のような感じだったわ。テストステロンを注射して数か月間過ぎると、女性のことが好きだったのにもかかわらず、男性に対して性的に興奮するようになったの。誰が自分を見ているのか、そして誰が私のことを好きになってくれているのか、といったことを考える時間が長くなっていったわ。もし誰かが私にアプローチしてきたら、すぐさま満たさなければならないように感じられたの。セックスは本当に素晴らしくて、テストステロン投与中は、本当に良いオーガズムを感じることができた。性転換する前に経験したような、ゆっくりとした全身でオーガズムを感じるようなものとはまったく反対の別物で、濃縮されたものが素早く解き放たれるような感じだったわ。

テストステロン注射を止めて数ヶ月もすると、性欲は衰えていった。でも今では、まったく別の形で戻ってきてるわ。どうも性的に興奮する仕方が違うみたい。テストステロン注射中は、性的に興奮しているのが一目瞭然で、とにかくその濃縮された性欲を素早く解き放ちたくてたまらなかった。一度オーガズムを感じた後の解放感は、身体的に満足度が高かったわ。どうもテストステロン治療中は、オーガズムに対して非常に敏感になっていたように思う。一方で、今の女性としての自分においては、一度しかオーガズムを得られないと不完全な感じがする。解放というより、何か大きなものを構築しているような感じ。偏見かもしれないけれど、両方のオーガズムを経験した自分にとって、テストステロンに依存しないオーガズムのほうが好きだと断言できるわ。

アラン、カリスティ、ステラが語ったことは、ホルモン補充療法によって性転換した人を対象にして行われた研究成果を裏付けている。それは、性欲は一般的にテストステロンによって引き起こされるというものである。テストステロンを用いて女性から男性へと性転換すると、衝撃的な性欲の世界に突入するため、それに慣れるまで時間がかかる。一方、男性から女性への性転換では、しばしば性欲の低下が起こる。といっても、完全に性欲がなくなるわけではなく、エストロゲンによって性的な悦びが衝撃的ではなくマイルドになり、より全身的なものへと変化する。

だからといって、テストステロンが脳へ作用することで、性欲を引き起こすという結論に飛びついてはいけない。というのも性転換期には、ほかの身体的な変化や自分が望む性別へ変化することで生じる心理的な変化が入り混じっている。つまり、テストステロンによって引き起こされる性欲に対する神経への影響からこれらすべて身体的および心理的な潜在的な要因を取り除くことは難しい。とはいえ、性欲の変化には驚くほど一貫性があり、目に見える身体の変化が先行して起こる。それは、単にセックスをより愉しむということではなく、質的な性的関心がまったく異なるのである。このテストステロンの作用に関する仮説は、これまでの研究成果と合致する。

ほとんどの場合、このような性欲の変化は、性転換をした人たちに歓迎される。男性から女性へと性転換した人にとっては、より女性的な性欲、つまり性自認と一致する性欲を得られることで安心感が得られると報告している。セックスへのこだわりから解放されることについて問題はないようである。一方で、女性から男性へと性転換した人にとっては、本人にとってより本物に近いと感じられる性欲を体験しているようである。しかし彼らにとって、男性の性欲は、グリフィン・ハンズベリーにとってそうであったように、かなり衝撃的なもののようである。

テストステロンと感情

テストステロンの有無による感情の変化への影響について検討されている研究の数はかなり少ない。ただ、アラン、カリスティ、ステラが経験したことは、一般的だと考えられている。

アラン

以前は怒ることはまったくなかったし、いまでも怒ることはない。これに関して、変化はない。

テストステロン注射を始める前は、普通に泣いていたように思う。ただ思い返してみると、比較的すぐに泣いていたように思う。今では、感情は動くかもしれないが、泣きたい時ですら、涙が出てくることはない。以前だったら涙につながるような悲しいことや感動するようなことがあったとしても、今ではやはり泣くことはない。泣いたのは、ここ数年に一度くらいのように思う。泣くこともあるが、泣くまでにとても時間がかかるようになった。どうも泣くまでの閾値がとても高くなったように思う。

カリスティ

以前、怒りのマネージメントに問題があったわ。高校二年生には、身長が一八〇センチになっていて、あごひげを生やしていたの。オタクだったし、オーディオ・ビジュアルクラブに入っていたわ。思春期が早く、身長が低いことにコンプレックスに感じている男性たちの中には、私を馬鹿にすることで自己顕示欲を満たそうとしていた人もいたし、私もそれに対して気に食わなかったけど、かといって彼らに対して身体的に暴力を振るったことは、一度もなかったわ。でも、本当は暴力を振るいたかった。だから、怒りに任せて、壁や扉を殴って、ひどく壊したこともあったわ。かといって、喧嘩をしたことはなく、また誰かを傷つけたいと思ったこともない。だけど、性転換前は、怒りによって理性を失うことで、より身体的なことで怒りを発散するようになっていたように思う。道路わきにあるパーキングメーターを蹴りつけて、つま先を怪我したこともあったのよ。今となってはなぜそのようなことをしたのか想像すらできないわ。今は、全体的に感情のバランスがうまく取れていると思う。三三歳で性転換をし、テストステロンをブロックして、エストロゲンを増やした時、ものすごく泣きわめいて、一〇代の頃のような癇癪を起したりしたこともあったけど、今では感情のバランスが取れていると思うわ。

ステラ

テストステロン注射後、感情が麻痺しているように感じたけど、しばらくするとそれが普通で、自分の一部だと感じるようになっていたわ。以前は毎日泣いていたけど、テストステロン注射中の三年間で、たった三回しか泣かなかったわ。いろいろなことに対して喜びを感じ、ワクワクするようになった。テストステロン注射によって自分の感情が鈍くなっていることが普通になっていたので、喜びや幸せを逃していたことに気づいていなかった。また、不安も喜びも落ち込みも感動も、増幅されていたわ。ただ、テストステロンをやめた今、鈍くなったと思う唯一の感情は、怒りで、かつては非常にはっきりとした感情だった。怒りは以前とは異なり、今では怒りというよりも悲しみと結びついている。テストステロン注射を始める前の激しい感情の起伏は、単に思春期だったからだと思えるし、大人になった今ではバランスが取れていると思う。

アラン、カリスティ、ステラの三人に、なぜ泣くことについて聞いたのかというのも、私自身涙もろいという悩みを抱えていて、そのことについて気になっていたからかもしれない。三人とも事前に予想されることを経験していた。それをわかりやすくまとめてくれているのが以下のコメントである

『ニューヨーク・タイムズ』紙のオピニオン欄にて、リンデン・クラウフォード（出生時は女性。男性に性転換した。）は、一年間に渡って、テストステロンを投与していた際の感情の変化について以下のように述べていた。「今でも泣きたい気持ちはあるが、それは涙腺に届く前に消えてしまうような衝動だ。感情の芯の部分と表情との間を隔てる厚い層があるようだ。男性と女性は似たような感情を持つのかもしれないが、女性はそれを表情に出す傾向があるのに対して、男性はそのまま留めておく傾向がある」。

乳幼児では、男の子も女の子も泣く頻度は変わらないが、女の子は平均的に男の子よりかなり高い頻度で泣く。一般的に、女の子は幼少期から思春期を経ても、泣くことに関してはあまり変化しない。ただ、男の子については異なり、成長期を経て男性になるにつれ、涙が枯れるようである。私からみれば、隣の芝は青い。私は、もう少し涙もろくなければよかったのにと思うことが多い。

女性は涙もろいというだけでなく、うつ病の発症率も高い。これはテストステロン濃度が低いこととの関連性が示唆されている。ステラは、テストステロンの投与により「すぐに気分が高まった」と話していた。このことに対する科学的根拠は明確ではないが、うつ病の男性のテストステロン濃度は、正常値の下限（あるいはそれ以下）である場合が多い。そのため、このような状態の男性に対して、テストステロン濃度を高めると、うつ病の症状が緩和される可能性が示唆されている。だからといって、気分障害のない健康で、正常なテストステロン濃度の男性に対して、テストステロンを投与してもその効果は微々たるものだと思われる。ひょっとするとステラは、うつ病とは関係なく、テストステロン注射によって、直接的に気分が高揚するのを経験したのかもしれないし、あるいはプラセボ効果なのかもしれない。

テストステロン補充療法による性転換によって、怒りの感情が増強されるかどうかの変化については、一貫した結果がない。これは、男性も女性も怒りを感じて表現する頻度がそれほど変わらないためだろう。これまで見てきたように、身体的な攻撃性には男女差があり、この男女差にはテストステロンが大きくかかわっている。しかしながら、テストステロンが身体的な攻撃性の男女差の違いを説明するのに役立つからといって、成人してからテストステロン濃度を変化させるだけで、攻撃的な行動へと変化するとは限らない。実際、さまざまな研究成果から、テストステロンは攻撃性に影響を与えないということが示唆されている。生まれつき男性に非常に高濃度のテストステロンを投与しても攻撃性が増すことはない。また、生まれつき精巣や神経系に障害があり、テストステロン濃度が非常に低い状態（女性レベルの濃度）の男性に対し、健康な男性のテストステロン濃度へ変化させた場合でも、攻撃性が増すことはない。この研究結果は、性転換した人びとにおいて見られる変化と一致している。確かにカリスティは、身体的に攻撃的であろうとする欲求が減少したと語っていたが、それは単に年齢とともに穏やかになっただけかもしれない。あるいは、性転換によってもたらされた幸福感によるものかもしれない。いずれにしても、個人的あるいは環境的な要因など、さまざまな要因の複合的な関与が考えられる。まとめると、穏やかな女性から男性へと性転換した人が、テストステロンによって短気な超人ハルクに変身すると考えられる根拠は何一つないのである。

性転換の経験からわかること

留意すべき重要な点は次のことである。性転換した男性は、子宮内で男の子の胎児が曝露されるような高濃度のテストステロンに曝露されておらず、性転換した女性では、子宮内で女の子の胎児が曝露されるような低濃度のテストステロンに曝露されていなかったという点である。その後、性転換した男性と女性は、出生時の性別に従った思春期を経験した。ただ、彼らを取り巻く社会環境は、ほかの人たちとは異なっていた可能性が高い。たとえば、性転換した人たちは、同年代の人たちとは異なり、生まれながらの性別で典型的だと思われている行動をしなかったため、それに対して、社会から不評を買ったのかもしれない。このような複雑な要因もあるため、テストステロンによる行動への影響を解明するのは、非常に難しい。つまり、幼少期の環境が大きく異なる人びとに対して、テストステロンが同じような作用をもたらすとは単純に考えられないのである。

この章では、性転換におけるテストステロンの役割に焦点をあてた。これまで述べてきたテストステロンの作用について考えると、そもそも、生まれつきのテストステロン濃度の違いがトランスジェンダーに対してどのような作用をするのだろうか、と疑問に思うのは、非常に理にかなったものである。ただ、その疑問に対する答えは「わからない」である。このテーマに関する研究はほとんど行われていないのだが、体内のテストステロン濃度の違い（またはアンドロゲン受容体の違い）がトランスジェンダーを引き起こすという証拠は、ほとんどない。ただ、テストステロンとトランスジェンダーとの関係性は、胎児期のテストステロン濃度と性別非定型な少女やレズビアンとの間では見られる。というのも、生まれながらの女性が幼少期に発症する性別不合は、女性に対して性的魅力を感じるようになることと強く関連しているからである。つまり、テストステロンが女性の性別非定型な行動や（おそらく）性的指向性に影響を与えるしくみは、トランスジェンダーになる可能性にも影響を与えている。しかし、今のところそのしくみは謎である。

性転換した人びとの経験から、テストステロンについてさまざまなことが明らかになった。性淘汰の進化論、ヒト以外の動物やトランスジェンダーではないヒトにおける内分泌学的研究、そして本書を通して私が述べてきたさまざまな証拠を合わせて、また一つ新たな証拠が増えた。性転換の一環として、テストステロンの服用または抑制することは、完全型アンドロゲン不応症や先天性副腎過形成症などの疾患と同じように、医学的なサポートが必要である。とくに性転換した人びとの経験から、テストステロンは男性の性的行動を説明するうえで非常に重要である。つまり、性行動や性欲は単に生い立ちや文化によるものではない。テストステロン濃度を変化させ性転換した人びとの経験は、一世紀以上にも渡って蓄積されてきた膨大かつ多様な研究成果を裏付けるものである。テストステロンには、体にも心にもさまざまな変化を引き起こす驚異的な力があるのだ。

10章　さあ、テストステロンの話をしよう

男って…

あなたが女性なら、友達に「男って…」と口に出したことが一度ならずあるのではないだろうか？女性同士であれば、その言葉の意味をよく理解しあえるに違いない。夫や職場の同僚、政治家に対するストレスから、そのような言葉が出てきたのかもしれない。もちろん、男性も、同じような理由から「女ってやつは…」と口にすることがある。私たちは、男性性と女性性の違いについて「女性はホルモン的で、男性はテストステロンが多すぎる」と内分泌学的に拡大解釈して考えているのかもしれない。いずれにしても、私個人の印象では、「男って…」とつくため息は「相手の気持ちを理解し、それを表現することが難しい」とか「どんなことに対しても根拠のない自信がある」など、男性一般へのイメージに対しての反応であるように思う。ただ、この発言は性差別（セクシズム）的であり注意が必要である。結局のところ私たちは、自分の感情は同性同士にしかうまく伝えることができないと思っているようである。

男性が、アメリカンフットボールの試合に夢中になったり、女性のことばかりに関心を寄せるのは、

ひょっとするとテストステロンが関係しているのかもしれない。しかし、テストステロンとの関連が示唆されるほかの行動には、女性（中には一部の男性）に「何をするの、止めて！」と大声で叫ばせてしまうような有害なものも多い。

性的暴行は、そのような有害行動の一つで、性行為と身体的暴力の分岐点に位置し、さまざまな要因によって引き起こされる。性的暴行は、多くの哺乳類において、テストステロンの大きな影響を受けている。そしてヒトでも、テストステロンの影響を強く受けている。男性の中には、自分の社会的地位や権力を笠に着て、女性に性的暴行を振るう者もいれば、女性の立場の弱さにつけこみ暴力を振るう者もいる。いずれにしても両者の間に大きな違いはない。

性的暴行の重大性を考えると、これから述べる仮説については、研究成果に基づいてとくに慎重に議論すべきだろう。その仮説とは、テストステロンが性的暴行に大きな影響を与えているというものである。

問題の解決には、その原因の理解が不可欠だ。もし私たちが、潜在的な原因（生物学的なもの）を軽視し、代わりに別の原因（社会的なもの）を優先して考えようとすればするほど、真実は遠ざかってしまう。そしてそれは、女性の安全や男女平等を向上させるチャンスを失うことにもつながる。私たちは現状よりも、もっとうまくこの問題に取り組むことができるはずである。

一つの方法は、女性が自らの経験について語り、男性の典型的な問題行動についてつまびらかにすることだが、女性が自ら受けた性的暴行について公言することはたやすいことではない。そこで本書では、ある事件を取り上げたい。自らの経験を語ることで司法制度、マスコミ、そして加害者から自分自身を取り戻した女性がいる。彼女の名前は、シャネル・ミラー。

シャネルの場合

シャネル・ミラーは、カリフォルニア州パロアルト出身の作家・芸術家である。ミラー（当時二二歳だった）が二〇一五年に受けた性的暴行に関する警察調書によると、加害者は被害者の名前を知らず、被害者の顔すら覚えていないと供述していた。ミラーの名は伏せられ、事件の被害者は「エミリー・ドゥー」として広く報道された。しかし、事件とその余波について、二〇一九年にミラーが執筆した回顧録『私の名前を知って（河出書房新社）』の出版に先立って、彼女は『60 Minutes（訳注　アメリカCBSテレビが放送するドキュメンタリーテレビ番組）』に出演し、自分の素性を明らかにしたことで、世間の対応は一変した。

ところが容疑者であるブロック・ターナーは、強姦罪では起訴されなかった。なぜならカリフォルニア州法では、ターナーが行った膣に指を挿入することは、性的暴行には該当するが、強姦とは認められないからだ。カリフォルニア州法において強姦が成立するためには、ペニスを膣内に挿入しなければならない。

暴行があった日の夜、スウェーデン人で当時スタンフォード大学の大学院生だったカール・フレドリック・アーントとピーター・ヨンソンは、午前一時頃、キャンパス内の宿舎の前を自転車で通りかかった。すると、ゴミ箱の裏で何か不審な動きをしていることが気になった。そこでよく見てみると、地面に人が横になっているのが見え、しかも女性に男性が馬乗りになっていた。アーントとヨンソンは

〝男性は動いていた〞が、一方で〝女性はまったく動いていなかった〞と供述していた。ヨンソンは「何をしているんだ！　彼女は意識がないんだぞ！」とターナーに向かって叫んだところ、ターナーは逃走した。そこでヨンソンはターナーを追跡し、アーントはミラーが息をしているかどうか確かめるために現場に残った。ヨンソンは、ターナーの足を引っ掛けて押さえ込み、さらに二人の通行人とともに、警察が到着するまでターナーを取り押さえていた。

ターナーは後に、性的暴行の罪で有罪判決を受けた。量刑を言い渡す公判の場で、ターナーの父親は「息子の二〇年ほどの人生の中のたった二〇分の行動のために、刑務所送りにするのはあまりにも支払う代償が高すぎる」と訴えた。

一方のミラーは、同日の公判で、一二ページにも及ぶ陳述書を読み上げた。その一部をこれから紹介するが、強姦犯や性的暴行犯になるかもしれない人びとに対して有益な教訓が含まれている。

あなたが奪ったものは、私の価値であり、私のプライバシーであり、私のエネルギー、私の時間、私の親友、私の自信、そして私の声さえもです。

供述によると、私がこの公判の場にいるのは、あの日私が地面に倒れていたから、それだけが理由だそうです。

よく聞いてください。もし、女性が行き倒れていたら、まずは助け起こしてください。もし、彼女がお酒を飲み過ぎて歩くことができず、意識がなかったとしても、彼女に馬乗りになり、下着を脱がせ、膣の中に指を入れないでください。もし彼女がカーディガンを洋服の上に羽織っていたと

しても、それを脱がせて胸を触らないでください。きっと彼女は寒がりで、それでカーディガンを羽織っているのです。もし、あなたが彼女に馬乗りになったら、彼女のあらわになっているお尻や脚がまつぼっくりや松の葉でこすれてしまう。すぐに彼女から離れてほしいのです。

検察はターナーに対して禁錮六年を求刑したが、アーロン・パースキー判事は、禁錮六か月の刑と三年間の保護観察処分を言い渡した。この寛大な判決は誤審だとして全米で議論が湧き上がり、二〇一八年六月、カリフォルニア州サンタクララ郡の住民投票で、六割近くがパースキー判事の弾劾に賛成した。その結果、パースキー判事は罷免された。

ブロック・ターナーのような男性は稀だし、カール・フレドリック・アーントやピーター・ヨンソンのような英雄的な行動をめったに取ったりもしない。これは男性を物理的・身体的に拘束しようとすると大けがを負う可能性があるからである。これまでの章でも述べてきたように、性差は、性的暴行を加えることや、危険を冒して他人を助けるといった極限状態においてはっきりと表れる。

お気づきだろうか。危険な英雄的行為を男性ばかりが行うというのは、ステレオタイプな見方ではない。実際にそのとおりなのだ。もちろん、スイカサイズのものをアボカドサイズの袋で育てて出すという出産行為は、十分に英雄的なものだが。しかし、他人を助けるために自分の危険も顧みないという体を張った勇気ある行動は、男性が得意とするものの一つである。

アメリカとカナダでは、一九〇四年以降、約一万人がカーネギー英雄（ヒーロー）メダルを授与されている。このメダルは、〝他人の命を救う、または救おうとする際に自らの命を危険にさらした、もしくは命を懸けた〟民間人に贈られる。メダルを授与された人びとのうち、女性は全体の約一〇％でしかない。受賞者たちは、おぼれた人や火災、はたまた動物からの襲撃などさまざまな状況の人たちを救ってきた。

ジョージア州アトランタのバス運転手である、ウインストン・S・ダグラスは、二〇二〇年にメダルを贈られた一五人のうちの一人である。ダグラスがバスをいつものように運転していると、目の前の道路を横断しようとした女性が男性に刺される現場を目撃した。ダグラスはすぐさまバスを止めて、犯人に飛び掛かった。犯人のナイフは、ダグラスを刺そうとしたところで折れ、このダグラスの迅速な行動により、被害者の女性は一命をとりとめた。二〇二〇年、女性唯一の受賞者であるヨランダ・ロビンソン・アイソムは、三人の息子を救うために燃えさかる家に飛び込んだ。しかし、残念ながら亡くなってしまった。

「男女の受賞者数が不均衡なのは、明らかなセクシズムだ！」という主張があるかもしれない。近年、私たちは男女間のさまざまな不均衡に対して過敏になっている。たとえば、カーネギー英雄メダルの選考委員は、それぞれの案件を評価し受賞者を決定するが、選考委員のほとんどが男性で、女性は二分の一しかいない。しかしながら、受賞候補者を圧倒的に男性が占めることを、委員会はどうすることもできない。繰り返しになるが、これは極端な状況においては行動の性差が如実に表れるからである。女性ももちろん、自分の命を危険にさらして人を助ける（総合格闘技や自動車レースなど危険なスポーツに参加するということではない）。とはいえ、さまざまな文化圏の男性が、スリリングで激しく、斬新で冒険的な活動を好み、女性よりも身体的なリスクを負うのはまぎれもない事実である。これらの行動には、テストステロンが関与している可能性が高い。

シャネル・ミラーは陳述書の中で「何よりも、私を救ってくれた、まだあったこともない二人の男性に感謝します。英雄がいたことを忘れないためにも、二台の自転車の絵を描いて、ベッドの天井に貼りました」と述べていた。

シャネル・ミラーの事件から二年後、今度はジャーナリストであるローナン・ファローが、映画プロデューサーのハーヴェイ・ワインスタインによる性的暴行疑惑に関する記事を『ニューヨーカー』誌に掲載した。この記事によって、多くの男性が性的暴行やそれ以上の罪を告発されるという事態の連鎖が起こった。

MeToo 運動

二〇一七年当時、ワインスタインの影響力は、他の追随を許さなかった。彼を告発したファローは、『パルプ・フィクション』から『恋に落ちたシェイクスピア』まで、ワインスタインの作品は、三〇〇回以上もアカデミー賞にノミネートされ、授賞式では毎年、映画史における誰よりも感謝の言葉を述べられている。それこそ、スティーブン・スピルバーグに次ぐ、ほぼ神に近い存在であった」と、ワインスタインを説明していた。そして記事では、女優のミラ・ソルヴィーノ、ロザンナ・アークエット、アーシア・アルジェントなどを含む一三人の女性が、ワインスタインからの性的暴行や性的ハラスメントを告発した。ワインスタインを告発する人の数が膨れ上がるのにそれほど時間はかからなかった。というのも# MeToo 運動が始まったからだ。

二〇二〇年にワインスタインが、強姦罪で禁固刑二三年の有罪判決を言い渡されるまでに、#MeToo運動によって、何百人もの権力者たちが告発された（女性もごくわずかだが告発された）。その中には、コメディアンのルイス・C・Kも含まれており、ルイスは、女性の目の前で自慰行為をするだけではなく、ときには事務所の会議中でも行為に及ぶことがあった。ルイスは「晩年になって私が学んだことは、〝時すでに遅し〟だが、力のある立場の人間が、陰部をあらわにしても良いかどうかを相手に聞くこと自体、それは質問ですらないということだった」と述べた。

#MeToo運動とミラーの事件から明らかになったのは、性的暴行や性的ハラスメントがいかにありふれた出来事であったか、ということだ。つまり、権力を持つ年配の男性（往々にして魅力的ではない男性）は、自らの立場を利用して、手段を選ばず、若くて魅力的な女性たちとつぎつぎと性的関係を結んでいたのである。また軽薄な若い男性たちは、ノーと言えない女性たちと性的関係を持っていたのである。

驚くべきは、女性であっても、同じような疑惑がつぎつぎと出てきたことである。確かに、メディアや政治あるいは、経済界で権力を持つ女性の数は男性と比較すると大きく水をあけられている。しかし、女性たちも、男性と同じように自分の欲しいものを手に入れるために権力を使う。といっても、彼女たちが告発された内容は、若くて魅力的な男性たちと常に性的関係を持つわけでも、男性にセックスを強要することでも、はたまた自慰行為を男性の前で見せることでもなかった。そもそも、女性が地面に倒れている見ず知らずの男性の性器を触って逮捕されたという話を聞いたことはあるだろうか？

私の知っている男性たちの多くは、ワインスタインやブロック・ターナーのような人たちではない。

ワインスタインはあまりにも例外すぎるが、かといって異常者でもない。ワインスタインは、権力、権利意識、性格、性欲そして機会が組み合わさったことによって、このような事件を引き起こした。テストステロンは、性欲や仲間の獲得を促進する傾向がある。そのため、男性が権力を持ったり、文化的な問題を抱えていたり、あるいは、被害者が弱い立場であるといったことが重なれば、その中のごく一部の人は、そのような道をたどってしまう可能性がある。しかし、私たちはその道を塞ぐこともできる。

#MeToo運動は人びとが進歩的な大きな流れを巻き起こした運動で、今後も継続されることを願っている。強調しておきたいのだが、男性の行動を変える目的で、テストステロン濃度を下げる必要はない。考え方や行動様式が変われば、男性の行動もまた変わる。スティーブン・ピンカーは、自著『二一世紀の啓蒙（草思社）』の中で「アメリカにおいて、妻や恋人に対する強姦や暴力の発生率は、数十年前から低下しており、現在ではピークの四分の一以下になっている」と述べている。このような発生率の低下は、男性のテストステロン濃度の低下では説明できない。変わったのは男性の性欲ではなく、一部の権力者の権利意識といえるだろう。

報酬と罰、賞賛と非難という社会的習慣は、人びとの行動様式に影響を与える。道のりはまだ長いが、テストステロンの作用について深く理解することは、ポジティブな変化を引き起こし、社会構造の改革を促すためのヒントを与えてくれるはずである。

テストステロンがヒトを分かつ

たとえ一卵性双生児であったとしても、まったく同一の生物はこの世に存在しえない。環境の変化、遺伝子の発現様式、発達過程におけるさまざまな影響によって、その違いが引き起こされる。そもそも、一卵性双生児である人は非常に少ない。私たちは、それぞれ独自のDNAをもってこの世に生を受ける。人それぞれ、遺伝子に違いがあるにもかかわらず、私たち人類は非常によく似ている。しかし人類全体でみると、男女という見るからに異なる二つの姿をしている。これは、Y染色体上に存在するSRY遺伝子によって引き起こされる。SRY遺伝子がなければ、ほとんどの場合、女性として体が発達していく。

人間に、男性と女性という二つの形態があるからといって、その性別がヒトの命の価値を決めるわけではない。第一次性徴や第二次性徴が、保有している性染色体と一致しないからといって、何か問題があるわけでもない。また、性別にまつわる社会的な期待を超越する多くの人にとって、性別は何の意味も持たない。

これまで見てきたように、SRY遺伝子によって精巣が形成され、テストステロン濃度が高くなることで、ヒトは男性と女性という二つの性に分かたれる。

男性の場合、テストステロンは、おもに精巣から血中へ分泌され、脳や全身のあらゆる細胞に存在するアンドロゲン受容体で受け取られる。アンドロゲン受容体の鍵穴に、鍵であるテストステロンが突き刺さると、この複合体は細胞内の核へと移動する。すると核内の特定の遺伝子だけが転写され、新しいタンパク質が翻訳される（どのようなタンパク質が翻訳されるかは、テストステロンと結合したアンドロゲン受容体がゲノムのどの部分に結合するのか、そして結合した部分にどのような遺伝子が存在するのかにもよる。そしてそれは細胞の種類によっても大きく異なる）。

テストステロンが進化の過程で担った主要な機能は、オスの体と行動を子孫を残す方向へ調節することである。この目的のために、ヒトを含む多くの哺乳類のオスが早期にテストステロンに曝露され、脳が男性化される。その結果、思春期の神経回路の形成にテストステロンが大きな影響を与える。テストステロンは、すべての染色体上に存在する遺伝子の発現パターンを変化させる。そして、何千もの遺伝子から転写され翻訳されたタンパク質は、男性と女性において、まったく異なる発現パターンや量を呈する。これらのタンパク質は、まず胎児期、そして生後すぐに体と脳へ影響を与える。その後、思春期にも影響を与え爆発的な変化をもたらす。このようにテストステロンは、体と行動に影響を与え、その影響は社会環境にも波及し、さらにそれが再び体と行動に影響を与え…といった具合に、ヒトが死ぬまで影響し続ける。テストステロンは、ヒトを男と女に分かち続ける。

テストステロンは重要

テストステロンの作用に対して懐疑的な人の中には、女性にもテストステロンが存在するのだから、テストステロンを〝男性ホルモン〟と呼ぶのは間違っているという人もいる。しかし、テストステロンは男性の体を作り出し、維持する作用を担っているため（女性の体に対する作用は非常に少ない）、この名称はテストステロンの作用を適切に説明している。

これまで説明してきたように、テストステロンの影響は多岐にわたる。男の子が乱暴な遊びを好むのも、ほかの男性と競争したいと思うのも、性欲が強く、性的に新奇なものを好むのも、女性と比較して運動能力が優れているのも、すべてテストステロンの影響によるものである。テストステロンはまた、性的指向性にもある程度関与しているが、どのような役割を果たしているのかについては、現時点では明らかになっていない。ただ、出生前の女の子の赤ちゃんがテストステロンに曝露されると、女性に対して性的魅力を感じるようになり、性同一性（性自認）に影響を与えることが分かっている。また、出生前のテストステロンの曝露が、職業の志向性やほかの性差にも影響を与えることが明らかになっている。

健常な男性と女性のテストステロン濃度の範囲は、重なることはなく、男性は女性の一〇〜二〇倍の濃度である。思春期になると、男女間のテストステロン濃度の差はさらに広がり、男の子は女の子の約三〇倍にもなる。男性のテストステロンは、ブドウの一粒ほどの小さな胎児の体内にある、さらに小さい精巣から分泌され始めるわけだが、一生を通じてテストステロンの濃度は変化し続ける。そして、このテストステロン濃度は、体内だけでなく体外からの影響も受ける。

社会環境の変化は、たった数分でテストステロン濃度を変化させる。闘争に勝った後にはテストステロン濃度が上昇し、闘争に負けた後には低下する。このテストステロンの濃度変化により、闘いの当事者たちは闘争の結果に対して適応する。勝者は、その勝利を活かし、身体的な攻撃によって自分の地位を守る準備を整える。一方、敗者は、より慎重になり、自分と似たようなレベルの相手と闘争するか、あるいは闘争相手の脅威から退却するかのどちらかである。このような短期的な変化は、テストステロンだけでなく性格にも依存する。また、アンドロゲン受容体の密度やアンドロゲンの生理作用にも依存し、それらは遺伝する。そのため、テストステロンはすべての人に対して同じ効果をおよぼすわけではなく、遺伝子、地位、性格、健康そして現在の社会的状況といった要素すべてが重要である。

テストステロンは、脳や行動に直接作用することで社会環境へ影響を与える。しかし、テストステロンのヒトの体への作用が、間接的に社会環境に影響を与えることもある。野太い声、大きな体、筋骨隆々といった身体的特徴は、社交性に大きな影響を与える。性転換した人びとは、このことをよく体感している。

父親が子育てに参加する場合、テストステロン濃度は長期的に大きく変化する。テストステロン濃度を高く維持しつづけることは、エネルギー的に非常にコストがかかるため、男性は（ウタスズメ、アカシカ、トゲトカゲのように）ほかの男性との闘争をやめ、自分や家族の健康を最大化するためにテストステロン濃度を低下させ、エネルギーをセーブする。

テストステロンを有罪に処する

刑事が犯罪を解決しようとするとき、目撃者、犯罪現場に残されたＤＮＡ、容疑者の自白などの証拠のどれか一つだけに頼るのは賢明ではない。なぜなら、目撃者は見間違えたり、ＤＮＡサンプルは汚染されたり、自白は強要される可能性があるからだ。

車ががたつく原因、スフレが崩れてしまった原因、X（旧 twitter）でブロックされた原因など、さまざまな独立した証拠が複数組み合わさることで初めて、ある仮説を強力にサポートできるようになる。科学も同じようにできる。そこで本書では、テストステロンに関するさまざまな証拠を組み合わせ、どのような仮説が導けるのか述べてみたい。

まず、進化の観点から見てみよう。私たち人間は、ほかの生物種と同じく進化の過程で形作られてきた。ヒトの性的二型は、性淘汰の結果、つまり質的もしくは量的に優れた伴侶を得る能力が徐々に高められてきた結果といえる。男性と女性の生殖に対する利益は似ているが、同一ではない。哺乳類の生物学的な制約をふまえて考えると、女性は男性よりも生殖行為に対して莫大な投資をしなければならない。つまり、女性は子どもを産むために多大な時間とエネルギーが必要だ。それと比較して男性は、はるかに少ないコストで子どもを持つことができる。

男性は、ほかの男性たちと闘争し勝利することで、質の高い伴侶を得ることができる。しかし、女性とは重大な違いがいくつかある。それは男性の社会的地位の高さは、繁殖に有利にはたらくという点である。肉体的な攻撃も含めた直接的な闘争は、男性がより高い地位を得るのに役立つ。また、男性は女性と比較して性欲が強く、性的に新奇なものを好む。これらにはテストステロンの関与が示唆されている。

次に、一九世紀にアーノルド・ベルトルドが行った、去勢したオスのニワトリの腹部に別のオスのニワトリの睾丸を移植した実験に端を発し、その後発展した行動内分泌学の観点から見てみよう。研究の進展によって、テストステロンの化学構造、テストステロン受容体への作用、遺伝子発現への影響など、さまざまなことが明らかになった。そして、テストステロンという非常に単純な構造の分子が、私たちの体に生理的な魔法をかける機構について、現在では生化学的に明らかにされている。

第三に、完全型アンドロゲン不応症や先天性副腎過形成といった先天性の疾患から、研究者たちは、体内のアンドロゲン濃度が大きく変化した場合、どのような変化が体に起こるのかを詳細に解析した。その結果、テストステロンが、非常に強力な男性化作用を持つことが明らかになった。

第四に、古代中国の宦官や一六世紀のイタリアのカストラートのように、睾丸を切除することで人為的にテストステロン濃度を下げるといった、ある意味で人体実験が行われた。最近では、性転換のためにテストステロンの濃度を、薬によって調節することが行われている。

本書では、これらの科学的な知見を紹介し、これらの知見に基づいた仮説を紹介してきた。一方で別の仮説も提唱されている。それは、攻撃性の性差は、進化ではなく、社会化（その共犯はテストステロンだとするが）によるものとする仮説である。しかし、本書においては、この社会化仮説によって進化説をくつがえすのは難しい理由を説明してきた。心理学者のスティーブ・スチュワート＝ウィリアムズは、この状況をうまくまとめている。

では、社会化仮説は、思春期の男女間で起こる暴力性の性差について、どのように説明するつもりだろうか？　ある日突然、その性別にふさわしい行動をとるよう社会圧力を受けるようになるのか？　この急激な変化は、どういうわけか、あらゆる世界のさまざまな文化において男女ともに、まったく同時期に起こる。社会化の影響を受ける時期が、男性の思春期に起こるテストステロン濃

度の急激な上昇と同時期なのは、単なる偶然と考えるべきなのだろうか？

テストステロン懐疑論

大衆誌には、テストステロンを必要以上に重要視したり、一方で男女間における感じ方や行動の違いにはテストステロンが関与するという生物学的な説明を否定したりと、テストステロンを貶めるような記事が溢れている。二〇二〇年、『ニューヨーカー』誌は、作家でジャーナリストのペギー・オレンシュタインの最新作『ボーイズ＆セックス（Boys & Sex：未邦訳）』に関するインタビュー記事を掲載した。「男性らしさは取り戻せるのか？」と題されたインタビューの中で〝運動能力、支配力、攻撃性〟や〝富と性的な支配欲〟といった、若い男性が重要視しているものについて述べていた。すると記者は「それは生物学的な議論を展開しているのですか？」と尋ねたのである。その質問に対して、オレンシュタインは笑って、次のように答えた。

いいえ、違います。私たちが知っているとおり、育ちが生まれに影響するのです。私たちは、幼い頃に学んだことや、メディアから見聞きしたこと、家族からのメッセージなど、さまざまな情報を受け取ることで、成長します。子どもたちは、さまざまなメディアから男性としての性的な権利や、女性が性的な対象として見られるといったメッセージを浴びせられます。このようなメッセージが、いかに少女たちの自尊心を損ない、自分自身の体に対する自信を失わせ、さらには知識へも

悪影響を与えるのかを見てきました。もちろん、男の子たちも同じような影響を受けているのです。ややもすると、男の子が受ける影響の方がより苛烈かもしれません。

テストステロンが重要な因子だと考えている人は、しばしば自身の立場が皮肉のきいたパロディになっているとあとになって気づく。たとえば、コーデリア・ファインの著書『テストステロンという恐竜』について『ガーディアン』紙に掲載された書評では「テストステロンは、男性の背を高く、毛深く、そして声を低くする」と解説したうえで「テストステロンが体を男性化する作用についての知識が〝リーダーシップ、暴力、狂気〟のようなほかの男性的な特徴も生み出すと読者に容易に想像させる」と書かれていた。

しかしファインはこの考えが〝作り話〟だと述べているにもかかわらず、書評はさらに次のように続いた。「暴力的でムラムラした男性のリーダーというのは、社会化の産物であり、テストステロンが男性の脳に作用した結果、そうなったわけではない。むしろ、テストステロンが体に作用して、男性として生まれた人びとは、生まれたその日から女性とは異なる扱いを受け、攻撃性、カジュアルな性行為、権利意識を持つように社会から影響を受けるのである」。具体的には次のように述べていた。

男性であることや女性であることだけでは、社会が求める男性像や女性像になることはできない。…しかし、男性もしくは女性であることが認識されるや否や、おもちゃや本、ロールモデル、その他無数の後押しを受けるようになり、社会が求める男性や女性となるように接しはじめる。

この書評を執筆したジャーナリストは、ファインが〝誤解〟だと指摘した考え方を、ジャーナリスト自身で見事に体現したのだ。ジャーナリストの言う通りであるならば、単純に男女どちらかの体で生まれるだけで、社会が望む〝男らしい姿〟や〝女らしい姿〟になるには十分だろう。ファインが指摘したかったのは、まさにこの点である。社会の中でそれぞれの性別が担う役割がどうであれ、すべての男性が、社会的に望ましいとされるような、〝男らしいタイプ〟ではないだろう。もちろん、女性も同じはずだ。いったい誰がそんなことを考えているのだろうか？　遺伝子やホルモン、生殖器の違いだけで、男女間における複雑な行動の違いを説明できると本気で言った科学者は一人もいない。攻撃性おいては、確かに文化が与える影響は疑いの余地もないほど重要な要素の一つであり、性行為についても同じようなことが言える。だからといって、社会化の影響を受けただけで、ヒトが男性や女性になるわけではない（ファイン自身は、彼女の本を書評した人たちよりも、正確で思慮深いことを強調しておきたい）。

テストステロンが、男性の特徴や行動に及ぼす強力で重要な影響について議論する際、なぜ私たちはテストステロンに対してほとんど直感的に敵意を持つのだろうか？　その理由となる懸念事項は三つある。第一に、テストステロンによって運命が決まると考えられている点である。第二に、男性の行動は自然なもので、それゆえ良いもの、あるいは受け入れられるべきだと考えられている点である。そして第三に、男性は責められるべきではないと考えられている点である。つまり、男性がテストステロンを理由にさまざまな行為に対する責任から免れられることに対して、敵意を持つのではないかと考えられる。

テストステロン運命論

『ガーディアン』紙の『テストステロンという恐竜』の書評を執筆していたジャーナリストは、テストステロンが男女を分かつのであれば、男性の行き過ぎた行動を抑制するためにできることは何もないと考えているようだ。書評にはこうもある。「私たちの体はホルモンを分泌し、そのホルモンが男と女をつくるのであれば、女性よりも男性が優位である状況をなくそうとする努力は残念ながら無駄で、場合によっては明らかに有害かもしれない」。

まず強調しておきたいのは、この運命論を受け入れて落ち込んだとしても、本書の結論を拒否する理由にはならない。私は、大学を卒業してすぐ、父が不治の病である膵臓がんだと医師から聞かされ、その診断結果に泣き叫んだ。だからといって、私は、診断結果が間違っていると医師に文句はいわなかった。残念ながら人生には、悪い知らせもある。

だからといって、テストステロンによって男性の行動が運命づけられているというニュースが悪い知らせだというわけでもない。私たちは、この状況を変えることができるのである。

非常に稀な場合を除いて、健常なヒトの場合、誰かを特定の行動に駆り立てたり、将来特定の行動を引き起こすように導いたりするような遺伝子やホルモンなど一つも存在しない。たとえば、私の家系では、うつ病を発症している人が多くおり、私自身もうつ病に悩まされてきた。確かに私は、うつ病になりやすい遺伝子を先祖から譲り受け、保有しているのかもしれない。しかし、私の行動自体もうつ病の症状に大きな影響を与える。実際、運動をしたり、家族との時間を大切にしたり、充実した仕事をしたりすることでうつ病の症状を軽減でき、大きな効果を得られる（ただし、すべての人にとって私の方法が良いとは限らない）。二型糖尿病の遺伝的な素因のある人は、生活習慣や環境を変えることで、二型糖尿病になりにくくすることができる。ただし、病気にならないための行動を続けなければならない。

うつ病がどのようにして起こるのか、そしてうつ病になりやすい遺伝子を私自身が保有しているということを事前に知ることで、うつ病に対してどのように対処すればよいのか準備ができる。とはいえ、私にはうつ病の傾向があり、環境を変えたからといって、うつ病と永遠に決別できるわけではない。そのため、もし気を抜いて、自分の症状に注意を払うことを忘れてしまい、うつ病が再発しないように努力を続けるのを止めてしまえば、うつ病は再発してしまうだろう。

環境を変えることで、体内で起きること、つまり、遺伝子の発現やホルモンの濃度などを変化させることができる。毎日運動をすれば、体内のドーパミン濃度を変化させることができる。糖分を控えれば、インスリンの分泌量は増加しない。男性であれば、ボクシングの試合に出場すればテストステロン濃度は上昇する。遺伝子と環境がどのように相互作用しているのかを知ることで、行動の原因を理解し、有益な心理的・社会的変化を容易に引き出すことができるのである。

自然なものだから良いものだ

男性の好ましくない行動のおもな要因が、進化や遺伝子、ホルモンだとすることに対して抵抗があるのには、別の理由もある。暴力や性的暴行の根源が進化や遺伝子、そしてホルモンにあると仮定すると、このような最悪な行動が自然なものであり、それゆえに許されることになってしまわないだろうか？　同じように、男性が社会的地位を得ようと努力することが進化とテストステロンによるものだと仮定すると、男女間に存在する不平等を正当化することにつながってしまわないだろうか？

「いや、そんなことはない！」と読者の皆さんは考えていると私は期待している。しかし、自らの批判的な推論能力を過信しない方がいい。検証したい特性や行動について「自然は善である」という考え方は非常に魅力的で、そのように思いがちだからである。というのも、私たちは自分たちが正しいと認めている行動について、生物学的な説明を受け入れやすい（そして積極的に見つけようとする）傾向にある。このことは、レディー・ガガの『Born This Way』の歌詞にもみてとれる。ガガは、「私たちがレズビアンであろうと、トランスジェンダーであろうと、ゲイであろうと、ストレートであろうと、〝神は間違いを犯さない〟のであり〝私たちは美しい〟、なぜなら〝私たちはこの運命の元に生まれた（Born This Way）のだから〟」と歌っている。しかし「この運命の元に生まれた」という歌詞の中には「このように育てられた」という意味は含まれていない。

この曲は、ＬＧＢＴＱの賛歌となっている。ナショナル・パブリック・ラジオの番組中で、これまで自分のことを誰にも受け入れてもらえていないと感じていた若いゲイの男性が「この歌詞を聞いて不意に、この運命の元に生まれ、自分を変えることはできないと感じているのは、自分だけじゃない。これは、全世界が理解しなければいけないことだ」と、この曲を聞いた感想を述べていた。

もし同性愛を引き起こす遺伝子が存在し、人間以外の動物にも同じような遺伝子が存在し、ヒト以外の動物でも同性愛が確認されれば、同性愛は個人の指向とはもはやいえないだろう。そうだとすれば、同性愛は自然のものであり、受け入れられるべきものである。似たような考えが、近年、トランスジェンダーにおいても見受けられる。つまり、トランスジェンダーの男性において、ホルモンや遺伝子が原因で、肉体は男性だが脳は女性になるのであれば、トランスジェンダーであることは自然なことで、同性愛と同じように受け入れられるべきである、と。

このような考えは、〝自然主義的誤謬〟と呼ばれる。スティーブン・ピンカーが、著書『人間の本性を考える（NHK出版）』の中で議論しているように、自然主義的誤謬とは「自然界で起こることはすべて良いことだと信じてしまう」ことである。マラリアのような自然界に存在する病気が、良いものだとは誰も信じないだろう。自然には素晴らしいものがたくさんあるが、もちろん恐ろしいものもたくさんある。生まれつきゲイであろうと、自分から選択してゲイになったのであろうと、育った環境によってゲイになったのであろうと、ゲイであることが良いことかどうかは、まったく関係がない（これは、あなたが誰であろうがあてはまる）。男性の攻撃性や英雄的行為もまったく同じようなことがいえる。ピンカーは次のように述べている。

進化によって引き起こされたものに対して、道徳的に良いか悪いかといった評価をくだせるものではないと理解して初めて、〝自然的な〟特徴を理解することとその特徴を評価することを混同せずに、人間の心理を正確に記述することができる。奇しくもキャサリン・ヘプバーンは、映画『アフリカの女王』の中でハンフリー・ボガートに次のように話しかけている。「Mr. Allnut、本性というものは、われわれがこの世で克服するためにあるのです」。

内分泌学者は、自然主義的誤謬とは無縁である。内分泌学者は、感情的ではなく、冷静な人たちだからだろう。ペンシルバニア州立大学の心理学・小児科教授であるシェリ・ベレンバウムは、発達中の脳へのアンドロゲンの影響と行動変化の関係に関する研究に生涯を捧げてきた。ベレンバウムは次のように述べた。

脳と行動の性差が、男女差別や男女の隔離そして差別的な扱いを正当化する議論に用いられているが、それは無意味だということを明らかにしなければならない。

全く同感である。

テストステロンがそうさせた

最後に、性差を生物学的に説明することに対する抵抗感について、もう一つの可能性を説明しよう。男性の非難されるべき行動の原因がテストステロンにあると認めれば、男性に対し免罪符を与えることになるのではないかと心配する人びとがいるのだろう。このような懸念には根拠がある。それは、私たちはその人の非難されるべき行動の原因が遺伝子や内面にあると知ったとき、寛容になってしまうからである。といっても、いつもそうだとは限らない。

ステロイド摂取による衝動的暴力に関する事件は、時折法廷で裁かれる。一九八八年、筋肉量を増やすために大量の合成アンドロゲンを摂取したボディビルダーのホレス・ウイリアムズは、ヒッチハイカーを惨殺した殺人罪で告訴された。ウイリアムズの弁護士は、「被疑者はステロイドの過剰摂取によって心神喪失状態にあった」と訴えた。しかし訴えは退けられた。陪審員たちは、ウイリアムズは心神喪失ではなく、元来の性格に原因があったと考えた。陪審員は第一級殺人罪でウイリアムズを有罪とし、四〇年の刑を宣告した。ウイリアムズの弁護士は、この評決に対して次のような失望のコメントを発表した。「私の考えでは、ステロイドが（ウイリアムズの）暴力的な行動の原因であることに疑いの余地はない。ホレスは暴力的な男性ではない。ステロイドがホレスを狂わせたのである」。

私たちの遺伝子、ホルモン、神経伝達物質、あるいは朝食に何を食べたか、といったことにより私たちの行動が左右されるのかどうかについては、自由意志とその責任に関する哲学的な問題である。しかしこれは本書のテーマではなく、私の専門分野でもない。この種の議論は、実際にはテストステロンに関するものではないため議論しない。では、第7章で取り上げたデイモン・フェアレスが電車の中で酔っ払いと喧嘩したことは血中のテストステロン濃度の上昇が原因だったとして、それはフェアレスが喧嘩したことの言い訳になるだろうか？　確かに、フェアレスの行動の生化学的な説明にはなるかもしれない。ただ、フェアレスが拳を振り上げたとしても、それは魔法でも何でもない。フェアレスの脳内では、ニューロンが興奮し、決断が下されたはずである。つまり、それはテストステロンによるものではなく、脳内のファクターXによって引き起こされたのである。このことは、フェアレスの言い訳になるだろうか？

つまり、テストステロンが男性の非難されるべき行動を容認してしまうという心配は、実際にはテストステロンとは何の関係もない。これは、私たちの行動を引き起こす生化学的な反応を容認することに繋がるのではないかということに対する不安なのである。これが問題である限り、誰にとっても問題になるのである。

セミナールームに戻る

第1章で紹介した、大学院セミナーでの私の経験についてもう一度振り返ってみたい。ランディ・ソーンヒルが発表した論文は、シリアゲムシの〝レイプ〟を出発点に、ヒトにおけるレイプの進化についての仮説を構築していた。その論文に私は憤り、怒りを覚えた。感想を求められたとき、グループのメンバーたちに、「著者に会ったこともないが、この著者はろくでなしだ」と私は答えた。

当時のことを思い出すたびに、また生徒たちに当時のことを説明するたびに（また、今回のようなデリケートなテーマを教えるときにも）、さまざまな感情が湧いてくる。過去を振り返ることで、初めて明らかになってきたことがある。というのも本書の最終章で、私自身が決まりの悪い状況に陥ったからだ。レイプは、ほとんどの女性にとって扱うことがきわめて難しいテーマである。というのも、レイプされることを怯えない女性はいない。一方でレイプを経験している女性もいる。かくいう私も、性的暴行を受けたことがある。

その大学院セミナーを受講したのは、性的暴行のトラウマから何年も経った三五歳のときだった。テストステロンと男性に関する論文を執筆し始めてから、テストステロンとその生理作用について理解したいという私の欲求は、私自身が男性から受けた性的暴行の辛い経験と関係があることに気付いた。私を傷つけた男性もいたが、大半の男性は性的暴行を受けていた私を支え、指導し、励ましてくれた。

なぜ私は、ヒトのレイプの原因を進化の結果だという説明に抵抗したのだろうか。それは、その説明が、レイプが自然なことだとして許されているように思え、私を苦しめたからだ。しかし、進化生物学を学び、基本的な論理を身につけた私は、レイプが自然なことで許されるといった結論は、決して正当化されない、ということを理解できるようになった。もちろん、だからといってソーンヒルが提唱した仮説が正しいというわけでもないのだが、感情に左右されることなく、証拠を正当に評価できるようになった。このことは、私にとって非常に大きな力になっている。

その大学院セミナーで私は、動揺してはいなかったが、少し涙ぐんでいた（それを、誰も驚いていなかった）。そして、その論文に対して、適切な評価をすることができなかった。事前に論文のテーマや議論について情報をもらっていれば、このような事態は避けられたかもしれない。そうすれば、心を乱すような内容に対して、心の準備が出来たかもしれないし、あるいは講義を欠席することもできただろう。あるいは大学院セミナーを担当した教授は、私が苦しんでいるのを見て、心配そうに眉をひそめ、私にティッシュペーパーを差し出し、議論を別の方向に向けることもできただろう。しかし、教授は一切そのようなことをしなかった。教授がイギリス人だったことも関係しているのかもしれないが、教授は、私が冷静になって議論を進めるべきだと考えていた。つまり、私は冷静に証拠や議論をすべきだった。ただし、誤解しないでほしい。私はまだ怒っている。といっても、論文の著者に対してではなく、怒りの矛先を向けるより良い別の場所、自分自身に対してである。

今、あの日を振り返って感じる一番の感情は〝感謝〟である。詐欺師（インポスター）症候群（自分の実力を内面的に肯定できない心理傾向）の多くの学生がそうであるように、私も心の奥底では、ハーバード大学や大学の講義室に自分は居てはいけないと感じていた。しかし、ハーバード大学には私が尊敬する教授がいて、その教授は、私が科学者らしい振る舞いができるようになることを辛抱強く見守ってくれていた。このことは、ハーバード大学での研究者としてのトレーニングを受けている期間に学んだ最も貴重な教訓であり、これ以上効果的な学びはないと思われる。

すべての男性が憎い？

世界中の権力を手中に収めていることはもちろん、レイプや暴行の大半を男性が行っているという事実に対して、適切な対応とはどういったものだろうか？　一つの対応の選択肢として、ノースウェスタン大学の社会学教授であり、女性・ジェンダー・セクシャリティ研究プログラムのディレクターであるスザンナ・ダヌータ・ウォルターズが、二〇一八年に『ワシントン・ポスト』紙のオピニオンに寄稿した記事の中で述べているものがある。

世界中のほとんどの国において、女性は性的暴行を経験し、その暴力の脅威は、私たちの選択の大小を問わず浸透している。また、男性による暴力は、親密な関係にあるパートナーへの攻撃や性的暴行にとどまらず、テロや銃乱射などといった暴力の形で私たちを苦しめる。なお女性は、高賃

金の仕事、地方政府や連邦政府、企業、教育指導者などの職に占める割合が低い。

見出しは「なぜ男性を憎んではいけないのか?」。答えは、「いや、憎んでも構わない」だった。男性を憎むことは、男性がこれまで犯してきた数々の罪に対する適切な反応である。ウォルターズは「女性には、男性を憎む権利がある。男性たちは、女性たちに悪いことをしてきたのだから」と率直に述べた。

『ワシントン・ポスト』紙が、人類の半分を中傷するこのような記事を掲載するに値すると判断したことに対して不満はあるが、このような見解を自由に言える権利を持っている国に住んでいることは喜ばしいことである。当然ながらウォルターズの記事は、数多くの論争と反発を生み、中には男性からウォルターズに対し、驚くことでもないが、身の毛もよだつような恐ろしい暴力を振るうとの脅迫もあった。しかし、ウォルターズには擁護者がいた。

最近出版されている本の多くは、若い女性たちに、スターを目指し、タフで賢く強い女性になることを推奨しようと、そのようなロールモデルとなる女性たちの功績を紹介している。女性たちに高い目標を持つことを奨励するのは良いことではある。一方、男性は存在するだけで、本質的に有害だとして非難される。確かに男性は女性とは違う。いや科学者として、〝平均的な〟男性は、〝平均的〟な女性とは違うというべきだ。しかし、男性が生まれながらにして優先的に持っている美徳についても忘れてはならない。当たり前のことを、今更説明する必要があるのかと思われるかもしれないが、多くの男性は、他人のために命を懸け、最も危険な職業に就いているのである。私は、八か月間ジャングルの中をトレッキングしていたが、その間ウガンダの男性たちは、私を守り、ジャングルでの活動についていろいろと教えてくれた。彼らがいなければ、本書を執筆することなどできなかっただろう。

では、男性の性的暴行や問題行動に対する正しい反応とは何だろうか？　忘れてはならないのは、男性自身、問題行動から容易に抜け出せないという点だ。なぜなら、男性による暴力のおもな被害者は、男性自身であるからだ。つまり、被害者は女性だけではない。答えは、観察結果を説明するのに役に立つ科学を無視することでもない。また、男性や血中に存在するテストステロンを憎むことでもない。どのようなことが男性の性的暴行や問題行動を抑えるのに効果的なのかについて、すでにいくつかのアイディアがある。実際、私の人生においても、この数年間に大きな進歩があった。科学者たちは、性差の生物学的な原因に関する膨大な研究成果をジャーナリストや一般の人びとにわかりやすく紹介し、また、これからもそうし続けるべきである。性差の研究は、非常に魅力的で個人の人生を変える可能性もある。私は能力と思いやりのある教員から科学について学んできた。そこで私は、科学の道具を用いて、自分自身やはたまた人間の行動の不思議な側面だけでなく、心配すべき側面を理解することに生涯に渡って取り組みたいと思うようになった。

もちろん科学だけが私たちを理解するための唯一の方法ではない。私たちが心地よくいられる場所に連れ出してくれる本や音楽、視覚芸術や詩、旅行や他人、そして知識などは、人間性を知るための良い手段である。一方、統計学、仮説検証、生物学、論理的推論などの基礎知識を含む科学は、私たちが日々直面する膨大な量の情報を知的に処理するために必要なツールを提供してくれる。良い科学が悪い科学とごちゃまぜにされたり、プロパガンダや陰謀説が正しい科学的知見よりも影響力があったりするのは、何かがおかしいのである。

森へ戻ると

第1章に登場したイモソを覚えているだろうか？　彼は、私のお気に入りのメスのチンパンジー、アウタンバに暴力を振るった支配的なオスだ。イモソは、社会的権力を握っていて、テストステロン濃度が平均値よりも高かった。イモソが高い社会的地位を得られたのは、忠実なグループを形成する能力があったのもあるが、それに加え怒りっぽく、自分に対して服従しないものに肉体的に攻撃を加えていたからだ。イモソはとくに大人のメスに対して残忍だった。イモソのこの行動は、進化の結果によるものだった。

アウタンバとイモソの保有している遺伝子は、私たち人間の遺伝子とほとんど違いはなく、チンパンジーの行動の多くは、私たち人間の行動にも類似しているものが多々ある。恐ろしく感じたことは、イモソがアウタンバに暴力を振るったとき、それがあまりにも人間的だったことである。チンパンジーは、魚や昆虫とは違い、私たち人間に非常に近い。

イモソの事件以来、私は人間がどれほどユニークでチンパンジーとどのように異なるのかを考えてきた。そして、大きな違いが二つあることがわかった。

まず、人間の性差は、チンパンジーやほかの多くの種と比較して、小さいということである。その大きな理由は、人間の子どもは両親と一緒にいることは利点になることが多く、チンパンジーやほかの種

（アカシカやトゲトカゲなど）と比較して、男性間の闘争が激しくない点があげられる。次に、人間は大きな脳を持ち、自分の行動の選択を反省する能力を進化させた。その結果、人間は非常に洗練された社会を構築してきた。そしてこの社会は、知識の宝庫でもあり、知識を生み出す場所でもあり、世代を超えてその知識は受け継がれていき、蓄積されてきた。チンパンジーとは異なり、私たち人間は、自分たちの進化の起源や体の中の生化学的なしくみについて理解している。これらのことは、チンパンジーにはない、私たち人間にだけ与えられた能力である。

〝男性〟を再考してみる

男女の権利を同等にするためには、男女は基本的に同じ頭脳を持って生まれてこなければならないという、うんざりするような考えは捨てよう（この考え方は、女性がもっと男性のようになるべきだということを意味しているように思える。そのため、女性におけるテストステロンの作用を研究する動機となっているのだろう）。男性と女性、そして男の子と女の子は生物学的に異なっており、それは胎児期の子宮の中から始まり、その後の人生でも継続的に起こるテストステロンへの曝露の差に起因している。もちろん個人差はある。私の息子のグリフィンは、おもちゃのトラックで遊んだことがない。一方で近所の子のバービー人形をバラバラにしてしまったことがある（クリスティーン、ごめんなさい！）。それでも一貫したパターンは確かに存在する。

グリフィンが小さい頃、なぜ、ほかの男の子と同じようにトラックやブロックで遊びたがらないのか、私は不思議に思っていた。グリフィンは、〝女の子のおもちゃ〟でも〝男の子のおもちゃ〟でも遊び、私たち夫婦も子どもの頃は同じだった。実際、マサチューセッツ州ケンブリッジにある小学校では、最初の数年間は、性別にとらわれない遊びをすることで積極的に褒められた（ケンブリッジの先進性を知っている人なら、このことについて驚くことはないだろう）。しかし、グリフィンは友達とふざけ合ったり、悪者が物を壊してそこにヒーローが助けに来たりするマンガを描きたがった。遊びの指向性に関する研究は、何が典型的なのかを知ることに役に立った。と同時に、グリフィンの選択した行動に対する私たちの対応の仕方も教えてくれた。つまり、私たちがどのように望んだとしても、グリフィンがどのような人間に成長するかは、私たちには決められないことだとわかり、できる限りグリフィンに対して率直で協力的であろうと思った。

現在、グリフィンは思春期を迎えようとしている。私が楽しみにしていることは（かといってグリフィンのリストの一番上にあるわけではないが）、グリフィンの体と心に起こり始めているパワフルで魅力的な変化、つまり進化の過程で人間が獲得したテストステロンによる体の変化つまり、第二次性徴について、グリフィンと語り合うことだ。テストステロンについて私が知っていることをグリフィンに伝えることで、グリフィンの感情は、女性とはまったく異なることを理解してもらうのである。男性特有の感情は有害なものではなく、またその感情を持つことで有害な人物になるわけでもない。重要なのは行動であり、グリフィンは行動を自分でコントロールすることができるという事実である。私たち夫婦は、グリフィンが最高の、最も尊敬に値する、そして思いやりのある行動の選択ができるように導きたいと思っている。グリフィンは私に、少年になる過程を教えてくれた。これからは男性になる過程を教えてくれるだろう。私の願いは、グリフィンが、男性や女性といった固定観念にとらわれず、職業やライフスタイルを自由に選択できる世界に生きることである。ダンサーでも、エンジニアでも、看護師でも、小学校の先生でも、専業主夫になることでも、足の爪にマニキュアを塗ることも、総合格闘技を始めることもできる（もちろん、複数選択可である）。

グリフィンの体内では、テストステロンが産生され始めているので、本書の中で説明したように、グリフィンのさまざまな要素が女性と異なり始めている。男性になることは素晴らしいことである。ただ、ほかの男性たちもそうだが、息子のグリフィンも責任をもってテストステロンを享受しなければならない。

謝辞

残り数頁しか残されていないが、本書の執筆に際して協力くださった方々にお礼を申しあげたい。本書の着想段階から振り返るため、気の遠くなる作業だ。お礼を言いそびれる方も出てくるかもしれないが、それは私の少ない脳の記憶スペースのせいなのでご容赦いただきたい。

リチャード・ランガムは、研究者としての教育を何も受けていない私に、危険を冒してまでウガンダでの野生のチンパンジー研究に従事する機会を与えてくれた。そこでの経験こそが、本書の礎となった。リチャードを友人として、また研究指導者（メンター）として持つことは、ある意味トレードオフの関係にある。たとえば、自分の知識、文章、話し方といったことのすべてが、まだまだトレーニング不足だと感じてしまう。彼が話していることに対して、うなずいてわかったふりをしたり、時には避けたり、またある時にはやる気を見せたり。いずれにしても、私は成長することができた。リチャードには、感謝してもしきれない。リチャードと一緒に研究をした経験が、本書を執筆したいと思った究極的な理由ならば、ダン・リーバーマンとの出会いは、直接的な理由である。ダンは、本書を執筆することこそ私の仕事で、またやり遂げられる仕事だと信じてくれていた。本書の企画提案が二度も却下された時、私には本を執筆する能力などないと思っていた。そんな時ダンは、私を励まし続けてくれ、支援してくれた。

本当にありがとう。

著作権エージェントのマックス・ブロックマンは、私の企画提案を却下する良識を持っていた。私がこれまでに書いた文章の中で最も長いものは学位論文でしかなく、本の企画書を出版社に売り込み、実際に執筆し、イラストを作製し、編集するといった、出版に関するすべてのことに対して、私はあまりにも世間知らずだったのも事実で、却下されても当然だった。マックス、そしてブロックマン社の方々には、法的なことそして経済的なことを専門的に処理していただき、本書を世に送り出してくれた。感謝申し上げたい。

ホルト社の編集者マディー・ジョーンズは、辛抱強く私の執筆を指導し、文章をわかりやすく整理してくれた。もちろん、コロナウイルス感染症によって私の執筆が遅れても、柔軟に対応してくれた。また、ジリアン・ブレイク（以前ホルト社に在籍していた）とホルト社のセリーナ・ジョーンズは、出版の初期から最終段階まで、私をサポートしてくれ、トビー・レスターは、初期段階の文章を見事に編集してくれた。皆さんに感謝している。参考文献や注釈をまとめるのを手伝ってくれたアン・マクガイアにも感謝している。そして、感性豊かな二人の読者による、細部にわたる鋭いチェックにも感謝している。

アンティオック・カレッジ時代の恩師であるダン・フリードマンは、私に物事の考え方や文章の書き方、研究の楽しさを教えてくれた。ダンが私にしてくれたように、私も学生たちに寛大であり続けたいと願っている。ジョセフィン・ウィルソンは、私にヒトの行動の生物学的基盤に興味を抱くきっかけを与えてくれた。ジョセフィンの講義を受講したことで自分の中で大きな変化が起こったことについて、決して忘れることはないだろう。

ウガンダのアシスタントである、ジョン・バルウォゲザ、クリストファー・カトンゴレ、フランシス・ムグルジ、ドノール・ムハンギ、クリストファー・ムルリ、ピーター・トゥハイルウェには、実験データの収集だけでなく、ウガンダのジャングルの道を切り開き、ジャングル内での行動の仕方を教えてくれるだけでなく、私を守ってくれた。本当にありがとう。

ピーター・エリソンは、ホルモン研究に私をのめり込ませ、内分泌系とヒトの行動との関係について、非常に多くのことを教えてくれた。ランディ・ネルソンの素晴らしい教科書『行動内分泌学入門（An Introduction to Behavioral Endocrinology：未邦訳）』の助けを借りて、内分泌系とヒトの行動の関係について学び、学生たちに教えることは、私の人生において最大の喜びである。ピーターは、研究者として、また教員として、常に上を目指し、相手を尊重するよう、私に刺激を与えてくれた。スティーブ・コスリンは、自分の研究室に私を呼んでくれ、心の中に思い浮かべたイメージを回転変換する認知的機能のこと（心的回転）を説明してくれただけでなく、実際に私の心的回転能力とテストステロン濃度の測定をしてくれた。スティーブは、私が想像していたよりもずっと楽しく研究や論文執筆ができるような環境を提供してくれた。ピーターとスティーブ、あなた方の研究指導とサポートに感謝申し上げたい。

ブライアン・ヘアとクリス・チャブリス。もし、何百時間も狭い部屋に閉じ込められることになり、その部屋に一緒に入る人を選ばなければならないとしても、ブライアンとクリスは選ばなかっただろう。わたしにとって幸運だったのは、長時間部屋に一緒に入る人を選ぶといった個人的な選択ではなく、大学の職場の同僚ということでブライアンとクリスに出会えたことだ。二人と過ごした時間は、公にはできないような冗談を言い合い、インターネットでの話題や笑いだけでなく、共同研究や生産的な議論、そして活発な会話など、最高に幸せな思い出だ。本書に命を吹き込むために、ブライアンとクリスは協力してくれた。二人の友情とサポート、そして今までで一番楽しい仕事をすることができた。ありがとう。テレンス・バーナム、バーバラ・スミス、ジュディス・フリン、マシュー・マッキンタイア。私たちは、昔のように携帯電話を持っていなかったほうがよかった。というのも電話がかかってきたという記録が残らないからだ。ジェニファー・シェパード、ウィリアム・トンプソン、サム・モールトン、そしてコスリンの研究室の方々にも感謝している。スーザン・リプソン。誰しもが研究室内で独立して働けるような素養を持っているわけではない（少なくとも私にはない）。スーザンは、聖人のような忍耐力の持ち主で、もしスーザンがいなければ、私の学位論文の中のテストステロンの分析結果は、だめになっていただろう。ザリン・マチャンダ。いてくれて本当に良かった。ザリンは、個人的にも仕事上でも大変貴重な人である。また、進化論の知識とゴシップの宝庫だった！　ザリンがいなければ、私は本書を完成することができなかっただろう。そして、ジェームズ・プールナー、マロリー・マッコイ、そしてメグ・リンチは、本書が出版されるまで支え続けてくれた。感謝している。彼らと仕事ができなくなると思うと、本当に寂しくなる。

本書は、学科長のジョー・ヘンリッチと生命科学部門のディレクターであるローガン・マッカーティのサポートなしには実現できなかった。私が執筆に専念するために必要な時間を認めてくれ、執筆を励ましてくれたことに、心からの感謝を申し上げたい。

本書のイラストをフェリックス・バーンにお願いした際（正しくは無理やりお願いした）、フェリックスも私自身もどんな図が必要なのか理解できていなかった。フェリックスは、イギリスのバース郊外の小さな村に住んでいる。本書に掲載したさまざまなグラフや内分泌腺組織の図、そして内分泌組織内の情報伝達経路について、どのように読者に見せるべきかについてフェリックスと相談するのは、容易ではなかった。けれども、フェリックスの才能と忍耐のおかげで、本書に命を吹き込むオリジナルな図を作り上げることができた。

ティム・クラットン＝ブロックと一緒に川辺でビールを飲み、イギリスのケンブリッジのカレッジを見学できたのは、とてもスリリングな経験だった。ティム、その節はありがとう。そして本書の執筆にも貢献してくれてありがとう。またとくに、ラム島への旅を可能にしてくれたジョセフィン・ペンバートンを紹介してくれたことに感謝する。ラム島のWisdom11やほかのオスのアカシカやメスシカ、そしてその仔どもたちを紹介してくれた、ショーンととくにアリ・モリスに感謝する。アカシカの交尾を巡る争いや暴力は、私の期待を裏切らず、またラム島の威厳や私を案内してくれたホストの寛大さと専門知識も期待を裏切らなかった。さらには、おいしいフルーツコンポートを振舞ってくれただけでなく、アカシカについて誰よりも豊富な知識を持ち、その知識を惜しげもなく披露してくれたフィオナ・ギネスにも感謝する。

第3章で紹介したジェニーは、私が知る限り最も勇気のある人物の一人で、性分化疾患についてどんな本や論文よりも多くのことを教えてくれた。本当にありがとう。第9章で紹介した、アラン、カリスティ、サーシャ、ステラは、私と読者に自分の人生の出来事についてつまびらかに語ってくれた。彼らの経験談がなければ、トランスジェンダーやノンバイナリーについて安心して執筆することはできなかっただろう。彼らのおかげで、「性転換とテストステロン」の章を執筆することができた。あなた方と面談し、経験談を伺うことができたことに深く感謝申し上げたい。デーモン・フェアレス。7章は、デーモンの個人的な話のおかげで、スリリングに始まる。あなたの体験談や言葉を使わせてくれたことに感謝する。

何人かの方から、それぞれの章や個々のパラグラフに対してコメントをいただいた。スティーブン・ピンカーに、ある章について簡単なコメントをお願いしたところ、数日後、本書全体の内容や書き方について、数ページに渡る詳細かつ鋭いコメントをいただいた。たとえば、予備の髪の毛のような、まったく適切でない形容詞で名詞を不必要に修飾してしまうという恥ずかしい失敗から、私を救ってくれた。スティーブ、あなたの優しさと寛大さ、そしていつも証拠が導くことに従うという姿勢に感心するとともに、感謝申しあげたい。機械技師である弟のマイク・フーベンも本書を端から端まで読んでくれ、たとえば配管は家の付加的な機能ではないという事実を教えてくれた。リチャード・ランガムは、いくつかの章を読み、詳細なコメントをくれた。私の素晴らしい教え子であるクロエ・エカートとアンナ・マズアは、いくつかの研究成果を紹介してくれただけでなく、非常に微妙で論争の的になりそうな話題について、定期的に有益な意見を交わしてくれた。また、貴重なコメントをくださった次の方々にも感謝申し上げたい。J・マイケル・ベイリー、ジョイス・ベネンソン、アンドリュー・ベリー、デイビッド・ヘイグ、デイビッド・ハンドルスマン、フレッド・フーベン、テカムセ・フィッチ、ショーン・ゲニア、ピーター・グレイ、マシュー・レボウィッツ、マーティン・ミュラー、ジョセフィン・ペンバートン、ヨナ・ヴァンス。

その他、さまざまな形で協力してくださった方々にも感謝申しあげたい。ブリジット・アレックス、コレン・アピセラ、サイモン・バロン＝コーエン、シュイラー・ベイラー、リチャード・ブリビエスカス、カリー・バート、ジャッキー・バーン、ラリー・ケイヒル、テリー・カペリーニ、リチャード・クラーク、ドリアン・コールマン、クリスティン・デアコール、アーヴ・デヴォァア、ピーター・エルドリッジ、メリッサ・エメリー・トンプソン、フランシス・フックス、スティーブ・ギャングスタッド、ダン・ギルバート、ルーク・グロワッキ、アビー・ハース＝フーベン、モリー・ハース＝フーベン、ネッド・ホール、ジョアナ・ハーパー、リチャード・ホルトン、マックスウェル・フーベン、アシュレイ・ジャド、ソーニャ・カーレンベルク、カレン・クレイマー、ライ・ラングトン、エレノア・リーバーマン、アンドリュー・ライト、アリー・ラブ、アンドリュー・マカフィー、バーバラ・ナターソン＝ホロウィッツ、デビッド・ペイジ、デビッド・ピルビーム、アントニア・プレスコット、サラ・リチャードソン、コディ・リグスビー、ダイアン・ローゼンフェルド、ジェーン・ローゼンツヴァイグ、エリザベス・ロス、マリエレン・ルヴォロ、マーク・サイア、ビル・セガラ、ヘザー・シャタック＝ハイドーン、ジェン・シャーマン、マーティン・サーベック、イブ・バレラ、イアン・ウォレス、デヴィッド・ワッツ、クリスティン・ウェブ、マイケル・ウィルソン、ヴィクトリア・ウォバー、エミリー・ヨッフェ。

村では、大変お世話になった。私が最も悩んでいた時に訪問してくれたハイディ・ハース、スーザン、ダーク、トーマス、グレタ・ケーヒナーには、とくに感謝申し上げたい。おかげでドイツに新しい拠点ができた！　アンドレアとバーブ・アベグレンが温かく、美しく、心地よい場所を提供してくれたおかげで、執筆に集中することができた。ウェンディ・ハリントン、マットとエディ・メナードは、私の第二の家族である。ケイティ・パーキンソン、ヒューゴとマックスウェル・トラップ、アンバー、マーロン、コンラッド・クズミック、ジェーン・ローゼンツヴァイク、そして乗員組合連絡会議のデイヴィッドとサム・バーバーに感謝したい。キャサリン・セイン＝ウィトゲンシュタインは、心を穏やかにするために、小鳥のさえずりを聞きながら、一緒に散歩してくれた。ありがとう。ショーン・ケリー、あなたの秘密のオフィスを貸してくれてありがとう。ネッド・ホールとバーバラ・ポポーロー＝ホール、ナッツと七面鳥をご馳走してくれてありがとう。

私の生徒たち！　皆さんを教え、一緒に働き、そして皆さんから学ぶことができるのは、非常に光栄なことである。皆さんの多くは、人と違うことに悩んでいると私に打ち明けてくれた。時には、性転換の経験や、中には性転換中の経験について私に語ってくれた人もいた。また、性別、ジェンダー、そしてホルモンについて私の思い込みや説明に疑問を呈してくれた人もいた。皆さんと関わることで、私の人生や考え方は非常に豊かなものになった。私の仕事は本当に素晴らしいとしか言いようがない。

ハーバード大学で教えている学生のほとんどは、成績優秀で、大人しく、責任感があり、組織的で、彼らは若いころからそのような人たちだ。私は、残念ながら若いころからそうではなく、それを補うために日々苦労している。ジャックとマリー・コートは、愛情、家、家族、そして励ましの言葉によって、私が挑戦できる場所へと導いてくれた。

私の父、ジョン・G・フーベンに感謝したい。マーサとスティーブ・リチャードソン。父が亡くなった後、私の息子の祖父母の役割をしてくれた。フランシスとナオミ・フォックス、マイク、フレッド、ジョン・フーベン、私は非常に幸運な末妹だと思う。おっと、ごめん！　最後にグリフィン。これですべて書き終えたはずである。私は、家にあまりおらず、家にいてもいつも不毛な話ばかりで、我慢ばかりさせていた。ありがとう、グリフィン。

最後に、夫のアレックス・バーンに感謝したい。私は幸運にも、私と同じくらい性科学に興味のある人と結婚できた。アレックスは、家の中では、私の編集者を務め、活発な議論をしてくれた。アレックスは、哲学者であり、背の高い男だ。私はそのどちらでもない。それでも私たちは、私の文章の質を向上させるための言葉やアイディアについて、合意に達することができた。アレックス、みんながすでに言っていることだが、あなたがいなければ、本を執筆することなんてできなかった。

訳者あとがき

本書は、キャロル・フーベンの著書『T: The Story of Testosterone, the Hormone that Dominates and Divides Us』の全訳です。フーベンは、ハーバード大学で「テストステロンと性差」に関する研究で博士号を取得しました。学位取得後は、ハーバード大学人類進化学科で教鞭をとっていました。フーベンが受け持っていた『ホルモンと行動』という講義は、ハーバード大学の学生新聞『ハーバード・クリムゾン』紙で絶対的に信頼できるTOP10の講義の一つとして選出されるほど大人気の講義でした。

フーベンは、二〇二三年より、ハーバード大学から総合シンクタンクであるアメリカンエンタープライズ研究所（AEI）に活躍の場を移しています。と同時に、実験・認知心理学者であり、人類史・科学的根拠に基づいた啓蒙主義論客としても知られるハーバード大学心理学科のスティーブン・ピンカー教授の研究室に所属し、研究活動を続けています。

さて、本書のメインテーマであるテストステロンとは、男性ホルモン（アンドロゲン）の一つです。アンドロゲンには、テストステロン以外にデヒドロエピアンドロステロン（DHEA）とジヒドロテストステロン（DHT）の三種類があります。私たちの体内のさまざまな細胞には、アンドロゲン受容体が発現しています。アンドロゲン受容体にアンドロゲンが結合すると、遺伝子の転写、翻訳を介して、男性化作用（体毛、外生殖器、造精機能の発達や性欲・性衝動の亢進など）や同化作用（筋肉量や赤血球の増加、骨代謝の促進など）などを引き起こします。

しかし、これらの作用は、アンドロゲンの分泌量が増加すれば、増強されるといった単純なものではありません。たとえば、アンドロゲンの分泌量が増加しても、アンドロゲン受容体の遺伝子に変異があると、情報を細胞に正しく伝えることができません。このアンドロゲン受容体の遺伝子の変異には、受容体としてまったく機能しない変異から、ある程度機能する変異など、さまざまな変異が存在します。

アンドロゲン受容体の機能を左右するのは遺伝子の変異だけではなりません。シトシン（Ｃ）、アデニン（Ａ）、グアニン（Ｇ）の三つの塩基を一つの単位とする繰返し配列のことをＣＡＧリピートと呼びます。このＣＡＧリピートがアンドロゲン受容体の遺伝子に存在し、そのリピートの数により、アンドロゲンに対する感受性が変化することが明らかになっています。また、一塩基多型（single nucleotide polymorphism: ＳＮＰ（スニップ））と呼ばれる、遺伝子の特定の位置で見られる単一の塩基の変化が、アンドロゲン受容体の遺伝子にも存在し、アンドロゲン受容体の機能を調節しています。このように、アンドロゲンの作用は、さまざまな要因によって影響を受けます。このしくみにより、各個々人でテストステロンの作用に違いが見られるのです。

本書では、近年取り上げられるようになったジェンダー問題について、テストステロンを基軸に生物学だけでなく、進化学や発生学などのさまざまな研究分野の研究成果に基づいて議論を展開しています。ジェンダー問題では、「男性は、社会や文化により暴力的な性へと形作られ、性差が形成されていく」という社会構成主義あるいは社会化と呼ばれるスタンスの人びとがいます。フーベンは、このスタンスの人びとに対し、さまざまな研究分野の研究成果を列挙し、さらには自身の体験もふまえながら、「性差は、生物学的に形成される」と反論しています。

一方でフーベンは「生物学的な性差があるからといって、それらすべてが〝善〟だとはいえない」と述べています。さらに「生物学的な性差があるからといって、清濁併せ呑みすべてを受け入れなければならないわけではない」とも述べています。つまり「生物学的な性差が存在する事実を知り、それを理解することが重要である。そして、生物学的な性差があることを私たち人間がどのように受け止めていくのか。私たち人間の頭で考え、判断し、決断していくことが、社会や文化を変容させ、ジェンダー問題を解決するためには必要不可欠だ」ということをフーベンは述べています。

原書が二〇二一年に出版されてからの三年間に大きな動きがありました。

二〇二一年七月二八日、フーベンは、アメリカのTVチャネル『FOX NEWS』に出演しました。その中で、司会進行役が「最近、医学部の一部の教員は、学生たちに〝妊娠した女性〟ではなく、〝妊娠した人〟というように性別を中性的な言葉に置き換えて講義をしなければならない圧力を感じている」というニュースを取り上げ、これに対して、フーベンに意見を求めました。

それに対しフーベンは「最近の世間の動向として、自分の性別をどのように感じているのかという、ジェンダー・アイデンティティが大切であって、生物学的な性別は〝重要ではない〟という考え方があるようです。一方で、生物学的な性別に関する事実を理解したからといって、さまざまなジェンダー・アイデンティティを持つ人びとに対して敬意を持たない、あるいは、彼らが望むジェンダー代名詞（訳注自分を呼ぶ際に用いてほしい代名詞。自認する性別を意味する）を使用しないわけではないのです」と、〝生物学的な性別〟が、〝ジェンダー・アイデンティティ〟よりも重要であると受け取られかねないコメントをしました。

フーベンのこの発言に対して、ハーバード大学人類進化学科の当時博士課程の学生だったローラ・S・ルイスは「フーベンの発言は、ジェンダー・アイデンティティなど人びとの違いを尊重し、多様性を組織内で受け入れ、活用するというダイバーシティ&インクルージョンの考えを後退させるものであり、トランスジェンダーの人びとに対して否定的でトランスフォビアな考えで有害だ」とソーシャルメディアに自身のコメントを投稿しました。その後、ルイスのコメントを支持する数名の大学院生が、フーベンの発言に対する意見書を大学本部に提出する事態にまで発展しました。

一連の騒動は、二〇二一年八月一一日の『ハーバード・クリムゾン』紙に掲載され、事態は一時的に収束したように見えました（https://www.thecrimson.com/article/2021/8/11/biology-lecturer-gender-comments-backlash/）。しかし、この騒動がきっかけとなり、フーベンは、ハーバード大学を二〇二三年に辞職しました。なお、フーベン側から見たこの騒動の詳細については、『Archives of Sexual Behavior』誌に記載されています（Hooven CK., Academic Freedom Is Social Justice: Sex, Gender, and Cancel Culture on Campus. 52, 35-41, 2023）。

これらのことから言えることは、非常にデリケートでセンシティブなジェンダー・アイデンティティやダイバーシティ&インクルージョンといった事柄をめぐって、社会で激しく議論が交わされている最中に、フーベンがメディアに出て、どちらが重要であるといった比較対象になりえない事柄である生物学的な性別とジェンダー・アイデンティティとを比較し、生物学的な性別がジェンダー・アイデンティティよりも重要だと誤解を受けるような発言をしたことが、問題の発端だったのかもしれません。

とはいえ、人間やさまざまな生物における生物学的な性別や性差がどのようにして決定されるのか、それらに関するフーベンの記述については、科学的根拠に基づくものであり、一読に値する内容です。現在の日本でも、アメリカと同じようにLGBTやジェンダー平等、ジェンダー・アイデンティティといった非常にセンシティブな話題が取り上げられる機会が多くなってきています。これらの話題について科学的根拠に基づいて議論していくうえで、〝生物学的な性別〟がどのように形成されていくのか、その生物学的な原理の理解は必要不可欠であり、本書はその一助となると思われます。

最後になりましたが、本書が完成するまでには多くの方々のご尽力を賜りました。東京大学大学院総合文化研究科の寺田新教授、国立環境研究所の前川文彦博士、東京大学大学院総合文化研究科生命環境科学系の坪井研究室の皆さんから、さまざまな意見を頂きました。このような興味深い本書を訳す機会を与えてくださった株式会社化学同人、的確なアドバイスを下さった浅井歩さんと上原寧音さんのおかげで本書を世に出すことができました。この場をお借りして皆様に厚く御礼を申し上げます。

二〇二四年四月

坪井　貴司

名誉 *244*
メタアナリシス *150*
メラトニン *1, 56*
モルモン教徒 *256*

【ゆ】

優生学 *30*
指比率 *281*
ラジオイムノアッセイ *147, 270*
ランダム化二重盲検比較試験 *165*
卵胞刺激ホルモン *156, 253, 310*
ロードシス *109, 274*
ローレンス・サマーズ *23*

性分化疾患　68
性別不合　289
セクレチン　52
先天性副腎過形成症　152, 278, 328
先天性副腎皮質機能亢進症　120
ソシオセクシャリティー　261
ソシオセクシャル指向性　261
孫耀庭　42

【た】

第一次性徴　69, 162
第二次性徴　69, 158, 162, 195, 225, 254, 297
ダウンギュレート　76
多嚢胞性卵巣症候群　152, 167
チミン　72, 237
チャールズ・ダーウィン　28
挑戦仮説　205, 234
低血糖　61
デオキシリボ核酸　72
テストステロン補充療法　302
転写　74, 241
天井効果　127
ドーパミン　238, 248, 272
ドーピング　146
トランスジェンダー　67, 289

【な】

内因性テストステロン　136
内分泌腺　57
ニューロセクシズム　97
ニューロン　6, 233
脳下垂体　121, 241, 253, 310
能動的攻撃　217
のどぼとけ　288, 301
ノルアドレナリン　241
ノンバイナリー　289

【は】

バイセクシャル　319
バイモーダル分布　151
パーキンソン病　251
ハーレム　258
反多様性メモ　26
パントグランド　228
反応的攻撃　217
微小透析法　248
標的遺伝子　237
標的細胞　57
副交感神経　45
副腎　121, 242
不全型アンドロゲン不応症　153
部分的アンドロゲン不応症　84, 237
ブラウン・セカール　49
プラセボ効果　325
プロモーター領域　86
閉経　271
並行歩行　179
米国食品医薬品局　271
ペプチドホルモン　85, 241
ヘモグロビン　162
ヘモグロビン濃度　162
骨の石灰化　187
ホルマント周波数　300
ホルモン　53
ホルモン補充療法　288
翻訳　74

【ま】

マイクロダイアリシス　248
マウンティング　109
マウント　274
ミュラー管　81, 82

黄体形成ホルモン 156, 241, 253, 310
オッカムの剃刀 131

【か】

外因性テストステロン 136
カストラート 39, 296, 343
カーネギー英雄メダル 334
宦官 38, 41, 343
幹細胞 76
完全型アンドロゲン不応症 68, 153, 237, 272, 328
キバレのDV夫 6
キャスター・セメンヤ 133
究極要因 115
グアニン 72, 237
クーリッジ効果 248, 251, 273
グルコース 60
ゲヴェドース 104
睾丸 35
交感神経 45
攻撃性 211
交差反応性 148
甲状軟骨 302
喉頭 298
行動内分泌学 37
ゴナドトロピン放出ホルモン 240
コルチゾール 120, 243, 253, 294
ゴルディロックスレベル 200

【さ】

サマーズ・スキャンダル 25
ジェンダーアイデンティティ 104, 169
ジェンダー代名詞 308
ジェンダー定型 276
ジェンダーバイナリー 149
ジェンダー非定型 275
ジェンダー平等性 263
ジェンダーロール 210
至近要因 115
思考節約原理 131
思春期 252
思春期抑制剤 306
視床下部 240, 253, 310
自然主義的誤 350
質量分析法 149
シトシン 72
ジヒドロエピアンドロステロン 253
ジヒドロテストステロン 100, 101, 153, 304
社会化仮説 96
社会的地位 228
シャネル・ミラー 331
ジェンダーアファメーション 288
樹状突起 6
出産適齢期 271
松果体 1
シリアゲムシ 20, 353
神経伝達物質 233, 241
神経内分泌系 59
身体的暴力 212
膵臓 52
ステロイド 163
性ステロイドホルモン 70, 253, 310
性腺刺激ホルモン放出ホルモン 156, 240, 253, 310
精巣挙筋 36
声帯 299
性的指向性 261
性的新奇性 252
性的暴行 330
性淘汰 194, 197, 223
性皮 226

索　引

【数字・欧文】

#Ｍｅｔｏｏ運動　336
5-AR　100
5-ARD　101, 153
5-αリダクターゼ　100, 101
5-αリダクターゼ欠損症　101, 153, 304
A　72
ATP　60
C　72
CAG リピート　237
CAH　120, 152, 278
CAIS　153, 272
DHEA　253
DHT　100, 153, 304
DNA　72
DSD　68
FDA　271
FSH　156, 253, 310
G　72
GnRH　156, 241, 253, 310
GnRH アナログ　311
GnRH 受容体　311
LH　156, 241, 253, 310
MS　149
PAIS　154
PCOS　152, 167
PSAP　235
RIA　147, 270
SOI 調査　262
SOX9 遺伝子　77
SOX9 タンパク質　77
SRY 遺伝子　77, 100, 338
SRY タンパク質　77
T　72
Wisdom11　176, 223
β細胞　60

【あ】

アカシカ　258
アグリゲーション　199
アダムのリンゴ　302
アップギュレート　76
アデニン　72, 237
アデノシン三リン酸　60
アドルフ・ブーテナント　54
アドレナリン　241, 294
アーネスト・スターリング　51
アーノルド・ベルトルト　46, 189, 342
アロマターゼ　88, 101, 160
アロマターゼ欠損症　160
アンドロゲン　242, 253
アンドロゲン受容体　84
イワン・パブロフ　52
陰茎プレスチモグラフ　265
インスリン　60, 73
インターセックス　69
陰嚢　35
ウィリアム・ベイリス　51
ウォルフ管　81, 82
ウタスズメ　202, 268
塩基　72

■著 者　キャロル・フーベン (Carole Hooven)

本書の執筆時点ではハーバード大学講師。人類進化生物学の学部生向けの講義をもっていた。ホルモンと人類の行動の関係について、20年間にわたってハーバードで研究を進めていた。2004年に博士号（PhD）を取得し、以降はホルモンと行動学について教鞭をとっていた。数々の教育賞を受賞。彼女の講義は学生からも非常に好評で、2019年にはハーバードの学生が選ぶ「受けてみるべき講義TOP10」に選ばれている。2023年にハーバード大学を退職し、2024年現在は、アメリカエンタープライズ研究所シニアフェロー。

■訳 者　坪井　貴司（つぼい たかし）

東京大学大学院総合文化研究科教授。2001年浜松医科大学大学院医学系研究科生理系専攻博士課程修了。現職に至る。博士（医学）。専門は、分泌生理学、内分泌学、神経科学。基礎・応用の両面から、腸内細菌がどのようにホルモン分泌機能を調節し、摂食や認知機能を制御するのか研究している。著書に『みんなの生命科学　第2版』（化学同人）、『ホルモン全史』（化学同人）、『知識ゼロからの東大講義　そうだったのか！ヒトの生物学』（丸善出版）、『知識ゼロからの東大講義　そこが知りたい！ヒトの生物学』（丸善出版）、『休み時間の細胞生物学　第2版』（講談社）などがある。東京都在住。

テストステロン
ヒトを分け、支配する物質

2024年5月31日　第1刷　発行

訳　者　坪 井　貴 司
発行者　曽 根　良 介
発行所　（株）化学同人

検印廃止

〒600-8074 京都市下京区仏光寺通柳馬場西入ル
編集部 TEL 075-352-3711　FAX 075-352-0371
企画販売部 TEL 075-352-3373　FAX 075-351-8301
振　替　01010-7-5702
e-mail　webmaster@kagakudojin.co.jp
URL　https://www.kagakudojin.co.jp
印刷・製本　（株）シナノパブリッシングプレス

ISBN978-4-7598-2345-5

本書のご感想をお寄せください